Walter Vandereycken, Ron van Deth,
Rolf Meermann:
Hungerkünstler, Fastenwunder,
Magersucht
Eine Kulturgeschichte der Eßstörungen

Deutscher
Taschenbuch
Verlag

Veränderte Ausgabe
März 1992
Deutscher Taschenbuch Verlag GmbH & Co. KG,
München

ISBN 3-924469-34-2
Umschlaggestaltung: Celestino Piatti
Umschlagabbildung: Archiv für Kunst und Geschichte,
Berlin (Ausschnitt aus Pieter Bruegel d. Ä.: Kampf
der Fastnacht gegen das Fasten, 1559, Kunst-
historisches Museum, Wien)
Gesamtherstellung: C. H. Beck'sche Buchdruckerei,
Nördlingen
Printed in Germany · ISBN 3-423-11524-6

Das Buch

Die Wespentaille ist »in«, die Rubenssche Fülle »out« – und das nicht erst mit Marilyn Monroe, die dieses Schönheitsideal verkörperte. Parallel zu unserer heutigen Schlankheitsmode hat sich ein neuartiges Krankheitsbild entwikkelt, von dem hauptsächlich Frauen betroffen sind: die Magersucht oder Anorexia nervosa. Sollte es einen ursächlichen Zusammenhang zwischen beiden Phänomenen geben? Diese Frage veranlaßte die drei Autoren, profilierte Mediziner und Psychologen, sich als »Sonntagshistoriker« in die Geschichte des Phänomens Fasten zu vertiefen. Dabei stießen sie auf verblüffende Zeugnisse freiwilliger Nahrungsenthaltung von der Antike bis zur Gegenwart. Schlankheitsideal und Magersucht – wer über die sozialgeschichtlichen Wurzeln dieser vermeintlichen Modeerscheinungen mehr wissen will, erfährt es in dieser überaus spannenden, lehrreichen, unterhaltsamen und oft überraschenden ›Kulturgeschichte der Eßstörungen‹.

Die Autoren

Walter Vandereycken, geboren am 11. Mai 1949, ist Professor für Psychiatrie am Psychologischen Institut der Katholischen Universität Löwen in Belgien, außerdem Chefarzt der Abteilung für Verhaltenstherapie an der Psychiatrischen Klinik Alexanien in Tienen, Belgien.
Ron van Deth, geboren am 28. Juni 1955, lehrt Psychologie an der Pädagogischen Hochschule in Leiden, Niederlande.
Rolf Meermann, geboren am 19. September 1949, habilitierter Nervenarzt und Psychotherapeut, lehrt Psychiatrie an der Medizinischen Hochschule Hannover. Seit 1987 ist er Ärztlicher Direktor der Psychosomatischen Fachklinik Bad Pyrmont. Zusammen mit Walter Vandereycken veröffentlichte er u. a. das Standardwerk ›Therapie der Magersucht und Bulimia nervosa‹ (1987).

Inhalt

Vorwort zur Taschenbuchausgabe

Seit mehr als zehn Jahren arbeite ich mit meinem flämischen Freund und Kollegen Walter Vandereycken zusammen. Einer unserer gemeinsamen Schwerpunkte in der Forschung und in den von uns geleiteten Kliniken sind die Magersucht[1] und ihre »heimliche Schwester«, die Bulimie oder Freß-Brechsucht[2]. Wo immer wir zusammen zu Kongressen oder Tagungen auf Reisen waren, besuchte er in seiner freien Zeit örtliche Museen, Archive, Bibliotheken und Buchantiquariate auf der Suche nach Material für sein spezielles »Hobby«: Die Kulturgeschichte des Fastens. In Ron van Deth, einem niederländischen Psychologen, traf er einen perfekten »Tandempartner«, der von demselben Thema gefesselt war. Gemeinsam gelang ihnen, was der einzelne nicht vermocht hätte: das ungeheure Material aus zeitgenössischen Quellen in einem fesselnden Buch zu publizieren. Auch wenn sich beide »Sonntagshistoriker« nennen, für die das Hobby zur »Leidenschaft« wurde – als ich die ersten Manuskriptseiten sah, war ich begeistert vom Inhalt und beeindruckt von der Fülle des historischen Dokumentationsmaterials. Mein Enthusiasmus konnte beide überzeugen, zu dritt auch eine deutsche Ausgabe zu erstellen. So erschien kurz nach der niederländischen Erstveröffentlichung meine deutsche Bearbeitung. Die nun vorliegende Taschenbuchausgabe unterscheidet sich in einigen Punkten von den beiden vorherigen: Alle Kapitel wurden gründlich überarbeitet, aktualisiert und zum Teil gestrafft. Insbesondere habe ich den Beispielen aus dem deutschsprachigen Kulturkreis mehr Aufmerksamkeit gewidmet.[3]

Der wesentliche Kern des Buches jedoch blieb unverän-

[1] R. Meermann und W. Vandereycken: Therapie der Magersucht und Bulimia nervosa, Berlin und New York 1987. Übersetzt ins Englische, Finnische und Japanische.

[2] Vgl. das Kapitel ›Bulimia nervosa‹ in: Verhaltenstherapeutische Psychosomatik in Klinik und Praxis, herausgegeben von R. Meermann und W. Vandereycken, Stuttgart und New York 1991.

[3] T. Habermas, W. Vandereycken, R. van Deth und R. Meermann: Die Anorexia nervosa in der deutschsprachigen Literatur des 19. Jahrhunderts, in: Psychoth. Psychosom. Med. Psychol. 40, 1990, S. 466–473.

dert. Es geht von der These aus, daß in weniger als zwanzig Jahren Magersucht oder Anorexia nervosa sich von einem seltenen Krankheitsbild zu einer beinahe modischen Erscheinung entwickelt haben.

Die Selbstaushungerung ist eine bemerkenswerte und faszinierende Erscheinung, die – wie dieses Buch reichhaltig illustriert – zu allen Zeiten auftrat. Vorzugsweise religiöse Motive für das Fasten können sein: Reinigung des Körpers, zum Beispiel auch bei Wallfahrten – im Hinduismus –, Sühne, Initiation, Sammlung von körperlicher oder willensmäßiger Kraft. Das Fasten kann auch als Mittel zur Erreichung visionärer oder ekstatischer Zustände dienen – wie beispielsweise bei den Schamanen. Im Yoga zielt Fasten auf die Befreiung vom Karma. Selbstaushungerung findet sich auch bei den großen Weltreligionen – im Buddhismus, Islam und Christentum – und ist meist an bestimmte Zeiten gebunden.[4]

Wir haben uns mit der Geschichte des Hungerns und Fastens im Abendland näher auseinandergesetzt: Nachdem das Fasten an religiöser Bedeutung (Kapitel 2 und 3) verlor, entwickelte sich die Selbstaushungerung zu einem Spektakulum, und es traten Wundermädchen (Kapitel 4) und Hungerkünstler (Kapitel 5) auf den Plan.

Als Ärzte und Psychotherapeuten interessiert uns besonders die Auseinandersetzung der medizinischen Wissenschaft mit dem Phänomen der Nahrungsenthaltung (Kapitel 6 und 7). Bereits im klassischen Altertum zeigte die Medizin Interesse für das Fasten als Krankheitssymptom oder auch als Heilmittel gegen allerlei Qualen. Dennoch sollte es noch bis ins späte 19. Jahrhundert dauern, bevor Magersucht, »Anorexia nervosa«, als eigenständiges Krankheitsbild ihren Platz in der medizinischen Welt be-

[4] In der religiösen Praxis der Israeliten findet sich Fasten als Ausdruck der Demut. Zunächst nur für das Versöhnungsfest vorgesehen, gewann es im pharisäischen Judentum den Wert eines guten Werkes (Lukas 18,12). Trotz Jesu grundsätzlich ablehnender Haltung (Matthäus 6, 16–18; 9, 14–17) hat sich das christliche Fasten am Mittwoch und Freitag durchgesetzt. Seit 1966 ist das Fasten- und Abstinenzgebot in der katholischen Kirche neu geregelt (cc 1249–1253 CIC). Siehe u. a.: Linsenmayr: Entwicklung der kirchlichen Fastendisziplin bis zum Konzil von Nicäa, München 1877, sowie Funk: Die Entwicklung des Osterfastens, in: Kirchengeschichtliche Abhandlungen, Band 1, Paderborn 1897.

kam (Kapitel 8 und 9). Warum gerade das viktorianische Zeitalter ein fruchtbarer Boden für die »neue Krankheit« war, versuchen wir am Ende dieses Buches deutlich zu machen (Kapitel 10).

Die Frage, ob Magersucht eine »moderne Krankheit« ist (Kapitel 11), machte uns – und hoffentlich auch Sie, verehrte Leser – neugierig auf die Vergangenheit und die sozialgeschichtlichen Wurzeln der heutigen Schlankheitsmode.[5]

Wir Autoren dieses Buches hoffen deshalb, Ihnen eine lehrreiche, spannende und oft überraschende Reise durch die Zeit bieten zu können.

Rolf Meermann Bad Pyrmont, im Frühjahr 1992

[5] A. Grauer und P. F. Schlottke: Muß der Speck weg? Der Kampf ums Idealgewicht im Wandel der Schönheitsideale, München 1978.

1. Ein Spiegel der Zeit und der Kultur

Ein Leiden, das bis vor einigen Jahrzehnten nur einem kleinen Kreis von Ärzten bekannt war, wurde zur »modernen« Krankheit, deren lateinische Bezeichnung sogar Laien zu verwenden wissen: Die »Anorexia nervosa« ist mehr denn je im Gespräch. Fernseh- und Rundfunkredakteure wittern ein Stück Sensation, Frauenzeitschriften sehen Stoff für ihre Beratungsrubriken. Verleger träumen davon, autobiographische Berichte auf ihre Bestsellerlisten zu lancieren. Häufig ist von einer »mysteriösen« Krankheit die Rede: Mediziner suchen verzweifelt nach der endgültigen Erklärung, und Selbsthilfeorganisationen wissen nicht, was für eine Therapie eigentlich zu empfehlen ist. Die einschlägige Literatur ist nicht mehr zu überblicken: Es gibt zu diesem Phänomen eine unüberschaubare Anzahl von wissenschaftlichen Beiträgen, einen unermüdlich wachsenden Stapel Bücher und sogar spezialisierte Zeitschriften. Bevor wir dieses besondere und zunehmende Interesse vor seinem soziokulturellen Hintergrund betrachten, beschreiben wir kurz das Leiden, das uns dazu veranlaßt hat, dieses Buch zu schreiben.

Eine zeitgenössische Auffassung der Anorexia nervosa

Normalerweise beginnt jede Beschreibung der Anorexia nervosa mit der Feststellung, daß die lateinische Bezeichnung irreführend ist. Wörtlich bedeutet diese einen Appetitmangel nervöser Art. Die Betroffenen – die wir im folgenden auch »Anorexiekranke« nennen werden – leiden jedoch nicht an Appetitmangel: Es handelt sich hier zum Teil um eine bewußte Unterdrückung des Appetits oder des Hungergefühls, zum Teil um ein gestörtes Eßverhalten, das aus dem tiefverwurzelten Verlangen entsteht, mager zu sein. Aus diesem Grund spricht man genauer und zutreffender von »Magersucht«. Obwohl es zahlreiche Definitionen gibt, sind die folgenden Kriterien zumeist wesentlich für die Diagnose: erstens große Angst vor dem Dickwerden, sogar bei zu niedrigem Körpergewicht; zweitens ein gestörtes Verhältnis zur Körpererscheinung, also die Art, in der Körpergewicht, -maße und -formen wahrgenommen werden, man fühlt sich beispielsweise auch in einem ausgemergelten Zustand zu dick; drittens die Weigerung, das Körpergewicht auf einem Niveau zu halten, das dem Alter und der Gestalt entspricht – beispielsweise durch selbst herbeigeführten Gewichtsverlust oder Verhinderung der normalen Gewichtszunahme während des Wachstums, was zu einem um fünfzehn Prozent oder mehr unterhalb des normalen Niveaus liegenden Gewicht führt. Daneben zeigen sich häufig die folgenden Symptome: Ausbleiben der Menstruation bei Frauen – Amenorrhoe –, auffällige körperliche und häufig auch intellektuelle Hyperaktivität – ein merkwürdiges Leistungs- und Durchhaltevermögen trotz der Abmagerung –, gestörter Umgang mit Nahrungsmitteln, vor allem das Aussuchen von Lebensmitteln mit niedrigem Kaloriengehalt, dazu das Vermeiden der normalen Mahlzeiten (49)*.

Obwohl die Anorexia nervosa meistens während der Adoleszenz auftritt, kann sie auch im Erwachsenenalter vorkommen. Auch Jungen können an Magersucht leiden, aber bei mehr als neunzig Prozent der Fälle handelt es sich um Mädchen oder Frauen. Der Kern des Anorexia-nervosa-Syndroms ist die gestörte Einstellung zum Essen und zum Gewicht, was sich sehr unterschiedlich äußert. Zumeist leugnen Anorexiekranke, daß etwas nicht stimmt; sie behaupten, daß sie sich gut oder sogar fit fühlen und keinen Hunger oder keine Ermüdungserscheinungen kennen. Sie leiden nicht angesichts des Gewichtsverlustes oder der Nahrungsverweigerung, im Gegenteil, es scheint sie in gewisser Weise sogar zu befriedigen. Viele sind stolz auf ihre Selbstdisziplin und ihren Widerstand gegen die Versuchung zu essen – Stichwort »Askese«. Die Nahrungsverweigerung und die Abmagerung sind Teil einer Leistungsorientierung geworden, die häufig die allgemeine Lebensform kennzeichnet. Nach außen hin wollen die Betroffenen sich energisch, unermüdlich und unnahbar geben. Da sie jedoch von dem Verlangen, schlank zu sein, beherrscht werden, schei-

* Die Ziffern in Klammern verweisen auf das Literaturverzeichnis.

nen sich ihre Gedanken und ihre Gefühle immer weiter zu verengen, und ihre soziale Umwelt schrumpft in zunehmendem Maße. Das Essen ist von Ritualen und Geheimniskrämerei umgeben. Gemeinsame Mahlzeiten werden immer mehr gemieden, aber vollständiges Fasten ist äußerst selten. Meistens bleibt es bei minimalen und genau berechneten Diäten, häufig begleitet von heimlichen Bissen zwischendurch. Diese eigenwillige Lebensweise befriedigt sie dennoch nicht wirklich, und ebensowenig hebt sie das Selbstbewußtsein der Betroffenen. Sie werden weiterhin von einem lähmenden Gefühl der Ohnmacht oder einem negativen Selbstbild gequält, trotz der »erfolgreichen« Abmagerung (47).

Die typische Form der Magersucht ist gekennzeichnet durch Selbstaushungerung, doch daneben gibt es eine Gruppe von Anorexiekranken, die ihren Abmagerungswunsch realisieren, indem sie selbst regelmäßig und häufig Erbrechen herbeiführen oder Abführmittel mißbrauchen. Bei den Letztgenannten treten häufig Freßanfälle auf: Diese schnelle und meist heimliche Einnahme von Unmengen Nahrung ist jetzt unter dem Namen »Bulimie«, »Freßsucht«, bekannt. Für eine zunehmende Anzahl von Betroffenen ist diese das Kernsymptom ihres gestörten Eßverhaltens. Diese Variante der Anorexia nervosa, »Bulimia nervosa« genannt, wird zunehmend als gesondertes Syndrom betrachtet, auch wenn hierüber noch keine Einigkeit herrscht. Die Bulimie oder Bulimia nervosa erregte erst 1980 das Interesse der Öffentlichkeit und erweckt so den Eindruck eines »neuen« Phänomens (25). Vielleicht ist damit das Ende der »klassischen« Magersucht eingeleitet? Diese Frage geht jedoch über den Rahmen dieser Studie hinaus, zumal die Entwicklungsgeschichte der Bulimie noch zu kurz ist, um bereits jetzt für eine historische Betrachtung die nötige Distanz zu erlauben.

Ein mehr als ein Jahrhundert währendes wissenschaftliches Interesse für die Anorexia nervosa hat einen Wildwuchs von Hypothesen und Spekulationen über das Entstehen und die Bedeutung der Magersucht ausgelöst (41). Es gibt zahlreiche Theorien, die versuchen, das Phänomen zu erklären und daraus eine bestimmte Behandlungsmethode abzuleiten. Aus biologischer Sicht faszinieren vor allem die verschiedenen Stoffwechsel- und Hormonstörungen bei der Anorexia nervosa. Interessant ist auch die psychodynamische Auffassung: Sie besagt, daß Anorexiekranke im Grunde Angst vor der sexuellen Reife und dem Erwachsenwerden haben und darum mit der Abmagerung das Wachstum und die Entwicklung blockieren, um auf diese Weise körperlich und geistig ein kindliches, asexuelles Leben zu führen. Doch woher kommt diese Angst, und wie ist eine solche Theorie zu belegen? Dasselbe gilt für die lerntheoretische Auffassung der Anorexia nervosa als eine Art Gewichtsphobie, die doppelt belohnt wird: Mit der Abmagerung wird die Angst vor Korpulenz zurückgedrängt, und gleichzeitig widmet die Umwelt – vor allem die Eltern – dem Betroffenen viel Aufmerksamkeit. Letzteres schließt sich an die Systemtheorie an, die die Anorexia nervosa als Symptom gestörter Familienstrukturen und -interaktionen auffaßt. Aber auch hier stellen sich Fragen wie: Ist ein gestörtes Familiensystem die Ursache oder die Folge der Selbstaushungerung, und warum zeigt sich die Magersucht gerade in dieser bestimmten Form und bei diesem Familienmitglied? Schließlich hat die Zunahme der Anorexia nervosa bei Frauen der westlichen Industrienationen noch zu feministisch inspirierten sozio-kulturellen Auffassungen geführt: Magersucht ist Symptom einer Gesellschaft, die Frauen inmitten des Überflusses einem immer stärker betonten Schlankheitsideal unterwirft. Aber warum werden nur bestimmte Einzelpersonen das Opfer dieser gesellschaftlichen Einflüsse?

Vergleicht man diese und andere Erklärungen für die Anorexia nervosa, dann stellt sich heraus, daß jedes Modell bestimmte Aspekte der Magersucht erklärt. Dennoch gibt keine der Theorien eine vollständige Deutung. Viele Forscher neigen aus diesem Grund dazu, die Anorexia nervosa als komplexes Zusammenspiel verschiedener Einflüsse zu betrachten. Dabei wird zwischen anlagebedingten Faktoren und solchen, die die Magersucht auslösen oder aufrechterhalten, unterschieden. Das letztendliche Krankheitsbild ist demnach das Produkt zahlreicher Einflüsse, die für jeden Anorexiekranken unterschiedlich sein können, die jedoch einer solchen gegenseitigen Wechselwirkung unterliegen, daß Ursache und Folge bei diesem Teufelskreis nicht eindeutig zu trennen sind. Dieses Zusammenspiel der biologischen, psychologischen und sozialen Faktoren – das bio-psycho-soziale Modell – bedingt, daß es keine einfache und allgemeingültige Behandlung gibt. So vielfältig wie die Entstehungstheorien, so unzählbar sind auch die propagierten Behandlungsmethoden. Die bio-psycho-soziale Komplexität der Magersucht erfordert auch zumeist eine Kombination von verschiedenen Therapieformen, wobei sowohl körperliche Aspekte – die Abmagerung und ihre Folgen – als auch psychosoziale Aspekte – Körperbild, Selbsterfahrung, Entfaltung in der Familie und in der Gesellschaft – zu beachten sind (50).

Magersucht als kulturgebundenes Syndrom

Kann Anorexia nervosa ein »neues« Krankheitsbild genannt werden? Das ist die Frage, die mit diesem Buch beantwortet werden soll. Unser Interesse für die Geschichte der Magersucht wurde durch neue Befunde geweckt. Untersuchungen der Bevölkerung haben eindeutig erwiesen, daß Anorexia nervosa in den letzten beiden Jahrzehnten in der abendländischen Welt deutlich zunimmt. Einer vorsichtigen Schätzung zufolge zeigt eine von hundert Personen deutliche Symptome der Anorexia nervosa, die jedoch bei Mädchen im Alter von zwölf bis achtzehn Jahren überwiegen. Wenn die Kriterien nicht allzu streng gesetzt werden, kommen Eßstörungen bei etwa fünf Prozent der weiblichen Jugendlichen und jungen Erwachsenen vor. Ferner läßt sich sagen, daß Anorexiekranke im allgemeinen einen höheren Ausbildungsstand haben als vergleichbare gesunde Altersgenossen. Die Magersucht tritt verhältnismäßig häufiger in den höheren sozialen Schichten auf, obwohl sich hier neuerdings eine Verschiebung zeigt. Während der letzten Jahrzehnte hat sie sich zunehmend auch in den niedrigeren Schichten verbreitet. Außerdem fällt auf, daß die Magersucht ein typisches Phänomen westlicher Industriegesellschaften ist: Sie tritt nahezu ausschließlich in Wohlfahrtsstaaten auf, die die Merkmale einer westlichen (post-)industriellen Gesellschaft aufweisen. Diese Feststellungen werfen unvermeidlich die Frage auf, ob es sich hier um ein spezifisches Kulturphänomen handelt.

Schon vor Jahrhunderten wurde festgestellt, daß gewisse Verhaltensstörungen manchmal an ein bestimmtes Land oder an eine bestimmte Kultur gebunden sind. Mit der wissenschaftlichen Entwicklung der Psychiatrie im 19. Jahrhundert rückte dieser Aspekt zunehmend in den Vordergrund, auch wenn es noch bis ins 20. Jahrhundert dauerte, bis die transkulturelle Psychiatrie zum eigenständigen Fachgebiet wurde. Zunächst galten vor allem exotische psychiatrische Phänomene als interessant, Verhaltensstörungen, die nicht oder nur sehr selten in westlichen Ländern vorkamen. Hieraus entstand die Theorie der kulturgebundenen Syndrome, die besonders während des vergangenen Jahrzehnts im Mittelpunkt der transkulturellen Psychiatrie stand (52). Gleichzeitig wuchs die Erkenntnis, daß auch die westliche Welt ihre eigenen psychosozialen Störungen oder kulturgebundenen Syndrome hat.

Was jedoch ist unter Letztgenannten zu verstehen? Ein Syndrom ist ein Gesamtbild von Verhaltensweisen oder Merkmalen – also den sogenannten »Symptomen« –, das als ungewöhnlich oder gestört betrachtet wird. Der Begriff (Un-)Normalität hängt gerade bei psychischen Phänomenen stark von der Kultur ab, in der die bestimmte Verhaltensweise festgestellt wird. Der Aspekt »kulturgebunden« bedeutet hier jedoch mehr: Er gibt an, daß ein Syndrom – Dysfunktion oder Krankheit – nicht uneingeschränkt in der Gesamtbevölkerung auftritt, sondern sich auf eine bestimmte Kultur beschränkt. Dies impliziert, daß das Syndrom nur innerhalb der psychosozialen Aspekte eines spezifischen kulturellen Kontextes von Bedeutung ist und nur hier als solches aufgefaßt werden kann – in Diagnose, Begründung und Therapie.

Die Anorexia nervosa tritt, wie wir bereits betonten, nur sehr selten oder gar nicht außerhalb des westlichen Kulturkreises auf, in westlichen Kulturen scheint sie dagegen epidemische Formen anzunehmen. Es ist also nicht verwunderlich, daß die Magersucht mit der Zeit als typisches Beispiel eines kulturgebundenen Syndroms betrachtet wurde (57). Diese Auffassung hat wichtige Folgen für die theoretische Begründung und die therapeutische Praxis, sie stellt außerdem die Relativität der medizinischen Diagnostik zur Diskussion. Auffallend bei den typisch westlichen Kultursyndromen – Hysterie, Agoraphobie (Platzangst) und Anorexia nervosa – ist, daß überwiegend Frauen davon betroffen sind. Dies läßt sich nicht mit rein biologischen Argumenten begründen, zumal auch Männer nicht immun dagegen sind. Auch die traditionelle Medizin bietet keine Erklärung für das Paradoxon der Selbstaushungerung inmitten des Überflusses, weshalb der Begriff der »psychischen Störung« als individuales Syndrom einer neuen Definition bedarf. Zahlreiche Fachleute haben sich ausgehend von ihren Behandlungserfahrungen an eine Analyse der Magersucht gewagt. Die Schlußfolgerungen zur konkreten Vorbeugung sind jedoch gering. Es geht uns hier weder um – ohnehin unverbindliche – Gesellschaftskritik noch um praktische Vorschläge zur Hilfeleistung oder Vorbeugung. Im nächsten Abschnitt schildern wir die Hauptlinien unserer psychologischen Historiographie. Vor diesem Hintergrund möchten wir die kulturgebundenen Aspekte der Anorexia nervosa historisch beleuchten.

Zuerst erhofften wir uns eine Antwort auf die Frage: Warum wurde Anorexia nervosa erst am Ende des letzten Jahrhunderts entdeckt, und gab es sie schon früher in anderen Formen? Bald stellten wir fest, daß diese Fragestellung zu begrenzt und außerdem irreführend war. Denn es bestand dabei die Gefahr, die Vergangenheit durch eine neuzeitliche psychiatrische oder psychologische Brille zu erkunden, auf der Suche nach potentiellen Kranken, die wir mit dem Etikett »Anorexia nervosa« versehen könnten. Psychopathologische Diagnostik ist bei heutigen Phänomenen schon häufig ein dubioses Unterfangen. Jegliches »Psychiatrisieren« wäre demnach bei der Untersuchung einer Vergangenheit, in der ein solcher medizinischer Blick größtenteils fehlte, um so zweifelhafter. Daher beschlossen wir, der Geschichte so unbefangen wie möglich mit der Frage gegenüberzutreten: Welche historischen Formen und Bedeutungen hatte das Fasten oder die Selbstaushungerung in der abendländischen Zivilisation?

Die nachfolgenden Kapitel berichten von einer chronologischen Erkundung einer Reihe von Themen. Die Geschichte der Selbstaushungerung läßt sich unter drei Hauptthemen fassen: ein religiöses Wunder, ein Weltspektakel, ein medizinisches Leiden. Die Chronik beschränkt sich absichtlich auf eine Beschreibung. Von einer Interpretation – im Sinne der vorangestellten Frage – wurde vorerst abgesehen. Zum Schluß wagen wir uns an Begründungen, die sich an den nachfolgend diskutierten Ausgangspunkt anschließen: eine psychologische Historiographie eines kulturgebundenen Syndroms.

Psychologische Geschichte und geschichtliche Psychologie

Wer ein Buch über ein modernes Leiden schreibt, muß seine Liebe zu Clio gestehen, einer der neun Töchter des Zeus, der Muse der Geschichtsschreibung. Ihre Bewunderer lassen sich in drei Gruppen einteilen: Der Dilettant flirtet mit ihr, der Experte ist mit ihr verheiratet und der Laie ist ihr platonischer Liebhaber. Wir hoffen, daß wir zu der letzten Gruppe gezählt werden, den Liebhabern oder »Sonntagshistorikern«, die ihre Leidenschaft ernst nehmen. Die nachfolgenden Kapitel sollen darum als journalistische Chronik gelesen werden, als eine Sammlung von Berichten aus der Vergangenheit, eine Reportage über vergessene Geschehnisse. Es ist ein Essay über die historischen Wurzeln eines aktuellen Interesses. Dieses kann jedoch nicht unverbindlich bleiben, denn schon bei den Vorarbeiten zu diesem Buch mußten wir bald feststellen, daß bereits eine Auswahl von Tatsachen unvermeidlich die Lieblingsfarben des Prismas wiedergibt, durch das wir die Gegenwart betrachten. Darum wollen wir hier das Tageslicht mit unseren »Filtern« versehen. Wahrscheinlich wird dann nicht nur das Bild unserer Wahrnehmung klarer, sondern der Leser bekommt auch einen besseren Überblick über die verschiedenen »Brillen«, die wir bei unserem »Rückblick voller Verwunderung« verwendeten. Gemäß der Tradition der uns vertrauten empirischen Psychologie – »empirisch« bedeutet nicht nur Erfahren, sondern auch Erproben – diskutieren wir in den nachfolgenden Abschnitten den zeit- und den kulturbestimmten Rahmen, in dem wir unsere Arbeit verrichteten.

Wir Autoren waren fasziniert von einem »modernen« Phänomen, das unsere Neugier auf die Vergangenheit erregte. Unser Wissen zu diesem fesselnden Phänomen,

Anorexia nervosa oder Magersucht, verdanken wir an erster Stelle unseren Fachgebieten: Psychologie und Psychiatrie. Sie waren unsere ersten Führer bei dem unvollendeten Zug durch Archive, Büchereien und Antiquariate. Unser großer Wissensdurst und unsere Neugierde haben uns jedoch auf andere Wege geführt, uns dazu verleitet, uns auch auf andere Fachgebicte zu begeben. Man vergebe uns die »Ausrutscher« bei diesem Zug. Es ist nicht nur gewagt, die Grenzen des eigenen professionellen Territoriums zu überschreiten, es könnte auch wie ein Beispiel für wissenschaftliche Rechthaberei aussehen. Wie anmaßend muß dann erst die Absicht erscheinen, als Nicht-Historiker die Vergangenheit mit einer modernen Auffassung analysieren zu wollen. Ungeachtet der Richtigkeit unserer Auswahl, kann die Verwendung moderner Hypothesen zur Analyse alter Phänomene als prinzipiell anachronistisch verworfen werden: Schließlich läßt sich die Reise des Kolumbus nicht mit einem radargesteuerten Schiff wiederholen! Aber konnten wir einen anderen Kompaß benutzen als eine Handvoll Hypothesen aus unseren achtziger und neunziger Jahren? Darum haben wir es als »Sonntagshistoriker« darauf ankommen lassen, mit den Ratschlägen vieler und unserem begrenzten Gepäck aus der heutigen Zeit.

Psychologen und Psychiater befassen sich in ihrem Beruf ständig mit der Geschichte, zumeist mit der Geschichte des Individuums. Historiker haben dagegen erst spät herausgefunden, daß die Geschichte von Menschen gemacht wird. Aus dieser doppelten, aber noch häufig verdrängten Erkenntnis, daß wir *Menschen*wissenschaftler sind – ungeachtet unserer Ausbildung oder unseres Titels –, ist ein Denkklima erwachsen, in dem dieses Buch als Kind seiner Zeit gedeihen konnte. Dies zeigt sich schon in der Auffassung, daß die Gegenwart auf dieselbe Art und Weise analysiert werden sollte wie die Vergangenheit. Ein solches Vorgehen – insbesondere in umgekehrter Richtung, nämlich von der Vergangenheit in die Gegenwart – birgt große Fehlerquellen, die Fallgruben des Anachronismus und des Hineininterpretierens. Wir hoffen dennoch, daß diese distanzierte Analyse einige kritische Erkenntnisse über historische Aktualität oder aktuelle Historie hervorbringt. Sowohl diese historische Erkundung als auch der Forschungsgegenstand spiegeln den Zeitgeist wider und sind eindeutig Produkte einer abendländischen Kultur.

Vor mehr als einem halben Jahrhundert wurde bereits vorausgesagt, daß die Psychologie und die Geschichte in der Zukunft enger zusammenarbeiten würden. Die französische Zeitschrift ›Annales‹ wurde zum Sprachrohr für eine Gruppe von neuen Historikern, für die Geschichtsschreibung keine Sammlung von auffälligen Tatsachen ist, keine Rekonstruktion wichtiger Geschehnisse, kein Aneinanderreihen von Namen und Daten. Der Mensch im Alltag – sein Denken, Fühlen und Handeln im Zusammenhang mit seiner Umgebung – sollte der Gegenstand der Geschichte sein. Nur ein besserer Einblick in das Leben des früheren Menschen konnte die Vergangenheit wirklich unter dem Staub muffiger Archive und ausgestorbener Museen hervorholen und wiederbeleben. Die neue Geschichtsschreibung erhielt viele Bezeichnungen, je nach Betonung und Zutaten, mit der eine bestimmte Historiographie versehen wurde: Sozialgeschichte, Kulturgeschichte, Ideengeschichte, Mentalitätsgeschichte, psychologische Geschichte, historische Verhaltenswissenschaft ... Der Historiker verläßt die Ereignisse und sucht nach Strukturen. Nicht die Ereignisse bilden die Matrie der Geschichte, sondern die Begründungen in ihrem Zusammenhang, gebettet in den Fluß von Erfahrungen aus einem bestimmten zeitlichen Klima. Der Lauf dieses Flusses von früher bis heute ist jedoch nicht einfach zu kartieren in Anbetracht des Bettes, in das er jetzt gelenkt wird. Geschichte entfaltet sich nicht geradlinig kontinuierlich, sondern sie macht stoßartige Wendungen. Dieser diskontinuierliche Verlauf macht die Rekonstruktion zugleich schwierig und fesselnd. Das reizt Psychologen und Psychiater; immerhin haben sie Erfahrung mit ihren Versuchen, den unberechenbaren Lebenslauf von Patienten zu ergründen und eventuell in andere Bahnen zu lenken.

Was die verschiedenen Einfallswinkel verbindet, ist einerseits der Begriff »Zeit« – als Lebenslauf oder Entwicklung –, genauer gesagt, die phasisch verlaufende »Leb-Zeit« sowohl aus der individuellen als auch aus der sozialen und der historischen Perspektive. Andererseits geht es hier in erster Linie um eine Kulturgeschichte oder um die

Rekonstruktion eines Zivilisierungsprozesses, wie Norbert Elias ihn meisterhaft schildert (39). Historiker aller Art analysieren Einstellungen, Regeln, Vorschriften und Normen in der abendländischen Welt, ungeachtet dessen, ob es dabei beispielsweise um Jugendliche oder um Frauen geht. – Dieses Beispiel ist nicht rein zufällig genannt worden; es kommt in unserem letzten Kapitel noch ausführlich zur Sprache. – Außerdem weist die geschichtliche Untersuchung der Jugend auffallende Ähnlichkeiten mit der Frauengeschichte auf: Beide erregten die Aufmerksamkeit der Historiker zu einem Zeitpunkt, zu dem diese Zielgruppen gesellschaftlich im Blickpunkt standen; in beiden Fällen wurde die Analyse von dem Gedanken genährt, daß die sogenannte »Natur« des Jugendlichen oder der Frau schließlich ein Produkt kultureller Definitionen ist und kein Epiphänomen der biologischen Programmierung. Diese letzte Behauptung wird auch bei unserer Erkundung und Begründung der Magersucht als kulturhistorisches Phänomen – in den Kapiteln 10 und 11 – ein wichtiger Leitfaden sein. Die Diskontinuität der Geschichte und Veränderlichkeit des Menschen spiegeln sich in den Abänderungen – sowohl im Hinblick auf den Inhalt als auch auf die Form –, die die Selbstaushungerung im Laufe der Zeit erfuhr.

Die Ermittlung von Krankheitsbildern

»Eine Analyse der sozialen und historischen Verhältnisse, unter denen Menschen leben, zeigt die Wandelbarkeit der seelischen Erscheinungen mit dem Wandel dieser Verhältnisse. Eine Geschichte der Krankheiten ist als eine Geschichte im Rahmen der Sozial- und Geistesgeschichte denkbar. Sie lehrt, wie die Bilder der naturwissenschaftlich identischen Krankheiten wechseln, vor allem wie Neurosen ihren Zeitstil haben, in bestimmten Situationen aufblühen, in anderen fast unsichtbar werden«, schrieb der bekannte deutsche Psychiater-Philosoph Karl Jaspers (44). Das Wort »Zeitstil« weckt Assoziationen mit dem Begriff »Zeitgeist«. Wenn es also einen bestimmten Zeitgeist gibt, dann muß auch so etwas wie eine »Zeit-Geistesstörung« existieren. Ist das 18. Jahrhundert das Zeitalter der Melancholie, das 19. das der Hysterie und das 20. Jahrhundert das Zeitalter der Angst? Ebenso überzeugt könnte man die Reihenfolge ändern oder behaupten, daß dies Phänomene aller Zeitalter sind. Das emotionale Klima einer bestimmten Zeit mit einem auffälligen Phänomen zu identifizieren, ist bereits eine grobe Vereinfachung. Wenn dies außerdem mit einem »krankhaften« Extrem betitelt wird, wird es zur Karikatur der Medizinalisierung. Und die medizinische Sprache ist ebenso zeitgebunden wie die Begriffe »gesund« und »krank«, die die Medizin seit Jahrhunderten innerhalb des Einflußbereichs, den die Gesellschaft oder die Kultur ihr bietet, zu normen versucht. Der medizinische Sprachgebrauch entsteht nicht in einem wissenschaftlichen Vakuum, wie auch die Wissenschaft selbst keine intellektuelle Schöpfung im Luftleeren ist. Die wissenschaftliche Denkweise, die medizinische Auffassung und das Krankheitsbild sind jeweils nur begreifbar, wenn man die Sprache der Zeit kennt.

Das Verhalten des Menschen ändert sich in der Geschichte, und damit ändert sich auch der Gegenstand der Verhaltenswissenschaften und nicht nur die Ansicht zu diesem Gegenstand (46). Diese Geschichtlichkeit des Verhaltens muß auch im sogenannten »unnormalen«, »gestörten« oder »krankhaften« Verhalten wiederzufinden sein. Psychische oder psychosomatische Störungen haben spezifische Merkmale, die einem bestimmten Mensch-Welt-Verhältnis eigen sind. Diese Charakteristika sind ebenso wie ihre ursächlichen Erklärungen oder ihre therapeutische Beeinflußbarkeit nur verständlich vor dem Hintergrund eines gemeinsamen Modells von Erwartungen bei dem Kranken und seiner Umgebung, die in gewissem Maße eine gemeinschaftliche Erfahrung und eine Definition der Wirklichkeit (mit)teilen können. Symptome oder Krankheitszeichen sprechen dann eine Sprache, an der sich die Umgebung hinsichtlich der Problematik orientieren kann und durch die sie auch in der Lage ist, mit dieser umzugehen. Menschen, die zur Zeit des Geisterglaubens auffällige Verhaltensstörungen zeigten, wußten, daß ein Verhalten gemäß den Regeln des dämonologischen Modells Aufmerksamkeit und vielleicht die Lösung für ihre

Problematik mit sich bringen würde. So erging es auch den Nervenkranken des vergangenen Jahrhunderts und der Gegenwart. Ohne die erkennbare Sprache kranker Nerven, Überreizung oder Streß – als gemeinsames Gedankengut des Arztes, der Patienten und der Gesellschaft – wäre den Neurosen kein langes Leben beschieden (58).

Wer sich ein Handbuch der Psychiatrie aus dem letzten Jahrhundert vornimmt, dem kommt es vor, als blättere er in einem Katalog eines Raritätenkabinetts. Psychiater, die auf die Erfahrungen eines halben Jahrhunderts in ihrem Sprechzimmer oder ihrer Anstalt zurückblicken können, beschreiben Krankheitsbilder, die einem jungen Leser vollkommen fremd erscheinen. Trotzdem können die Veränderungen in den psychiatrischen Krankheitsbildern nicht einzig und allein den neuen Behandlungsmethoden zugeschrieben werden. Dazu sind sie zu verschieden und zu vielfältig.

Der veränderte Stil der Psychopathologie im allgemeinen und der Neurosen speziell, den Jaspers andeutete, ist eine Feststellung, der während der letzten Jahrzehnte mehr Aufmerksamkeit gewidmet wurde (42). Ein Beispiel ist das Verschwinden der spektakulären hysterischen Bilder, ein Phänomen, das sich nicht auf die westliche Psychiatrie beschränkt. Manche psychischen Störungen kommen nicht mehr vor, obwohl es sich dabei auch um eine Veränderung in der diagnostischen Terminologie handeln kann. Diese letzte könnte mit einem bestimmten wissenschaftlichen Interesse zusammenhängen. Die Veränderung bei psychiatrischen Krankheitsbildern beschränkt sich nicht auf Neurosen. Der Inhalt von Wahnvorstellungen und Halluzinationen unterliegt einem Themenwechsel; so wurde beispielsweise die religiöse Thematik – »ein Befehl Gottes« – von technologischen Inhalten verdrängt – »beeinflußt durch Strahlung aus dem Weltall«.

Eng verbunden mit der Veränderlichkeit gestörten Verhaltens ist die Annahme, daß die Häufigkeit psychischer Störungen oder Nervenkrankheiten zunimmt. Diese Annahme ist allerdings nicht neu; bereits im vergangenen Jahrhundert machten sich die Ärzte darüber Sorgen. Auffällig dabei ist, daß man sowohl früher als auch heute der Meinung war, es sei eine Zunahme zu verzeichnen, der daraufhin eine fast epidemische Natur angehängt wurde, was schließlich der »Nervosität der modernen Lebensweise« zugeschrieben wurde. In diesem Sinn gibt es kaum einen Unterschied zwischen den heutigen »Streßkrankheiten« und den früheren »Zivilisationskrankheiten« (43). In beiden Fällen bilden psychische Störungen den Ausgangspunkt für einen Kulturpessimismus, bei dem die »moderne Zivilisation« zum Sündenbock gemacht wird und der die Sehnsucht nach den »gesunden Zeiten« von einst verrät. Dies könnte man den »Mythos des verlorenen Paradieses« nennen. Selbst wenn einer epidemiologischen Studie zufolge eine Zunahme einer bestimmten psychischen Störung feststellbar ist, bleibt die Frage offen, ob der reelle Untersuchungsgegenstand oder aber dessen Wahrnehmung quantifiziert wurde. Psychiatrische Epidemiologie kann zwar in historischer Hinsicht interessantes Tatsachenmaterial liefern, doch sie unterliegt weiterhin ihrer Geschichtlichkeit.

Die Relativität und die Periodizität von *neuen* Auffassungen über Kranksein und Gesundheit lassen sich zu diesem Zeitpunkt am besten anhand der theoretischen und therapeutischen Modetrends in der Psychiatrie und der Psychosomatik illustrieren. Die psychosomatische Medizin begann ihre Entwicklung als formelles medizinisches Fachgebiet erst kurz vor dem Zweiten Weltkrieg. Wenn man die psychosomatische Ansicht in weitem Sinne auffaßt als das Erkennen von möglichen psychischen Ursachen für Krankheiten, dann ist ihre Geschichte schon Jahrhunderte alt. Aber erst im 19. Jahrhundert wird von einem breiten Kreis anerkannt, daß Emotionen krankmachende Faktoren sein können. Die Diskussion, ob diese Faktoren ihren pathogenen Einfluß peripher – direkt über ein Organ – oder zentral – über die Hirnfunktionen – geltend machen, hat um die Jahrhundertwende eine entscheidende Wendung in Richtung der Zentraltheorie gemacht (34). Gleichzeitig zu dieser Entwicklung ist auch ein zunehmendes Interesse für psychische Therapieformen zu verzeichnen: Die Neuerziehung durch moralische Behandlung zu Anfang des vergangenen Jahrhunderts wurde am Ende durch eine Persönlichkeitsveränderung mittels Psychotherapie ersetzt (40). Es war das Jahrhundert, in dem die Hypnose ihre Triumphe feierte und das durch die Arbeit von Freud am Anfang eines anhaltenden Stroms neuer psychotherapeutischer Methoden stand. Aber das Neue ist zeitgebunden, und das gilt auch für den damit verbundenen Erfolg. Die Behandlungsmethoden, die die Psychiatrie seit 1800 in ihr Repertoire aufgenommen hat, zeigen eine auffällige zyklische Bewegung: Zunächst ist man von der Methode wegen der phantastischen Therapieergebnisse begeistert, dann folgt ein Zeitraum der Bescheidenheit in bezug auf den Effekt und den Nutzen der Methode, die dann schließlich durch eine »neue« ersetzt wird. In Kapitel 9 wird sich herausstellen, daß auch Anorexia nervosa schon hundert Jahre auf solchen Hochs und Tiefs von Theorien und Therapien schwimmt.

Man kann die Veränderlichkeit psychiatrischer Krankheitsbilder als Argument anführen, um die Existenz von psychischen Störungen überhaupt zu bezweifeln. Insbesondere die antipsychiatrische Bewegung der sechziger Jahre hat die Ansicht verteidigt, daß das Phänomen »Geisteskrankheit« nur ein Produkt des gesellschaftlichen Diskriminierungsvorgangs sei; was als »psychische Störung« abgestempelt werde, müßte schließlich als Symptom der »kranken« Gesellschaft betrachtet werden. Diese Auffassung hat einen noch nicht geschlichteten Streit zwischen dem medizinischen und dem soziologischen Modell in der Psychiatrie ausgelöst. Aus dieser ideologischen Diskussion destillieren wir zwei Elemente, die uns für die weitere Darlegung essentiell erscheinen: erstens die Existenz »kulturgebundener Syndrome«, einen Begriff, den wir bereits erläutert haben. Der zweite Diskussionspunkt ist die gesellschaftliche und historische Entstehung der medizinischen Begriffsbildung, das heißt der Vorgang der Ermittlung, durch den problematische Phänomene oder Verhältnisse in einer Gesellschaft in Krankheitsbegriffe umgesetzt werden.

Die Mediziner des 19. Jahrhunderts haben zahlreiche Syndrome und Krankheitsbilder beschrieben und eifrig katalogisiert. Das Jahrzehnt von 1860 bis 1870, in dem auch die Entdecker der Anorexia nervosa in den Vordergrund traten, war eine fruchtbare Zeit für neue klinische Entitäten. Aber ging es dabei um Entdeckungen oder Erfindungen? Wenn wir von »erfundenen« Krankheiten sprechen, meinen wir damit nicht, daß sie »ausgedacht« sind, eine Art medizinische Erschaffung aus dem Nichts. Die Bezeichnung eines bestimmten Phänomens in medizinischen Begriffen ist mehr als das Produkt einer kühlen wissenschaftlichen Beobachtung. Das Phänomen wird auf die Dimension krank/gesund normiert – eine »Anomalie« –, es erhält den Realitätswert eines ich-fremden Gegenstands – eine Krankheit »hat« man –, und es gibt dem Betroffenen ein bestimmtes soziales Rollenverhalten vor: der »Kranke«. Die Schaffung von Krankheiten ist aus dem Grund ein soziokultureller Vorgang, der seine Bedeutung aus der Dialektik zwischen medizinischer Sprache und gesellschaftlicher Einrichtung holt. Nach der Ermittlung erfolgt die Einbürgerung. Die Krankheit wird dann zur Metapher, ein figürlicher Begriff, der die Phantasie anregt: Er kann zu einer Geistererscheinung romantisiert oder zu einem Mythos kultiviert werden. Krankheit ist dann ein Synonym für ein unerklärliches Mysterium oder unabwendbares Unheil. Gegen diese Mystifizierung hat die amerikanische Essayistin Susan Sontag scharfe Einwände erhoben (55). Als Beispiele für eine derartige metaphorische Verwendung von Krankheitsbegriffen nannte sie Tuberkulose im vergangenen Jahrhundert und Krebs heute. Gerade die Romantisierung der Schwindsucht im 19. Jahrhundert könnte der Nährboden für das neue Bild der mysteriösen »Verschwindsucht« gewesen sein: der dahinsiechende Anorexia-nervosa-Kranke (siehe die Kapitel ›Atrophia nervosa‹ und ›Schönheit als »gewichtige« Aufgabe‹).

Die Einbürgerung der Krankheitssprache erfolgt in unserer Kultur der Information und der Massenmedien wahrscheinlich noch auffälliger über das Phänomen der Proto-Professionalisierung. Das ist die Neigung des Menschen, seine Schwierigkeiten im Alltag mit Hilfe einer Fachsprache oder professioneller Terminologie zu bezeichnen: Der Sprachgebrauch der Laien popularisiert bestimmte Begriffe, die einem angesehenen Berufskreis entnommen sind. Die Psy-Professionellen – Psychologen, Psychiater, Psychotherapeuten – haben dieses Ansehen erworben, sie haben Menschen gelehrt, ihre »Schwierigkeiten« in »psychische Probleme« umzusetzen. Der Soziologe Abram de Swaan aus Amsterdam hat diesen Gedanken ausgearbeitet und unter anderem bei einer anderen »psychiatrischen Konstruktion« aus dem 19. Jahrhundert angewendet, der Agoraphobie (56). Seine Auffassung der Soziogenese psychopathologischer Phänomene schließt sich der Behauptung, daß viele psychiatrische Krankheitsbilder kulturgebundene Syndrome sind, eng an. Dieser Gedanke wurde zum Angelpunkt dieses Buchs. Wie die Magersucht im vergangenen Jahrhundert zum medizinischen Phänomen gemacht wurde, kommt erst in den Kapiteln 8 und 9 zur Sprache. Die Jahrhunderte davor zeigen andere Formen und Bedeutungen der Selbstaushungerung. Daß alles Ganze in einem religiösen Kontext begann, ist wohl kein Wunder . . .

»Ich trauere auf meinem hohen Thron wegen des unendlichen Elends, weil der Nil zu diesem Zeitpunkt schon sieben Jahre nicht mehr über die Ufer getreten ist! Das Getreide ist nicht voll; es mangelt an Gewächsen und allen möglichen Nahrungsstoffen. Jeder ist zum Dieb seines Nachbarn geworden. Sie wollen sich sputen, doch sie können nicht laufen. Das Kind schreit; jung und alt kriecht dahin; ihre Geisteskraft ist verschwunden, ihre kraftlosen Beine schleppen sich über den Boden, und ihre Hände ruhen untätig im Schoß. Der Hof, in dem die Mächtigen sich zur Beratung versammeln, ist leer. Die Vorratskammern sind aufgebrochen, doch sie enthalten nichts als Luft. Alles ist erschöpft« (266).

Diese Beschreibung wurde 187 v. Chr. in die ägyptische sogenannte »Hungersnotstele« gemeißelt. Sie berichtet auf dramatische Weise von der Auszehrung hungernder Menschen. Im Laufe der Geschichte hat es derartige Elendsszenen sehr häufig gegeben. Die wichtigsten Ursachen waren Kriege und vor allem der Verlust der Ernte durch außergewöhnliche Dürre, zuviel Regen oder Frost. Aber auch außerhalb dieser Zeiten des extremen Nahrungsmangels gab es in jeder Gesellschaft Menschen, die sich ständig am Rande des Hungertods befanden. Trotz dieser bisweilen grauenhaften Erfahrungen – oder gerade als Reaktion darauf – lernte man, aus der Not eine Tugend zu machen. Bereits früh entwickelte man einen Blick für die Anwendungsmöglichkeiten der Nahrungsenthaltung. Freiwillige Hungerkuren gehörten schon bald zu den am häufigsten praktizierten Behandlungsmethoden aller möglichen Krankheiten (siehe Kapitel 6). Aber auch das Aushungern als Strafe oder Druckmittel hat eine lange Tradition. Bei fast allen Völkern wurde das Fasten jedoch vor allem aus magisch-religiösen Gründen geübt.

Schon in den vorchristlichen Kulturen bildeten mehrmals im Jahr abgehaltene Fastenrituale einen Bestandteil des religiösen Lebens, entweder mit vollständiger oder mit teilweiser Nahrungsenthaltung. Im letztgenannten Fall wurde die Menge oder die Auswahl der Speisen reduziert. Das Fasten als Bestandteil einer magisch-religiösen Praxis ging nicht von einem bestimmten Volk oder einer bestimmten Religion aus. Es entwickelte sich vielmehr in ganz unterschiedlichen Kulturen und Religionen, die einander allerdings wohl beeinflußten. Das magisch-religiöse Fasten läßt sich nicht auf ein bestimmtes Motiv zurückführen. Selbst wenn wir uns auf das Christentum beschränken, finden wir beispielsweise in den Werken der Kirchenväter zahlreiche Begründungen. So wird etwa das Fasten nicht nur als eine Art der Enthaltung angesehen, sondern auch als ein Mittel, das die Christen miteinander verband. Mit den gesparten Speisen konnten außerdem die Armen ernährt werden. Durch das Fasten vereinte man sich in der Not, damit Gott Fruchtbarkeit, Überfluß und Erlösung gewährte. Ein anderes Motiv war das Fasten aus Trauer über das Leiden Christi, in diesem Sinn auch eine Form des Mit-leidens für die Sünden anderer. Manche Kirchenväter waren der Ansicht, das Fasten sei der Weg, um ins Paradies zurückzukehren, aus dem Adam und Eva ja verjagt worden waren, weil sie die Fastenregel nicht eingehalten hatten. Der Kirchenschriftsteller Tertullian nannte einen ganz besonderen Grund: Er meinte, nichts gefalle Gott mehr als Magerkeit: »Ein abgemagerter Körper wird das schmale Himmelstor leichter durchschreiten, ein ausgezehrter Körper bleibt im Grab am längsten erhalten.« Trotz der Vielfalt der Fastenmotive kommen einige davon bei verschiedenen Völkern immer wieder vor.

Übernatürliche Kraft

Ursprünglich teilten mehrere Völker die Meinung, Nahrung könne dämonische Kräfte aufnehmen, die so in den Körper eindrängen und dort ihre schädliche Wirkung entfalteten. Durch das Fasten und vor allem den Verzicht auf Nahrungsmittel, die besonders empfänglich für Dämonen waren – vor allem das Fleisch! –, versuchte man die Gefahr abzuwenden. Fasten als Schutz gegen böse Kräfte wurde bei verschiedenen Völkern zum festen Bestandteil der Trauerrituale. Beim Tod eines Pharaos verzichteten die alten Ägypter beispielsweise auf Fleisch, Weizenbrot und Wein. Auch zur Zeit des Alten Testaments wurde gefastet, als der Tod Sauls, Jonathans und Abners bekannt wurde. Im antiken Griechenland fastete Priamos nach dem Tod seines Sohnes Hektor, ebenso wie die Göttin Demeter beim Verlust ihrer Tochter Persephone. Viele dieser Trauerrituale sollten an erster Stelle verhindern, daß die Seele des Verstorbenen über die Nahrung in die Körper der Hinterbliebenen eindringe.

Indem man fastete, blieb man von dämonischen Einflüssen verschont und erlangte eine gewisse Reinheit. Durch diese reinigende Wirkung eignete sich das Fasten besonders zur Vorbereitung auf heilige oder religiöse Handlungen. Aus diesem Grund enthielten sich die alten Ägypter der Nahrung, bevor sie den heiligen Tempel betraten, und fasteten die Pharaonen einige Tage vor wichtigen Entscheidungen oder auch vor großen religiösen Festen. Nach dem Neuen Testament wurde bei der Auswahl und dem Amtsantritt religiöser Würdenträger gefastet. Im frühen Christentum wurde denjenigen, die an der Taufe oder der heiligen Kommunion teilnahmen, das Fasten vorgeschrieben. Mit der inneren Reinheit durch das Fasten wurde außerdem eine günstige Voraussetzung für das Empfangen höherer Kräfte geschaffen. Das Fasten wurde in verschiedenen Kulturen als das ausgewiesene Mittel für Träume, Visionen und Offenbarungen betrachtet. Diejenigen, die in die Geheimnisse von Isis, Osiris und des Heiligtums von Eleusis eingeweiht wurden, fasteten zuvor bis zu vierzig Tage. Dieselbe Vorschrift galt für die Anhänger des römischen Attis- und Cybele-Kults in Kleinasien und für den babylonischen Kult von Astarte und Dummuz. Bevor die Griechen ihre Orakel zu Rate zogen, wurde meistens gefastet. Und auch im Alten Testament fasteten die Propheten zur Vorbereitung auf eine religiöse Erfahrung oder eine göttliche Offenbarung. Der Prophet Elia enthielt sich beispielsweise vierzig Tage lang jeglicher Speise und jeglichen Tranks, wonach auf dem Berg Horeb die Offenbarung Gottes über ihn kam. Im Christentum galt das Fasten als Mittel für religiöse Visionen und göttliche Offenbarungen als weniger wichtig; dies war jedenfalls nur selten einziger Zweck.

Die vermeintlichen übernatürlichen Kräfte des Fastens nutzte man auch zur Unterstützung oder Verstärkung von heiligen oder religiösen Handlungen. Man glaubte, der magische Akt des Zauberers hätte erst eine Erfolgschance, wenn sein Körper durch das Fasten gereinigt war. Manchmal wurde eine teilweise Nahrungsenthaltung als genügend befunden: Zur Unterstützung eines Zauberspruchs brauchte ein Magier im alten Ägypten nur auf Ziegenfleisch und Fisch zu verzichten. Im alten Israel und später im Christentum sollte das Fasten unter anderem die Kraft des Gebets verstärken. Vor allem wenn Gott eine bestimmte Gunst abverlangt wurde, suchte man Zuflucht im Fasten und im Gebet.

Im frühen Christentum galten Fasten und Beten auch als wichtige Hilfsmittel im Kampf gegen teuflische Kräfte. Dies geht besonders deutlich aus dem Neuen Testament, in dem der Satan als Widersacher Christi dargestellt wird, hervor. Christus selbst empfiehlt schließlich das Fasten und das Beten als Heilmittel für Menschen, die vom Teufel besessen sind. Jahrhunderte später waren Fasten und Beten die üblichen exorzistischen Rituale: Auf diese Weise konnte der Exorzist der Macht Satans, der den Besessenen in der Gewalt hielt, widerstehen. Fasten und Beten zählen zu den Anforderungen, die der Exorzist wie auch der Besessene laut dem ›Rituale Romanum‹ von 1614 – einem bis zum heutigen Tag offiziell gültigen Werk, in dem unter dem Druck der Reformation die exorzistischen Rituale der römisch-katholischen Kirche kodifiziert wurden – erfüllen müssen.

Buße und Askese

Neben den oben genannten Motiven erhielt das Fasten in späteren Zeiten eine ethische Bedeutung. Es wurde geübt als Mittel zur Buße. Es galt als Zeichen des Bedauerns über die Sünden, die der Faster selbst oder andere begangen hatten. Aus den Bußpsalmen der Babylonier geht hervor, daß ihnen das Fasten in dieser Form schon bekannt war. Auch in der Welt des Alten Testaments war das Fasten als Bestandteil der Bußhandlungen bekannt. Zunächst sollte das Fasten als Form der Selbsterniedrigung und Selbstkasteiung vor allem Gottes Erbarmen erwekken. Als Jonas den Untergang der Stadt Ninive verkündet hatte, aßen und tranken die Einwohner nichts mehr in der Hoffnung, den »flammenden Zorn« Gottes zu besänftigen.

Auch im Neuen Testament kommen die Buße, ihre Notwendigkeit und die schlimmen Folgen bei Unterlassung regelmäßig zur Sprache. Allerdings wird kaum dargelegt, wie diese Buße aussehen sollte. Dennoch gab es in der frühchristlichen Welt einen fruchtbaren Nährboden für Bußpraktiken. Die frommen Christen waren tief von der Einsicht durchdrungen, der Mensch sei ein Sünder und nicht würdig, die Wohltaten des Herrn zu genießen. Im selben Zeitraum wird auch schon von Büßern berichtet, die dem Aufruf Christi folgten: »Wer mein Jünger sein will, der verleugne sich selbst, nehme täglich sein Kreuz auf sich und folge mir nach.« Das Fasten galt als eine der Methoden, die Nachfolge Christi anzutreten. Verschiedene Schriften enthalten Instruktionen zum Fasten für Büßer. Dieses Fasten als Bestandteil der Bußübung für Sünder spielte im Mittelalter eine wichtige Rolle, wobei Verzicht auf Fleisch und Wein oder Fasten bei Wasser und Brot häufig geübt wurde.

Daneben entwickelte sich das Fasten innerhalb der christlichen Tradition zur wichtigsten Form der Askese. Ursprünglich verweist der Begriff »askesis«, Übung, auf das Training der griechischen Athleten, die mit strenger Diät und wiederholten Körperübungen ihre Kondition verbessern wollten. Später bezieht er sich zunehmend auf das Verfolgen spiritueller und tugendhafter Ziele, häufig auf Kosten des Körpers. In der Antike praktizierten verschiedene philosophische Schulen – wie die Kyniker, die Stoa und die Pythagoräer – das Fasten als asketisches Mittel. Es wurde als Methode zur Verwirklichung eines umfassenden Lebensziels angesehen, je nach den Auffassungen der Schule mit ethisch-rationaler oder religiös-mystischer Zielsetzung. Dennoch spielte die körperliche Askese in den alten antiken und orientalischen Kulturen keine bedeutende Rolle. Die zumeist positive Auffassung des Körpers und seiner Funktionen stand der Verbreitung asketischer Praktiken entgegen. Im alten Israel beispielsweise stellten irdische Genüsse für die meisten Gläubigen kein Problem dar, da sie sich ja in Gottes Ordnung ergaben, der seinen Segen auch auf diese Weise offenbarte. Eine solche Auffassung bot für die Zurückweisung des Körpers mit seinen Bedürfnissen – also der Ausübung der Askese – wenig Raum.

Das Christentum vertrat eine andere Auffassung. Die christliche Lehre verkündete, daß körperliche und irdische Begierden verderblich seien und zugunsten des erhabenen, reinen Geistes gezügelt und beherrscht werden sollten. Die Grundlage dieser christlichen Form der Askese war Plato. Dieser griechische Philosoph vertrat die Auffassung, der Körper bilde ein Gefängnis für die Freiheit der Seele. Nur durch die Abwendung des Sinnlichen könne der Geist sich befreien, um seinen göttlichen Gehalt zu verwirklichen. Die Neoplatoniker des 3. Jahrhunderts bauten diese Lehre weiter aus. Danach würdige der Körper die Seele zum Irdischen herab und entfremde sie von ihrem eigentlichen Ziel: der Vereinigung und Gleichsetzung mit dem Göttlichen. Das spirituelle Lebensziel des neoplatonischen Philosophen bestand aus diesem Grund darin, die Seele aus den Fesseln des Sinnlichen zu erlösen und – genau wie die Götter – vollständig unabhängig von allen physischen Bedürfnissen zu sein. Das Fasten war darum erstrebenswert, weil die Nahrung nur dem Körper zugute kommt und die Seele verkümmern läßt.

Eine ähnliche Auffassung vertritt die christliche Lehre des Fastens als Bestandteil der asketischen Lebensweise. Askese ist dem Streben nach Vervollkommnung des Geistigen gleichzusetzen. Es war eine Form der Selbstkontrolle und Selbstzüchtigung, mit dem Ziel der vollkommenen Unabhängigkeit von allen körperlichen Bedürfnissen. Um dieses Ziel zu erreichen, scheute man allerdings keine Mittel. Außer dem Fasten konnte die Askese mit sexueller Enthaltsamkeit, Schlafentzug, Selbstkasteiung, Selbstverbrennung und anderen Arten der Quälerei einhergehen. Mit solchen rigorosen Praktiken wurde das »sündhafte« Fleisch geschwächt und der »erhabene« Geist gestärkt und veredelt. Nicht zuletzt strebte man so eine Wiederherstellung der imago dei an. Indem man sich der Askese unterwarf, wurde der Geist erleuchtet und dem Gottes ähnlicher. Und wenn der Geist eines Asketen auch nicht dem Gottes gleichgesetzt wurde, so erreichte man doch wenigstens das Niveau der Engel. Im Neuen Testament ist Johannes der Täufer das führende Beispiel für einen Asketen. Er predigte in der Wüste, bekleidete sich mit Kamelfellen und ernährte sich, so heißt es, von Heuschrekken und wildem Honig. Die Nachfolger Christi im 2. und 3. Jahrhundert kannten das Fasten, insbesondere den Verzicht auf Fleisch und Wein, als charakteristischste Form der christlichen Askese. Die strenge Form mit manchmal extremem Fasten findet sich vor allem bei den Wüstenvätern um das 4. Jahrhundert und bei den Fastenheiligen im späten Mittelalter.

Kirchliche Fastenregeln

Während der ersten nachchristlichen Jahrhunderte, als die Christen noch eine kleine, verfolgte Gemeinschaft innerhalb des Römischen Reichs bildeten, zeigten sie tiefe Verachtung für die irdische Einstellung ihrer heidnischen Zeitgenossen. Man nutzte jede Gelegenheit, um eine scharfe Trennlinie zwischen den eigenen Glaubensgenossen und den sündhaften Heiden, die sie bedrohten, zu ziehen. Das Leben auf Erden wurde als Prüfung betrachtet, und nur sie, die felsenfest an den Herrn glaubten, konnten sich bei der Wiederkehr des Messias eine Belohnung erhoffen. Die Treue zum Wort Gottes stand bei ihnen hoch im Kurs. Das galt nicht nur für bestimmte Ereignisse oder für führende Persönlichkeiten, nein, man unterwarf sich den Fastenpraktiken vielfach und in allen Lebenslagen. Dabei mangelte es an regulierenden Maßnahmen seitens der Kirche: Das Ausmaß des Fastens blieb gänzlich der Frömmigkeit des Gläubigen selbst überlassen. Jesus hatte nur einige Grundlagen des Fastens vorgegeben, und hieraus konnte die Kirche schwerlich Regeln für ihre Gläubigen ableiten. Aufgrund der starken Glaubensgewißheit der ersten Christen war dies auch nicht notwendig.

Diese Situation änderte sich, als die Kirche ihre Anerkennung erkämpft hatte und sich viele zum christlichen

Glauben bekehrten. Die bis dahin übliche christliche Moral verblaßte, und der Eifer, der zuvor fast selbstverständlich erschien, ließ nach. Um dem entgegenzuwirken, wurde das Fasten ab dem 3. Jahrhundert immer mehr an Regeln gebunden. Nahrungsenthaltung zweimal wöchentlich wurde schon bald gang und gäbe. Nach den Beispielen von Moses, Elia und Jesus wurde eine vierzigtägige Fastenzeit vor dem Osterfest eingeführt. Kurz darauf auch vor Weihnachten und nach Pfingsten. Außerdem hielt man Fastenzeiten von einigen Tagen ein, zum Beispiel um Christi Himmelfahrt oder vor jeder neuen Jahreszeit. Die Anzahl der vorgeschriebenen Fastentage stieg so schnell, daß im Mittelalter nicht weniger als ein Drittel des Jahres daraus bestand! Die kirchlichen Autoritäten appellierten ständig an ihre Gläubigen, diese Regeln zu befolgen. Päpste erließen regelmäßig Dekrete, um die Glaubensgemeinschaft zur strengen Befolgung dieser Regeln aufzurufen. Außerdem mußten diejenigen, die bei der Verletzung dieser Regeln ertappt wurden, in manchen Gegenden mit schweren Strafen rechnen: Neben dem Ausschluß vom Osterfest oder dem Ausschlagen der Zähne drohte manchen hartnäckigen Rückfälligen sogar die Todesstrafe. Dennoch konnten solche Maßnahmen nicht verhindern, daß die Fastenpraktiken immer inhaltsloser wurden.

Als das Christentum zur Volksreligion wurde, stellte sich heraus, daß den Gläubigen mit den strengen Fastenregeln zuviel abverlangt wurde. Um das Kirchenvolk im Griff zu halten, sahen sich die kirchlichen Autoritäten zu Konzessionen gezwungen. Die anfänglich auferlegte gänzliche Nahrungsenthaltung an festgelegten Tagen wurde im 5. Jahrhundert in teilweisen Verzicht auf tierische Produkte umgesetzt, und bald darauf wurde als Ersatz für diese Nahrung der Verzehr von Fisch erlaubt. Im Mittelalter wurden schließlich die langen Fastenzeiten vor Weihnachten und Pfingsten abgeschafft. Kranke, Kinder und Greise unterlagen ohnehin nicht der Fastenregel, und ab dem 4. Jahrhundert gab es auch für andere die Möglichkeit, sich dem Fasten auf legale Weise zu entziehen. Vermögende konnten sich gegen Bezahlung einen Fastenerlaß oder eine Freistellung beschaffen, womit es ihnen erlaubt war, während der Fastenzeiten verbotene Speisen zu genießen. Diese Möglichkeit wurde vielfach von Laien, aber auch von Predigern und Beichtvätern genutzt!

Das Fasten verlor nicht nur durch die mildernden Maßnahmen der Kirche an Bedeutung. Die Gläubigen selbst legten manchmal eine beachtliche Erfindungsgabe beim Umgehen der Fastenregeln an den Tag. Der Prediger Jacques de Vitry bietet dafür ein gutes Beispiel. In einem Kloster war es den Mönchen strengstens verboten, Fleisch zu essen, außer Jagdwild. Einem schlauen Mönch gelang es, diese Fastenregel folgendermaßen zu umgehen. Er schmuggelte einige Hunde ins Kloster und ließ sie die Schweine des Klosterhofs »jagen«. So wurden die Schweine zu »gejagtem Wild«, und ihr Fleisch durfte also während der Fastenzeit gegessen werden (88)! In der Reformation wurden die römisch-katholischen Fastenbräuche öffentlich kritisiert. Mehr als das Fasten selbst störte die Reformatoren, daß die Kirche es zur Pflicht erhoben hatte. In ihren Augen hatte das Fasten – mit den Vorschriften bezüglich Zeit und Dauer, den verbotenen und erlaubten Speisen – sich zu einem System entwickelt, das den formalistischen Gesetzen der Pharisäer glich, und gerade davon hatte Christus die Menschen erlöst. Außerdem, so betonte der radikale Schweizer Reformator Ulrich Zwingli (1484–1531), hatte Christus jegliche Nahrung gereinigt; die Kirche hätte also nicht die Befugnis, diese Freiheit einzuschränken (119). Trotz dieser Kritik konnte die römisch-katholische Kirche einige Fastentage bis ins 20. Jahrhundert beibehalten. Sie konnte allerdings nicht verhindern, daß das Fasten allmählich zu einem Ritual herabsank, das kaum noch einen religiösen Wert hatte. Von der ursprünglichen asketischen, den Körper quälenden Art des Fastens blieb nichts mehr übrig. Für die meisten heutigen Christen bedeutet die Fastenzeit nicht mehr als eine zeitweilige geringe Anpassung der täglichen Mahlzeiten.

Zu Anfang des 4. Jahrhunderts nahm – durch das Toleranzedikt von Mailand 313 – die Christenverfolgung und damit das Märtyrertum ein Ende. Dem christlichen Glauben wurden keine Steine mehr in den Weg gelegt, ja, er wurde sogar im Römischen Reich zur Staatsreligion erhoben. Dies war jedoch auch die Zeit, in der sich viele Christen von der kirchlichen Gemeinschaft zurückzogen, da diese als »irdische« Institution angesehen wurde. Bereits im 3. Jahrhundert hatten sich die ersten Eremiten in die Wüsten von Ägypten und Palästina zurückgezogen, um sich dort in strenger Askese dem Herrn zu widmen. Diese »Wüstenväter« betrachteten die Askese als Ersatz für das Märtyrertum und als Züchtigung des Körpers, um ihn zu tugendhaften Taten anzuleiten. Die Fastenaskese, der sich diese Einsiedler oder Eremiten unter anderem unterwarfen, äußerte sich in verschiedenen Formen. Neben dem häufigen andauernden Verzicht auf Fleisch und Wein beschränkten manche sich auf trockene oder rohe Nahrung. Andere aßen für kurze oder lange Zeit überhaupt nichts, manchmal mit Ausnahme der heiligen Kommunion.

Das Leben dieser Wüstenväter schildern einige noch erhaltene Viten. Im Mittelalter wurden diese vielfach kopiert und waren – wie die zahlreichen Übersetzungen belegen – sehr beliebt. Eine bekannte Lebensbeschreibung ist die ›Vita Antonii‹ von Athanasius aus dem 4. Jahrhundert. Dieser Schrift zufolge zog sich Antonius schon 271, etwa zwanzigjährig, in die ägyptische Wüste zurück. Auf der Suche nach noch größerer Einsamkeit ließ er sich fünfzehn Jahre später an einer anderen Stelle in der Wüste nieder, wo er zwanzig Jahre lang »erfüllt vom Heiligen Geist« von einer äußerst kargen Ration lebte: »Nahrung nahm er einmal täglich nach Sonnenuntergang zu sich; bisweilen aß er nur alle zwei, oft aber auch bloß alle vier Tage; er lebte von Brot und Salz, als Getränk diente ihm nur Wasser« (63). Trotz dieser asketischen Lebensweise war er laut Athanasius nicht außergewöhnlich abgemagert. Nachdem der heilige Antonius einige Zeit der geistige Führer einer Gruppe von Asketen gewesen war, die ihn in der Wüste aufsuchten, um seine Lebensart nachzuahmen, suchte er später wieder die Einsamkeit. »In hohem Alter«, im Jahre 356 oder 357, starb er in Gesellschaft zweier Asketen, die ihn gepflegt hatten.

Ein anderes Beispiel bietet eine Schrift aus dem 5. Jahrhundert, in der zahlreiche orientalische Eremiten genannt werden, die lange Zeit ohne Nahrung auskommen konnten: wie der Einsiedler Hero, der nur alle vier Monate etwas aß; oder Makarius von Alexandrien, der sich bei seinem strengen Fasten nach den asketischen Übungen anderer richtete (71). Als er vernahm, daß ein Asket nicht mehr als ein Pfund Brot am Tag brauchte, steckte er sein eigenes, hartgebackenes Brot in einen Behälter mit einem schmalen Hals. Von dem Moment an begnügte er sich mit der Menge, die er mit einem Griff aus dem Behälter ziehen konnte. Später hörte er von einem Asketen, der noch strenger fastete. Daraufhin beschloß Makarius, nur noch sonntags einige Kohlblätter zu essen.

Die oben erwähnte Schrift enthält noch ein weiteres verblüffendes Beispiel für übermäßiges asketisches Fasten, das zeigt, daß es sich dabei nicht ausschließlich um Wüstenväter handelte: Einst vernahmen drei Weise bei einer Reise durch die Wüste das Stöhnen eines Kranken. Nachdem sie eine Weile gesucht hatten, entdeckten sie eine Höhle, in der eine »heilige Magd« am Boden lag. Die Frau behauptete, sie hätte sich achtunddreißig Jahre lang als Zeichen der Gottesergebenheit nur von Gras ernährt. Als sie diese Worte gesprochen hatte, starb sie an Ort und Stelle. Auch verschiedene andere Quellen berichten von der strengen Fastenaskese der Wüstenväter. Der heilige Hieronymus erinnerte sich an einen Mönch, der dreißig Jahre lang von Gerstenbrot und trübem Wasser lebte, während ein anderer sich mit fünf Feigen am Tag am Leben hielt. Strenges Fasten hatte den Körper von Adolius von Tarsus so ausgezehrt, daß er Besuchern zufolge wie ein Geist ausgesehen haben muß. Der Einsiedler Batthäus aus Edessa übertrifft allerdings alle. Er soll so lange gefastet haben, daß ihm schließlich die Würmer aus dem Mund krochen . . .

In Westeuropa wurden die extremen östlichen Fastengebräuche von manchen Gläubigen auf ebenso spektakuläre Art und Weise nachgeahmt. Vor allem die irischen Mönche waren mit ihren intensiven Fastenaskesen nicht weit von ihren östlichen Glaubensgenossen entfernt. Auch aus anderen Teilen Europas sind früh- und hochmittelalterliche Beschreibungen von streng religiösem Fasten bekannt. Der Legende zufolge hat die heilige Genovefa sich von ihrem fünfzehnten bis zum fünfzigsten Lebensjahr einer strengen Fastenaskese unterworfen. Jede Woche nahm sie nur donnerstags und sonntags ein wenig Gerstenbrot und gekochte Bohnen zu sich. Ein anderes Beispiel ist Odo, der Abt von Cluny. Seit seiner Jugend lebte er von einem halben Pfund Brot, einer Handvoll Bohnen und einem Schluck Wein am Tag. Schließlich erwähnen wir noch den Eremiten Symeon, der auf einem Esel Italien, Frankreich und England durchstreifte. Jedes Jahr begnügte er sich während der Passionszeit mit einer äußerst spärlichen Diät, und am Karfreitag trank er, aus Ehrfurcht vor dem Leiden Christi, den sauersten Essig, den er finden konnte. Die zwei Tage vor Ostern verbrachte er wachend, ohne einen Bissen zu essen.

Eine zweite Blütezeit für das extreme Fasten begann jedoch erst im späten Mittelalter.

Spätmittelalterliche Asketen und Mystiker

Seit dem 12. Jahrhundert nahmen nicht nur mehr Frauen am religiösen Leben teil, sondern es stieg auch die Anzahl der weiblichen Heiligen. Nicht selten bildete strenges Fasten einen wesentlichen Bestandteil ihres Glaubenserlebnisses. Theologen plädierten zum Teil wegen dieser übermäßigen Fastenpraktiken für spirituelle anstelle von physischer Abstinenz: Man sollte sich lieber der Sünden statt der Nahrung enthalten. Das extreme Fasten richtete sich jedoch gerade gegen derartige Tendenzen. Wie bei den Wüstenvätern, denen manche mittelalterliche Fastenheilige nacheiferten, war das extreme Fasten zum Teil eine Reaktion gegen die als zu weltlich empfundene Kirche mit ihren gemilderten Glaubenspraktiken. In ihrem Bestreben, den Körper mit seinen verderblichen Einflüssen zu zügeln oder zu strafen, aber mehr noch sich durch eigenes Leiden mit dem leidenden Christus am Kreuz zu vereinigen, scheuten sie vor nichts zurück. Neben dem übermäßigen Fasten unterzogen sich verschiedene Heilige anderen extrem asketischen Bräuchen wie stundenlanges Auspeitschen, das Tragen von Schuhen mit spitzen Nägeln, das Durchstechen der Zunge, Wangen oder anderer Körperteile mit Eisenstiften oder das Schlafen auf einem Bett aus Dornen oder Eisenspitzen.

Manche Heilige gönnten sich zu bestimmten Zeiten noch ein wenig Nahrung. In der Schrift ›Grosse Legenda der hailigsten Frawen Sandt Hedwigis‹ von 1504 ist der tägliche Speiseplan der heiligen Hedwig von Schlesien folgendermaßen beschrieben: »Nemlichen des sontags dinstags und dornerstags mit fyschen und milichspeyss / Des sonabens und montags trewger gekorner / Ader am mitwochen und am freytagk / nicht wen mit broth und wasser wurde gespeyset« (64). Andere waren der Meinung, auch ein so kärglicher Lebensstil zeuge noch von zu großer Nachgiebigkeit gegenüber den körperlichen Bedürfnissen. Sie unterbrachen ihr strenges Fasten praktisch nur für den Empfang der heiligen Hostie. Dies symbolisierte ihr Lebensziel, die Imitatio Christi: das Teilhaben am Leiden Jesu Christi. Stigmen – die Kreuzesmale, die bei vielen Fastenheiligen auftraten – gehörten wie selbstverständlich dazu. Der Empfang der heiligen Hostie bildete einen Höhepunkt, nach dem sich die Fastenheiligen heftig sehnten und aus dem sie große Kraft schöpften. Er war eine wichtige Stütze, um die Tortur des Fastens durchzustehen, und befähigte sie zu eindrucksvollen Leistungen. Es gibt zahlreiche Beispiele, insbesondere von frommen Frauen, bei denen die heilige Hostie jegliche andere Speise ersetzte. Der Mystikerin Catharina von Genua gelang es dreiundzwanzig Jahre lang, während der vierzig Tage vor Ostern und Weihnachten fast ausschließlich von der heiligen Kommunion zu leben. Andere lehnten nicht nur jegliche Nahrung ab, sondern waren gar nicht in der Lage, etwas anderes als die heilige Hostie zu essen. Eines von vielen Beispielen ist die fromme Begine Maria von Oignies. Dieser Heiligen war die alltägliche Nahrung so zuwider, daß allein der Geruch ihr schon Übelkeit verursachte. Sie sehnte sich jedoch heftig nach der heiligen Hostie. Jacques de Vitry, ein Zeitgenosse der Maria von Oignies, schrieb über sie: »Einmal schaffte sie es, fünfunddreißig Tage lang ohne jegliche Nahrung auszukommen, während sie ihre Zeit in ruhiger und glückseliger Stille verbrachte. Sie hatte seit Tagen nichts anderes gesagt als: ›Gebt mir den Leib unseres Herrn Jesus Christus.‹ Sobald man ihr diesen Wunsch erfüllt hatte, setzte sie ihre unhörbare Zwiesprache mit ihrem Erlöser fort.« Auch in den letzten zwei Monaten vor ihrem Tod soll Maria von Oignies nichts anderes zu sich genommen haben (112).

Wenn auch diese Leistungen schon erstaunlich sind, so konnten die Hagiographen noch verblüffendere Beispiele nennen. In Quellen aus dem späten Mittelalter wird von Heiligen berichtet, die nicht nur mehrere Wochen, sondern sogar jahrelang eine strenge Fastenaskese ausübten, häufig zusammen mit Schlaflosigkeit und einem übermäßig aktiven Leben. Die heilige Angela von Foligno soll beispielsweise zwölf Jahre lang nichts außer der heiligen Hostie gegessen haben. Andere Heilige, wie Nikolaus von der Flüe, Domenica dal Paradiso und die Holländerin Lidwina, sollen neunzehn beziehungsweise zwanzig und achtundzwanzig Jahre lang gefastet haben. Außer diesen ließen sich noch zahlreiche Beispiele nennen.

Die Heiligen, die den Kampf gegen den eigenen Körper so unerbittlich führten, wurden von anderen Gläubigen im Mittelalter, die nach Wundern hungerten, verehrt und respektiert. Ihr extremes Fasten erschien in den Augen der anderen selbstlos, es war eine Form der Buße für die Sünden anderer, denn genau wie Christus nahmen sie die Sünden der Menschheit auf sich. Der Aufenthalt der Verstorbenen im Fegefeuer konnte damit verkürzt oder sogar beendet werden. Außerdem waren die Fastenheiligen die Auserwählten Gottes, mit denen er Zwiesprache hielt, denen er sich durch Visionen offenbarte und denen er außerdem übersinnliche Kräfte oder Zeichen verlieh. Die Heiligen, die so erstaunlich lange fasteten, waren ein Zeichen für seine Gegenwart in ihrer Mitte. Sie regten die Phantasie um so mehr an, weil sie auf das verzichteten, wonach sich die meisten Gläubigen sehnten: einen vollen Bauch und gute Gesundheit. In einer Zeit, in der nur wenige genug zu essen hatten und zahllose an chronischen Krankheiten litten, mußten fromme Christen, die freiwillig noch schwerere Prüfungen suchten, Ehrfurcht und Respekt auslösen. Obwohl viele anonym geblieben sind, erregten manche strenge Faster die Aufmerksamkeit der Öffentlichkeit und waren überall bekannt. So muß der Ruhm des Schweizer Heiligen Nikolaus von der Flüe, trotz der mangelhaften Nachrichtenübermittlung, weit über die Landesgrenzen hinausgegangen sein. Ein Zeitgenosse meinte, in ganz Deutschland sei keiner zu finden, der noch nicht von dem wunderlichen Fasten des Nikolaus gehört hätte (101)!

Ruhm und Verehrung waren für die meisten extremen Faster im späten Mittelalter bestimmt nicht einfach zu erlangen. Obwohl die Mehrheit Frauen waren, mußten gerade sie über ein beachtliches Durchsetzungsvermögen und Charisma verfügen. Sie brauchten die Unterstützung einflußreicher Persönlichkeiten, um bei vielen ihrer Zeitgenossen die Skepsis hinsichtlich ihrer Lebensart zu überwinden. Diejenigen, die intensiver als von der Kirche vorgeschrieben fasteten und sich damit über die Regeln hinwegsetzten, stießen zunächst in ihrer Umgebung und später auch bei den kirchlichen Autoritäten nicht selten auf Widerstand. Laien, aber auch Klosterinsassen sollten das Fasten nicht auf Kosten ihres geistigen und körperlichen Wohlbefindens übertreiben. Wie läßt sich diese Einstellung erklären? Warum wurde das strenge Fasten nicht immer als höchste Form der Selbstverleugnung anerkannt?

Erstens wurde das Fasten aus theologischen Gründen abgelehnt. Alles, was Gott geschaffen hat, ist gut, und er hat den Menschen die guten Dinge dieser Welt gegeben, damit sie sie genießen. Extremes Fasten kam darum fast einer Verleugnung von Gottes Schöpfung gleich, und damit näherte man sich schon gefährlich den Lehren der heftig bekämpften Ketzerbewegungen. Hatte doch Jesus selbst zu seinen Jüngern gesagt: »Eßt und trinkt, was man euch anbietet.« Er hatte verneint, daß das Essen mit ungewaschenen Händen den Menschen unrein mache. Denn was in den Mund geht, kommt in den Bauch und verschwindet am dafür bestimmten Ort. Aber was aus dem Munde kommt, kommt aus dem Herzen, und das macht den Menschen unrein. Wenn Jesus alle Nahrung für rein erklärt hatte, woher nahmen normale Sterbliche dann das Recht, außerhalb der Fastenzeit Nahrung zu verweigern? Übermäßiges Fasten stand außerdem im starken Gegensatz zu der äußersten Diskretion, die Christus beim Fasten wahrte. In deutlicher Abgrenzung zum theatralischen Fasten der Pharisäer sollte das Fasten unauffällig und im Verborgenen stattfinden. Christus verlangte bei der Erfüllung der Fastenpflicht kein »öffentliches Schauspiel«, sondern Selbstverleugnung. Aufgrund dieser Einstellung wurde übertriebenes Fasten von den kirchlichen Machthabern schon bald als Form der unangebrachten Selbstüberhebung ausgelegt: Ein wirklich frommer Christ versuchte nicht, die Aufmerksamkeit der anderen auf sich zu lenken, sondern unterwarf sich demütig den geltenden Regeln und Sitten.

Außer diesen moraltheologischen Einwänden gab es noch andere, weltlichere Gründe für den Widerstand der Kirche gegen übermäßiges Fasten. In verschiedenen Orden lehnte man es ab, weil der Klosterinsasse dadurch nicht mehr in der Lage war, seine Pflichten zu erfüllen. Strenges Fasten führte ja zu körperlicher Erschöpfung, wodurch notwendige Arbeiten nicht mehr ausgeführt wurden und der Faster der Klostergemeinschaft zur Last fiel. Manchmal rührte der Widerstand der Kirche auch von der Skepsis her, ob die lange Nahrungsenthaltung einzig und allein von Gott eingegeben wurde. Besonders wenn dem Faster große Aufmerksamkeit und Verehrung zuteil wurde, vermutete man Betrug oder falsche Motive. In der frühen Neuzeit vertraten viele Autoren den Standpunkt, daß eine derartige Lebensweise das Werk des Teufels sei. Besessene waren nicht imstande zu essen oder gaben vor, nicht zu essen, während sie heimlich vom Teufel ernährt wurden. Wenn man sich dagegen auflehnte, bedeutete das, daß man dem Bösen den Kampf ansagte. Obwohl manche allein das Überleben ohne Nahrung für ein Zeichen der Heiligkeit hielten, erkannten andere, daß eine solche Lebensart auch von Krankheit oder Unvermögen herrühren konnte. Im letzten Fall handelte es sich dann nicht um Selbstverleugnung, da die Enthaltung nicht auf einer eigenen Entscheidung beruhte. Der Heilige selbst war sich darüber manchmal sehr gut im klaren. Catharina von Siena behauptete beispielsweise felsenfest, daß ihr strenges Fasten ein Leiden und keine Form der Askese war. Ein Zeuge berichtet, daß der strenge Asket Johannes der Gute einmal bei einer Mahlzeit mehr und schneller aß als jeder andere, um zu beweisen, daß er seinen Nahrungsverzicht unter Kontrolle hatte (74).

Außerdem ging der Klerus davon aus, daß der Heilige heimlich aß. Die Skeptiker wußten, daß es viele Fälle von Betrug gab, in denen man lange Zeit den Schein aufrechterhielt, ohne Nahrung auszukommen, und sich auf diese Art als Heiliger verehren ließ. Im Jahre 1577 veröffentlichte der angesehene Arzt Johan Wier (oder Weyer; 1515–1588) zu diesem Thema eine Abhandlung mit dem vielsagenden Titel ›De Commentitiis Jejuniis‹, ›Über das vermeintliche Fasten‹ (204). Er verweist darin unter anderem auf das heilige Mädchen aus Kent, das hartnäckig behauptete, lange Zeit nur von einer Hostie zu leben, die aus dem Himmel kam. Sie wurde vom Volk wie eine Heilige verehrt, doch der König traute dem nicht. Er ließ sie in eine kleine Kammer im Kloster sperren, damit sie genau beobachtet werden konnte. Das Mädchen kam nicht einmal drei Tage ohne Nahrung aus. Außerdem stellte sich heraus, daß die Hostie ihr von Eingeweihten mit Hilfe eines Frauenhaars gereicht worden war! Solche Formen des Volksbetrugs wurden nicht leicht genommen: Alle Betrüger wurden mit dem Tod bestraft. Ein anderer Fall handelt von einem Mädchen aus Venedig, das sich nach Wier lange Zeit nur mit zwei Bibeln einsperren ließ. Auch diese augenscheinlich strenge asketische Übung war nichts anderes als Betrug, wenn auch ein sehr sinnreicher: Eine der Bibeln war innen hohl und mit lauter Leckereien gefüllt!

Eine gewisse Anna Lamenittia aus Augsburg spiegelte ebenfalls jahrelang vor, sie äße und tränke nichts und würde nur vom Geist Gottes ernährt (278). Auch soll sie Zwiegespräche mit Gott geführt haben, der ihr besondere Mysterien offenbarte, weshalb mancher sie für eine Heilige hielt. Aber durch Einschreiten von Kunigunda, der Witwe des Herzogs von Bayern, wurde sie überführt. Vermutlich hatte sie angeordnet, daß man Anna scheinbar allein ließ, jedoch heimlich beobachtete. Schon bald stellte sich heraus, daß sie zwei Beutel unter dem Bett verborgen hatte. Der eine enthielt verschiedenes Gebäck, der andere Äpfel und Birnen. Nach dieser Entlarvung fand Anna ein böses Ende. Auf Anordnung des Kaisers Maximilian I. wurde sie in ein Kloster gesteckt, aus dem sie jedoch bald wegen ihres »gottlosen Lebens« verjagt wurde. Ihr lockerer Lebenswandel führte schließlich dazu, daß sie im Jahre 1518 zum Tode verurteilt wurde.

In einem Werk des Franziskanermönchs Brognoli wird von einem anderen Betrugsfall berichtet (129). In der Mitte des 17. Jahrhunderts wurde eine gewisse Katharina aus dem Veltlin wegen Visionen, Ekstasen und zwölfjährigem Verzicht auf Speise und Trank – die heilige Hostie ausgenommen – als Heilige verehrt. Verschiedene Städte luden sie ein, sich in ihren Mauern niederzulassen, da man sich unter ihrem Schutz Wohlstand und Glück erhoffte. Brognoli wurde von seinen Ordensoberen zu dieser vermeintlichen Heiligen geschickt, um eine Fastenpredigt abzuhalten. Er hielt sich einige Tage in der Wohnung der Katharina auf und vermutete dort schon bald, daß sie eine Betrügerin sei. Als der Dorfpriester ihr, wie Brognoli ihm geraten hatte, einige Tage lang die heilige Kommunion verweigerte, nahm sie heimlich eine nicht geweihte Hostie mit in die Kirche. Während der Kommunion steckte sie diese heimlich in den Mund, zeigte sie ihrer Nachbarin und behauptete, ein Engel habe sie ihr gebracht. Die Inquisition ließ den Fall sofort näher untersuchen und kam zu dem Schluß, daß sie eine Betrügerin war, die ihre Heiligkeit nur vorgab. Sie wurde zu einer Gefängnisstrafe von zehn Jahren und verschiedenen Bußübungen verurteilt.

Neben theologischen Einwänden und dem Argwohn, der durch solche Betrügereien noch verstärkt wurde, gab es auch politisch-religiöse Gründe für die ablehnende Einstellung der Kirche gegen die auffälligen Fastenpraktiken: die Angst des Klerus vor der Zerstörung seiner Machtposition. Die römisch-katholische Kirche hielt sich für den Vermittler zwischen Gott und den Gläubigen. Extreme Faster behaupteten jedoch fest, daß sie ihr Leben auf der Grundlage ihrer persönlichen, außergewöhnlichen Beziehung zu Gott einrichteten. Er offenbarte sich ihnen, und sie lebten, wie er es wollte. Mit einer so individualistischen Glaubensauffassung konnten sich die kirchlichen Amtsträger schwerlich abfinden, denn für sie blieb dann höchstens eine Nebenrolle übrig (65, 74). Auch wegen der drohenden Gefahr der Nachahmung gab es für die römisch-katholische Kirche keinen Grund, die strengen Fastenasketen zu unterstützen.

Moderne Fastenheilige

Wir haben uns bisher hauptsächlich auf die Heiligen aus dem späten Mittelalter konzentriert. Aber noch lange Zeit danach gab es religiöse Frauen, deren Leben sehr dem ihrer mittelalterlichen Vorgängerinnen glich. Noch im 19. Jahrhundert gab es Menschen, beispielsweise Anna Katharina Emmerich aus Dülmen und die wallonische Louise Lateau, die aus Gründen ihres katholischen Glaubens extrem fasteten. Solche streng fastenden, stigmatisierten Frauen, die ausschließlich von der heiligen Hostie lebten, treten sogar noch im 20. Jahrhundert auf. So soll sich in Portugal Alessandrina Maria da Costa dreizehn Jahre lang der Nahrung enthalten haben. Im Jahre 1924 war sie im Alter von zwanzig Jahren aus dem Fenster gesprungen, weil ein allzu aufdringlicher Mann in ihr Haus geschlichen war. Seitdem mußte sie bis zu ihrem Tod im Jahre 1955 das Bett hüten. Nach einigen Jahren bekam sie die fünf Wunden Christi, und kurz darauf verzichtete sie, außer auf die heilige Kommunion, dreizehn Jahre lang auf jede Nahrung. Gemäß den Regeln Benedikts XIV. wurde sie vierzig Tage lang ununterbrochen unter ärztliche Aufsicht gestellt, wobei jedoch keine Unregelmäßigkeiten auffielen. Zahllose Menschen besuchten dieses »Wunder« täglich (103).

Ein vergleichbares, allerdings viel berühmteres Beispiel aus dem 20. Jahrhundert ist Therese Neumann aus dem Dorf Konnersreuth in der Oberpfalz. Diese Bauerntochter hatte seit Weihnachten 1922 keine feste Nahrung mehr zu sich genommen, und ab dem 30. September 1927 verzichtete sie selbst auf das wenige Wasser, das sie bisher noch getrunken hatte. Ebenso wie viele ihrer berühmten, für heilig erklärten Vorgängerinnen gelang es ihr nur noch, die heilige Hostie zu sich zu nehmen. Aber auch hiervon konnte sie nur ein kleines Stück hinunterschlucken. Das gesamte heilige Sakrament konnte ihr nur in einem Zustand der Ekstase verabreicht werden. Sie hielt dies bis zu ihrem Tod, im Jahre 1962, ingesamt fünfunddreißig Jahre lang durch. Sie erregte die Aufmerksamkeit der Öffentlichkeit nicht nur, weil sie so erstaunlich lange fastete, sondern auch wegen ihrer Visionen, Stigmen und ihrer Schlaflosigkeit, verbunden mit einem überaktiven Leben. Aber genau wie in den vergangenen Jahrhunderten verhielt sich die katholische Kirche diesem »Wunder« gegenüber kritisch und ablehnend. Die vielen Wissenschaftler, Priester und Pilger, die sie besuchen wollten, wurden von den kirchlichen Behörden nicht gerade dazu ermutigt. Lange Zeit war es nur mit einer ausdrücklichen, aber selten erteilten Erlaubnis des Bischofs möglich, Therese zu besuchen. Verschiedene Male mußte sie sich auf Anordnung der kirchlichen Obrigkeit intensiven, mehrtägigen Beobachtungen unter der Leitung von Medizinern unterziehen. Obwohl man ihr keinen Betrug nachweisen konnte, hat die Kirche sich bis heute nicht zu ihrer Heiligkeit bekannt (82).

Derartige Fälle von modernen Fastenheiligen gibt es nur noch vereinzelt. Nach Ausgang des Mittelalters nahm die Zahl der Fastenheiligen langsam ab. Religiöse Inspiration, sowohl in der Selbsterfahrung des Hungernden wie in der Auslegung des Phänomens durch andere, spielte eine immer geringere Rolle. Verschiedene Faktoren haben diese Entwicklung verursacht. An erster Stelle steht der verstärkte Widerstand der römisch-katholischen Kirche. Im Vergleich zum sich ausbreitenden Protestantismus spielte der Heiligenkult in der römischen Kirche zwar weiterhin eine wichtige Rolle, doch es gab wenig Raum für die Verehrung neuer Volkshelden. Die katholische Kirche strebte danach, die Zahl der Heiligen – und damit die Gefahr der Nachahmung – in Grenzen zu halten. Dies zeigt sich deutlich in den Versuchen mehrerer aufeinander folgender Päpste, das Kanonisationsverfahren an strenge Regeln zu binden. Bei einem Versuch, die örtlichen Initiativen zur Heiligsprechung der päpstlichen Zentralgewalt zu unterwerfen, wurden offizielle Verfahren für die Heiligsprechung festgelegt und die erforderlichen Eigenschaften der Kandidaten näher definiert.

Zu dieser Entwicklung paßt eine Initiative des angesehenen Gelehrten und Kanonikers Prospero Lambertini aus dem 18. Jahrhundert, des späteren Papstes Benedikt XIV. Er verfaßte ein ausführliches Werk, das ›Servorum Dei beatificatione et beatorum canonizatione‹, in dem unter anderem die Heiligsprechung extremer Fastenasketen beschränkt wurde (95). Wie wir in Kapitel 4 beschreiben werden, hatten vor allem Mediziner im 16. und 17. Jahrhundert viele berühmte fastende Mädchen entlarvt, was den Glauben an solche »Fastenwunder« nicht gerade bestärkte. Dagegen hatte es auch Fälle gegeben, in denen kein Betrug nachgewiesen werden konnte und die auf übersinnlichen Kräften zu beruhen schienen. Benedikt wollte die Spreu vom Weizen trennen und eine Anzahl von Kriterien festlegen, die ein Faster erfüllen mußte, um als Heiliger zu gelten. Um zu einem ausgewogenen Urteil zu kommen, studierte er nicht nur verschiedene wichtige medizinische Werke, sondern er ließ sich auch von der Akademie der Wissenschaften in Bologna beraten. Von diesem angesehenen Institut erwartete er eine wissenschaftlich fundierte Stellungnahme bezüglich der langfristigen Nahrungsenthaltung bei potentiellen Heiligen. Die Akademie stellte einen Untersuchungsausschuß zusammen, der nach einiger Zeit zu folgendem Schluß kam: Bei den meisten Fällen der langfristigen Nahrungsenthaltung handele es sich um Betrug, Leichtgläubigkeit oder ungenaue Beobachtung, aber die Existenz authentischer Fälle sei nicht ausgeschlossen.

Auch aufgrund dieses Standpunkts vertrat Benedikt die Auffassung, daß nicht das Fasten einen Menschen zum Heiligen mache, sondern, ganz im Gegenteil, erst die Heiligkeit des Fasters die Nahrungsenthaltung heilige. Er hielt es darum für ratsam, daß übermäßige Faster sich einer strengen kirchlichen und medizinischen Untersuchung unterzogen. Nicht nur die Frage, ob der Fastende tugendhaft und rechtgläubig war, sondern auch die Dauer des Nahrungsverzichts und dessen physische Folgen sollten – von einem Mediziner – näher untersucht werden. Sollte sich herausstellen, daß der langfristige Nahrungsentzug mit einer krankhaften Verfassung, Anzeichen der körperlichen Erschöpfung, einem Zustand der Ekstase oder einer Unterbrechung der normalen karitativen Handlungen einherging, dann konnte nach Ansicht von Papst Benedikt XIV. nicht mit Sicherheit gefolgert werden, daß es sich um ein übernatürliches Phänomen handelte. Waren jedoch die Verfassung und das Verhalten des Fastenden unverändert und verlangte er nach der konsekrierten Hostie anstelle von irdischer Nahrung, dann konnte nach Benedikt mit Recht ein Wunder vermutet werden.

Die Verschärfung des Kanonisationsverfahrens war einer der Gründe, die nach Ausgang des Mittelalters die Zahl der vorgeschlagenen Fastenheiligen verringerten. Immer weniger wurden heiliggesprochen. Infolgedessen verlor das Erstreben der Heiligkeit durch die Fastenaskese wesentlich an Anziehungskraft. Ein anderer Faktor für den Rückgang der Fastenheiligen war das veränderte Heiligenideal. Seit dem 17. Jahrhundert verlor für viele religiös inspirierte Frauen die Fastenaskese – und die Selbstkasteiung überhaupt – an Bedeutung. Sie strebten ein heiligmäßiges Leben nicht länger durch Fasten, sondern nunmehr durch unermüdliche Wohltätigkeit, durch Lehre und Fürsorge an.

Parallel zu dieser Entwicklung läßt sich feststellen, daß der Nahrungsverzicht nach dem Mittelalter nicht mehr hauptsächlich aus religiösen Gründen geübt wurde. Im 15. und 16. Jahrhundert vermutete man Hexerei und Besessenheit häufig als Ursache der langfristigen Nahrungsenthaltung. Ab dem 16. Jahrhundert löste das Fasten sich immer deutlicher aus dem ursprünglichen religiösen Zusammenhang. Die Selbstaushungerung wechselte zum Teil in einen eher banalen Kreis über, in dem sie sich schon bald zum kommerziellen Spektakel entwickelte. Besonders im 19. Jahrhundert nutzten viele die Bewunderung und das Erstaunen, welches langfristiger Nahrungsverzicht hervorrief, und machten ihn als »Hungerkunst« zur Einnahmequelle. Ort des Geschehens war nicht mehr das Kloster oder die Klause, sondern der Jahrmarkt. Gleichzeitig wurde die Selbstaushungerung langsam von der sich entwickelnden medizinischen Wissenschaft vereinnahmt und als Krankheitssymptom dargestellt. Diese medizinische Interpretation verdrängte schließlich das extreme Fasten als religiöses Phänomen und als Spektakel. Die Ansicht, daß Selbstaushungerung krankhaft ist, wurde im 20. Jahrhundert sodann vorherrschend.

3. Hungern und teuflische Besessenheit

Zu allen Zeiten und praktisch auf der ganzen Welt schrieb man Unglück jeglicher Art dem Einfluß böser Geister zu. Im christlichen Abendland galt der Teufel jahrhundertelang als Personifikation des Bösen und als Ursache vielen Unheils. Obwohl die römisch-katholische Kirche im ersten Jahrtausend den Standpunkt vertrat, die Macht des Teufels solle nicht überschätzt werden, erkannte sie die Wirkung des Bösen an. Bei seltenen oder plötzlich auftretenden Krankheiten nahm man schon früh an, daß sie von bösen Geistern verursacht wurden, die in den Körper eindrangen. Zahlreiche Symptome wie Muskelzuckungen, Schmerzunempfindlichkeit oder vollständige Lähmung wurden für Zeichen der Besessenheit von teuflischen Mächten gehalten. Langfristige Nahrungsenthaltung war eines der Phänomene, das dem »Fürsten der Finsternis« zugeschrieben wurde.

Fasten als Teufelswerk

Die Verbindung zwischen Nahrungsenthaltung und Besessenheit ist sehr alt: Bereits ein babylonischer Keilschrifttext stellt diesen Zusammenhang her (135). In einer abendländischen Quelle aus dem 5. Jahrhundert, deren Autor unbekannt ist, findet sich ein frühes Beispiel für teuflische Besessenheit als Begründung eines langfristigen Nahrungsverzichts (133). In einem Abschnitt mit dem Titel ›De signis Antichristi‹ zitiert der Autor zunächst einige Bibelverse, in denen unter anderem auf den Antichrist verwiesen wird, danach spricht er von einem »teuflischen und unnatürlichen Vorzeichen«, das sich unter der Herrschaft des Konsuls Asper von Karthago begab.

Es geht hierbei um ein arabisches Mädchen, dem sich beim Baden ein »unsittlicher« Anblick bot und das daraufhin vom Teufel besessen wurde. Von dem Augenblick an enthielt das Mädchen sich siebzig Tage und siebzig Nächte aller Speisen und Getränke. Beachtenswert ist, daß es durch das lange Fasten nicht krank oder häßlich wurde, sondern sogar recht gesund aussah. Sie behauptete, daß sie nachts von einem Vogel gefüttert werde. In der Hoffnung, ihr den Teufel auszutreiben, brachten die besorgten Eltern das Mädchen in ein Kloster, wo es beaufsichtigt wurde. Ohne daß man ihm einen Betrug nachweisen konnte, blieb es auch dort tagelang bei seiner Weigerung zu essen oder zu trinken. Am fünfzehnten Tag änderte sich das jedoch: Man beschloß, die exorzierende Wirkung der heiligen Hostie anzuwenden. Am frühen Morgen wurde das Mädchen in Gegenwart zahlreicher Menschen von einem Priester überredet, einige Stücke der heiligen Hostie in den Mund zu nehmen. Aber auch nachdem es diese eine halbe Stunde lang gekaut hatte, gelang es ihm nicht, sie herunterzuschlucken. Um zu erklären, was dann geschah, zitiert der Autor folgende Bibelworte: »Was für ein Einklang herrscht zwischen Christus und Belial?« und »Ihr könnt nicht den Kelch des Herrn trinken und den Kelch der Dämonen. Ihr könnt nicht Gäste sein am Tisch des Herrn und am Tisch der Dämonen.« Danach geht die Geschichte weiter: Der Priester hielt den Kopf des Mädchens hoch, damit es die Hostienstücke nicht ausspucken konnte. Dann setzte er den heiligen Kelch an ihre Lippen. »Durch die Allmacht des Erlösers« war der Teufel gezwungen, den Körper des Mädchens nach fünfundachtzig Tagen unverzüglich zu verlassen.

Eine zweite, ähnliche Beschreibung ist aus dem frühen Mittelalter überliefert. Wiederum geht es um ein Mädchen, das, besessen von einem bösen Geist, alle Nahrung ablehnt und schließlich mit Hilfe eines exorzistischen Rituals geheilt wird. Dieser Fall wird in einer Quelle aus dem Ende des 8. Jahrhunderts von Bischof Arbeo – oder Aribo – von Freising in Bayern beschrieben (139). Der größte Teil des Textes beschreibt das Leben des heiligen Emmeram – oder Haimhramn –, der vermutlich im 7. Jahrhundert lebte. Als Zeichen der Verehrung dieses Heiligen fügt der Bischof einige Ereignisse hinzu, die in jener Zeit stattfanden. Einer dieser Vorfälle ereignete sich unter Arbeos Vorgänger, Bischof Josef, um 750, und berichtet über die langfristige Nahrungsenthaltung eines jungen Mädchens: »Eines Tages zog ein junges Mädchen in der Nachbarschaft unseres Sprengels bei der Morgendämmerung mit der Herde ihres Vaters aus, um sie zu hüten. Dabei geschah es, daß sie von irgendeinem unreinen Geist befallen wurde, so daß sie keinerlei feste oder flüssige Nahrung zu sich nehmen wollte und viele Tage dabei beharrte, daß sie weder aß noch trank. Es kam darauf eine große Menge von ihren Verwandten zu ihr, die sie mit Bitten und Schelten zwingen wollte, Speise zu sich zu nehmen. Sie aber verweigerte standhaft alle Nahrung und behauptete, ihr Leib brauche sie nicht und sie fühle keinen Hunger. Die Verwandten aber steckten dem Mädchen mit Gewalt einen Trichter in den Mund und gossen Wasser, mit Milch vermengt, hinein. Als sie aber gegen ihren Willen den Trank hinuntergeschluckt hatte, brach sie ihn sogleich mit vorgestrecktem Kopfe mit Blut vermischt wieder aus.« Die Verwandten sahen ein, daß weitere Zwangsmittel keinen Sinn hatten, und ließen sie in Frieden. Man beschloß, die Hilfe des Bischofs Josef einzuholen. Dieser versuchte sie mit Argumenten zu überzeugen, aber das Mädchen behauptete weiterhin, daß für sie nicht die Notwendigkeit bestünde, etwas zu essen, und daß sie keinen Hunger habe. Das Erstaunliche dabei war, daß sie ein ganzes Jahr ohne Nahrung auskam und dies nur an ihrem blassen Gesicht zu sehen war. Schließlich kam jemand auf den Gedanken, sie in eine Kirche in Helfendorf zu bringen, wo der Leichnam des heiligen Emmeram aufbewahrt wurde. Und dort geschah das Wunder: »Als das Mädchen dort durch das Tor getreten war und auf den Boden hingeworfen gebetet hatte, regte sich in ihrem Magen sofort das Verlangen nach Speise, so daß sie, von der Begierde des Körpers getrieben, so schnell sie konnte, aufstand und ein Stück Brot forderte. Und als es ihr gebracht wurde, nahm sie es mit Dank an und aß es vor den Umstehenden mit solcher Sicherheit, als ob ihr niemals jede Speise widerwärtig gewesen wäre.«

Weitere Fälle, in denen langfristige Nahrungsenthaltung den Einflüssen des Teufels zugeschrieben wurde, sind uns aus dem frühen Mittelalter nicht bekannt. Wir verfügen allerdings über zahlreiche spätere Quellen, vor allem aus dem Spätmittelalter und noch aus der frühen Neuzeit, in denen langfristige Nahrungsverweigerung mit dem Werk des Teufels in Verbindung gebracht wird. Zu jener Zeit entstand ein unbeirrbarer Glaube an die Macht des Satans, der mehr noch als je zuvor für jedes unbegreifliche – Naturkatastrophen und ähnliches – und unerwünschte – Ketzerei – Unheil verantwortlich gemacht wurde. Auch die Fastenaskese der Heiligen, die die Geistlichkeit häufig mißbilligte, brachte man mit dem Einfluß des Teufels in Verbindung. Nicht Gott, sondern Satan konnte sie ja befohlen haben.

Der bereits erwähnten Fastenheiligen Catharina von Siena wurde etwa vorgeworfen, daß sie einen Pakt mit dem Teufel geschlossen habe und nachts von Dämonen ernährt würde. Solche Anschuldigungen – vor denen es kaum ein Entrinnen gab – konnten ihr Leben gefährden. Um der Bezichtigung teuflischer Praktiken zuvorzukommen oder um sie zu entkräften und so die Gefahr der Verfolgung abzuwenden, versuchten viele Fastenheilige, ihren tiefen Ekel vor aller Nahrung zu überwinden, und zwangen sich, etwas zu essen. Aus diesem Grund versuchte auch Catharina von Siena, täglich etwas zu essen. Möglicherweise wollten manche Heilige damit auch sich selbst überzeugen. In einer Zeit, in der die Angst vor der Macht des Teufels weit verbreitet war, fragte mancher Heilige sich, ob der Teufel ihn nicht zum Narren hielt. Die heilige Columba von Rieti glaubte beispielsweise selbst, daß sie besessen sei. Ihr Erbrechen, so behauptete sie, befreie sie von allen bösen Geistern, wie sie es auf Abbildungen von Exorzismen gesehen hatte. Auch Catharina von Siena und Angela von Foligno waren sich nicht ganz sicher, wer ihnen das Fasten eingegeben hatte.

Besonders nach dem Ende des Mittelalters wurden verschiedene Fastenheilige von der Inquisition teuflischer Praktiken verdächtigt. Columba von Rieti, die dem Vorbild Catharina von Sienas folgte, wurde mehrmals derartiger Praktiken bezichtigt. Als Anzeichen ihrer Verbindung mit dem Teufel galten, außer ihrer langfristigen Nahrungsverweigerung, eine Sammlung von Knochen unter ihrem Bett und ein Beutel voller erbrochener Hostien. Ihr wurden »geistliche Begleiter« zugeteilt, die sie nicht nur genau beobachteten, sondern auch versuchten, sie in die Falle zu locken. Einem provenzalischen Inquisitor von der

Sorbonne zufolge, der gesandt worden war, um sie zu untersuchen, litt sie an »areptitia«. Das bedeutete soviel wie Wahnsinn oder zumindest Irrende – aus dem Munde eines Inquisitors ein lebensgefährliches Urteil. Der Fall war hiermit nicht abgeschlossen, denn es folgten weitere Untersuchungen, jedoch alle mit dem Ergebnis: nicht schuldig, aber auch nicht unschuldig. Selbst nach ihrem Tod ließ man Columba nicht in Ruhe. Um die Frage zu beantworten, ob sie im Bann des Teufels gestanden habe oder nicht, nahm man an ihr eine Autopsie vor. Die Leichenschau ergab eindeutig, daß Columba verhungert war: »Sie hatte nicht nur keine weibliche Brust, es gab überhaupt wenig Zeichen eines menschlichen Körpers. Man konnte alle ihre Knochen zählen, als wenn sie nur von einem durchsichtigen Schleier bedeckt wären.« Die Menge der Fäkalien war äußerst gering, der Urin erschien normal. Und obwohl der untersuchende Mediziner auf diesem Gebiet kein Experte war, hatte er keinen Grund, an der Beobachtung der Priorin zu zweifeln, daß Columba nie menstruiert hatte. Dennoch konnte auch diese medizinische Untersuchung die Skepsis über ihr langes Fasten nicht beseitigen (65).

Aber das Verhältnis zwischen den Fastenheiligen und dem Teufel ist komplexer. Neben dem wachsenden Glauben, daß strenge Fastenaskese durch Teufelswerk eingegeben wurde, nahm man gleichzeitig an, daß die Rolle, die der Satan dabei spielte, von ganz anderer Art sein konnte. Nach manchen Hagiographien versuchte der Böse auch, die Fastenheiligen von ihrer frommen, christlichen Lebensweise abzubringen und sie zu überreden, die strenge Fastenaskese aufzugeben. So sagte der Teufel zu Margareta von Cortona, daß es doch genügen müsse, sich an die allgemeinen Fastenregeln ihres Franziskanerordens zu halten – den Franziskanern sei ja wohl auch der Himmel vorbestimmt. Ein wenig später, als Margareta im Sterben lag und heftig nach der Vereinigung mit ihrem Herrn verlangte, hielt er ihr vor, daß Gott ihr niemals vergeben würde, da sie ja eigentlich Selbstmord begangen hätte, indem sie so streng fastete. Der Teufel versuchte die Fastenheiligen nicht nur mit Argumenten dazu zu bewegen, die Nahrungsenthaltung aufzugeben. Bei der heiligen Maria Magdalena de Pazzi ging er tatkräftiger vor. Als sie in der Küche des

Klosters war, öffneten Dämonen die Türen der Vorratskammer, um ihr die kulinarischen Köstlichkeiten zu zeigen und sie so zur Sünde des Essens zu verleiten (65).

Der Teufel war zwar eine Qual für die Heiligen, aber manchmal kam ihnen der Glaube an die Macht des Satans ganz gelegen. Manche Heilige gaben sich neben ihren intensiven Fastenübungen auch wahren Schlemmereien hin. Dadurch wurde der Glaube an die Heiligkeit des Betreffenden nicht gerade verstärkt, und aus diesem Grund verschwieg man lieber solche Vorkommnisse. Wenn der Heilige dennoch erwischt wurde, konnte der Glaube an den Teufel ihm merkwürdigerweise helfen. Die Ordensheilige der Kapuzinerinnen, Veronika Giuliani, bietet hierzu ein bemerkenswert spätes Beispiel. Sie erlegte sich eine strenge Fastenaskese auf, wurde aber öfter von den Nonnen in der Küche vorgefunden, wie sie sich gerade mit Essen vollstopfte. Eine Zeitgenossin, Schwester Hyacinthe, berichtet über diese Vorfälle und schreibt sie dem Werk des Teufels zu. Ihr zufolge hatte er die Gestalt der Veronika angenommen, um so die Nonnen glauben zu machen, daß die Heilige das Fasten nur simuliere und in Wahrheit nichts als eine Betrügerin sei (65).

Abgemagert und verhext

In der Zeit zwischen dem 15. und dem 17. Jahrhundert, als der Dämonenglaube weit verbreitet war, hielt man nicht nur Fastenheilige für vom Teufel besessen. Man hegte diesen Argwohn auch gegen diejenigen, die kaum aßen, der Religion aber weniger zugetan waren. Einer Quelle aus dem Jahre 1584 zufolge hinderten Teufel Jeanne Fery mehrmals drei Tage hintereinander am Essen und Trinken (125). Auch Catharina Somnoata verwehrten nicht weniger als sieben Dämonen oft zwei bis sieben Tage lang, etwas zu sich zu nehmen. Einem anderen Besessenen, den man zur Kirche des heiligen Benedikt in Orléans gebracht hatte, erlaubte der Teufel es nicht, Brot zu essen. Wasser trank er ab und zu, aber exorziertes Wasser nahm er nur unter Zwang und mit heftigem Widerstand zu sich (129).

In diesen Fällen ging der Teufel selbst ans Werk. Nach

dem Glauben jener Zeit verfügte er aber auch über irdische Handlangerinnen, die Hexen. Die zunehmende Angst vor dem Teufel war seit dem 14. Jahrhundert ein fruchtbarer Nährboden für die Wahnvorstellung, daß es Hexen gäbe. Während die Naturwissenschaftler zunehmend traditionelle Theorien widerlegten, wurde der Hexenglaube geradezu begierig angenommen. Hatte man bisher diesen Glauben als Ketzerei bezeichnet, so hielt man in der frühen Neuzeit den Zweifel daran für häretisch. In breiten Kreisen teilte man die Auffassung, daß Hexen – überwiegend Frauen – zu einer internationalen satanischen Verschwörung gehörten, die sich Gotteslästerung und die Untergrabung der römisch-katholischen Kirche zum Ziel gesetzt hatte. Hexen wurden bezichtigt, daß sie freiwillig einen Pakt mit dem Teufel geschlossen hätten und dadurch in der Lage wären, anderen Schaden zuzufügen. Mit Hilfe der Dämonen verursachten sie Mißernten und Stürme, Haß und Liebe, Fehlgeburten und Impotenz. Auch wurde ihnen die Fähigkeit zugeschrieben, zahlreiche Leiden zu verursachen: Zahllose Hexen wurden wegen des Siechtums anderer Menschen angeklagt (127).

In der Vorstellung vieler war die Hexe selbst ein wahres Leichtgewicht. Um fliegen zu können, mußte sie ja, so meinte man, viel weniger wiegen als normale Menschen. Dem ›Malleus Maleficarum‹ oder ›Hexenhammer‹ zufolge, dem berüchtigten Inquisitionshandbuch von Heinrich Kramer und Jacob Sprenger aus dem Jahre 1486, hatten die Hexen es zusammen mit dem Teufel und seinem Gefolge auf den Untergang der Welt abgesehen. Aus diesem Grund konnte Mutter Erde sie nicht dulden und stieß sie ab. Dadurch konnten die Hexen, wie man meinte, durch die Luft fliegen (123).

Dieser Gedanke bildete die Grundlage für ein merkwürdiges Verfahren, um eine Hexe zu entlarven: die »Waageprobe«. Die Hexe wurde gewogen, und wenn die Waage weniger anzeigte, als aufgrund ihres Körperbaus angenommen werden konnte, dann war damit der Beweis für die Hexerei geliefert. Anscheinend war dies nur bei wenigen der Fall, denn die Hexenjäger sahen sich nicht selten gezwungen, mit Betrug ein wenig nachzuhelfen: Man präparierte die Waage nicht nur so, daß sie weniger Gewicht anzeigte, sondern man klemmte sie sogar so fest, daß es aussah, als sei die Verdächtige gewichtslos! Für die Glücklichen, die den grausamen Inquisitoren entkamen, konnte die Waageprobe auch die Rettung sein. Seit der zweiten Hälfte des siebzehnten Jahrhunderts konnten vermeintliche Hexen ihre Zuflucht zu der »Hexenwaage« in der holländischen Stadt Oudewater nehmen. Dort wurde, ohne Betrug, das genaue Gewicht der Beschuldigten bestimmt. In den Augen der Holländer, die dem Hexenwahn kaum mehr anhingen, stimmte dies immer mit dem Körperbau der Betroffenen überein. Dies wurde im Namen der Stadtverwaltung bestätigt, und im Besitz einer amtlichen Bescheinigung konnte die Verdächtige ruhigen Herzens wieder nach Hause gehen. Über die Landesgrenzen hinaus galt diese Bescheinigung als Beweis der Unschuld (121).

Wir haben gezeigt, daß langfristige Nahrungsenthaltung bereits im frühen Mittelalter zu den Symptomen der Besessenheit gehörte. Als die römisch-katholische Kirche den Hexenwahn selbst bestätigte, konnte langfristige Nahrungsenthaltung auch als von Hexen verursacht gelten, natürlich mit Hilfe ihres übernatürlichen Verbündeten, des Teufels. Im Neuengland des 17. Jahrhunderts litten mehrere »verhexte« junge Mädchen – neben einem brennenden oder prickelnden Gefühl und einer Hyperaktivität oder deren Gegenteil – ebenfalls an dem Unvermögen zu essen in verschiedenen Ausprägungsgraden (126).

Ein kurzer Bericht aus dem Jahr 1669 mit dem werbenden Titel ›The Hartfordshire Wonder or Strange News from Ware‹ liefert ein weiteres Beispiel (134). Dieser Bericht eines anonymen Autors erzählt folgendes: In der zweiten Hälfte des 17. Jahrhunderts verlor ein gewisser Thomas Stretton eines bösen Tages in dem kleinen Ort Ware in Hartfordshire seine Bibel. Da ihm das verlorengegangene Exemplar sehr viel bedeutete, begab er sich zu einem Nachbarn, der sich als Zauberer ausgab. Stretton bat ihn, ihm zu sagen, wer die Bibel besitze. Als der Zauberer ihm versicherte, daß er dazu in der Lage sei, sagte Stretton geradeheraus, daß er dann ja wohl ein Teufel oder ein Hexenmeister sein müsse. Diese Bemerkung erboste den Zauberer, und er sann auf Rache. Einen Monat später begab sich die Frau des Zauberers zu dem Haus der Strettons und bat die Tochter Jane, etwas zu trinken. Jane erfüllte ihr diesen Wunsch und wurde kurz darauf von heftigen Anfällen geplagt. Nach einer Woche kam dieselbe Frau wiederum und bat Jane diesmal um einen Nagel, den die »silly maid« ihr gab. Danach wurden die Anfälle noch schlimmer, und ihr Leib schwoll an wie eine Luftblase, die jeden Moment zu platzen drohte. Sie erholte sich einigermaßen, aber sie blieb sehr schwach. Für die Dauer von sechs Monaten aß sie nichts, und auch ihr Stuhlgang blieb aus.

Die Neuigkeit verbreitete sich rasch, und eine große Menschenmenge kam zu dem Haus der Strettons, um Jane zu besuchen. Das Interesse nahm zu, als aus Janes Mund außer Flachs, Haaren und Draht auch noch rote und blaue Flammen und kurz darauf elf rostige Nägel kamen. Auch fand man in ihrem Bett ein Messer. Manche kamen, um ihr zu helfen, andere aus reiner Neugier. Manche, die zuvor nicht recht an Hexerei geglaubt hatten, kehrten in der vollen Überzeugung, daß sie sich geirrt hatten, nach Hause zurück. Unter den zahlreichen Besuchern gab es verschiedene, die Jane alle möglichen Mittelchen gegen ihre Qualen empfahlen, aber nichts schien Jane zu helfen. Im Gegenteil, ihr Leiden wurde nur noch schlimmer. Langsam wurde immer offensichtlicher, daß ihr Leiden das Werk des Teufels oder seines Handlangers, der Hexe, sein mußte. Manchmal sah man die Dämonen auch in der Gestalt von Fröschen, Kröten oder Mäusen in Janes Haus. Damit die Hexe sich zeigte, warf man schließlich ein wenig Schaum von Janes Mund ins Feuer. Als zwei Menschen gingen, um die Hexe zu holen, gestand die Frau des Zauberers auch, daß sie sich, hätte man sie nicht geholt, ohnehin nicht mehr lange von Jane hätte fernhalten können. Dem Autor zufolge nahm das Mädchen aus Ware zu der Zeit, zu der er seine Geschichte verfaßte, nur ein wenig Flüssignahrung zu sich und litt so sehr, »daß man nur hoffen kann, daß der Segen Gottes und die Versuche derjenigen, die sie behandeln, ihre Schmerzen lindern mögen«.

Exorzismus als Behandlung

Im Falle der Jane Stretton war den Betroffenen nicht sofort klar, daß Jane »von einer Hexe besessen« war. Anscheinend fand man eine natürliche Erklärung annehmbarer und kam erst nach einiger Zeit zu dieser Einsicht. Dies verdeutlicht das Problem, vor das sich ein Diagnostiker damals gestellt sah: Er mußte die Kranken, bei denen eine natürliche Ursache vorlag, von denen unterscheiden, die »vom Teufel« oder »von einer Hexe besessen« waren. Im erstgenannten Fall hielt man eine medizinische Behandlung für notwendig, in den beiden anderen Fällen war Exorzismus angebracht. Ab dem 15. Jahrhundert wurden diese drei möglichen Erklärungen und die Interventionen für Kranke in weiten Kreisen anerkannt. Nicht nur die Geistlichkeit und die Laien, sondern auch die Mehrheit der angesehenen Mediziner betrachteten Dämonen als eine mögliche Krankheitsursache.

Viele Ärzte teilten die Auffassung, daß das Fehlen einer nachweisbaren natürlichen Ursache bei einer Krankheit oder das Ausbleiben einer Besserung nach der Verabreichung von Medikamenten Anzeichen für teuflische Einflüsse waren. Häufig wurden Ärzte bei vermeintlichen »Besessenen« zunächst zu Rate gezogen, um festzustellen, ob die Symptome natürlichen Ursprungs waren oder nicht. Sie hatten es dabei gewiß nicht leicht, denn eine übernatürliche Ursache schloß Symptome natürlichen Ursprungs nicht unbedingt aus. Der Teufel war nämlich in der Lage, eine »natürliche« Krankheit vorzutäuschen, damit er seine Gegenwart nicht verraten mußte. Außerdem nahm er sich, dem bereits genannten Wier zufolge, vor allem diejenigen zum Opfer, die an melancholischen oder hysterischen Wahnvorstellungen litten! Das mußte unvermeidlich Schwierigkeiten mit sich bringen. Der Fall der Jane Stretton zeigte bereits, daß man bei ihrem Leiden zuerst eine natürliche Ursache vermutete, während es sich später als »das Werk einer Hexe« herausstellte. Es gab aber auch den umgekehrten Fall.

Manchmal wurde zu voreilig die Diagnose auf Besessenheit gestellt, wie eine Fallbeschreibung aus dem 17. Jahrhundert illustriert. Der Franziskanermönch Brognoli beschreibt den Fall eines Mädchens, das an heftigen Kopf- und Magenschmerzen litt (129). Sie fühlte sich, als ob sich in ihrem Körper eine Kugel auf und nieder bewegte. Ihr Appetit war gänzlich verschwunden; sie konnte nur mit größter Mühe essen und wurde von Tag zu Tag dünner, schwächer und melancholischer. Brognoli, der anscheinend annahm, daß es sich um einen Fall von Besessenheit handelte, beschloß, den Namen Jesu Christi über ihr auszusprechen und das Kreuzzeichen zu machen. Dadurch besserte sich ihr Zustand ein wenig. Die Magenbeschwerden verschwanden, und sie wurde wieder etwas munterer. Am nächsten Tag kehrten die Beschwerden jedoch wieder, und es kam ständiges hohes Fieber hinzu. Brognoli riet ihr jetzt, einen Arzt hinzuzuziehen, der sie dann mit den richtigen Medikamenten und einem Aderlaß heilen konnte. Es ist bemerkenswert, daß Brognoli nach dem »mißglückten« Exorzismus nicht annahm, er habe es mit einem besonders hartnäckigen Dämon zu tun. Da er sie an einen Arzt verwies, nahm er wohl an, daß die Qualen des Mädchens doch eine natürliche Ursache hatten.

Verschiedene Verhaltensweisen und Erfahrungen dieses Mädchens konnten zu jener Zeit unwiderlegbar als Besessenheit ausgelegt werden. Das zeigt das ›Enchiridium‹, ein Exorzismushandbuch aus dem 18. Jahrhundert, das Vincentius von Berg verfaßte (136). In diesem Werk beschreibt der Autor verschiedene Merkmale, aufgrund derer mit Sicherheit festgestellt werden konnte, ob die »Besessenheit« einer Person von einer Hexe herrühre. Neben anderen Symptomen – wie Schmerzen in verschiedenen Körperteilen – verlangen die »Verhexten« die schlechteste Nahrung, haben Schwierigkeiten, die Nahrung bei sich zu behalten, erbrechen ständig und haben Schluckbeschwerden. Andere spüren ein schweres Gewicht im Magen wie eine Kugel, die vom Magen in den Hals steigt und die sie vergeblich zu erbrechen versuchen. Manche haben ein nagendes Gefühl im Magen. Manchmal ist ihr Körper geschwächt und abgemagert. Andere spüren, wie ein eiskalter Wind oder eine heiße Flamme durch den Magen geht, was die schlimmsten Krämpfe in den Eingeweiden und ein plötzliches Anschwellen des Magens verursacht. Viele Verhexte haben eine melancholische Natur, und manche sind so schwach, daß sie keine Kontakte mehr zur Außenwelt haben wollen. Der Körper und besonders das Gesicht hat häufig eine gelbe oder aschgraue Farbe. Schließlich handelt es sich dem ›Enchiridium‹ zufolge in jedem Fall um eine Verhexung, wenn erfahrene Ärzte sich über die Art der Krankheit kein Urteil bilden können oder wenn die verschriebenen Medikamente keine Linderung, sondern eher eine Verschlimmerung des Leidens verursachen. Von Berg veröffentlichte sein Werk im Jahre 1743. Der Glaube an Hexerei und Besessenheit nahm damals schon seit einiger Zeit ab. Der Autor war ein später Vertreter einer Strömung, die mehr als drei Jahrhunderte vorgeherrscht hatte, jedoch langsam auf heftigeren Widerstand stieß.

Von Besessenheit zur Krankheit

In medizinischen Kreisen wurden dämonologische Erklärungen für Krankheiten seit dem 17. Jahrhundert in zunehmendem Maße zur Diskussion gestellt. Eine frühe Äußerung dieser Ansicht ist eine medizinische Abhandlung aus dem Jahre 1603 des englischen Arztes Edward Jorden (1569–1632) (140). In diesem Traktat beschreibt er die natürlichen Ursachen, die Fällen von scheinbarer Besessenheit zugrunde liegen können. Obwohl Jorden nicht leugnet, daß »Besessenheit« von Hexen oder dem Teufel verursacht werden kann, weigert er sich, eine übernatürliche Erklärung zu akzeptieren, wenn es eine natürliche gibt. Muskelzuckungen, Schmerzunempfindlichkeit, regelmäßige Anfälle und Beschwerden beim Essen und Trinken seien nicht unbedingt dem Teufel zuzuschreiben, sondern viel eher der Krankheit »suffocation of the mother« – ein Synonym für »Hysterie«. Auch für die Tatsache, daß solche Symptome mit Beten und Fasten geheilt werden konnten, gibt es nach Jordens Ansicht natürliche Erklärungen: Eine spärliche Diät reduziert ein Übermaß an Körpersäften, und das Beten stärkt das Vertrauen des Kranken.

Im Jahre 1612 veröffentlichte der Arzt John Cotta (oder Cottey; um 1575 bis circa 1650) ein Werk, in dem noch weniger als bei Jorden der Teufel als Krankheitsursache anerkannt wird. Cottas nüchterne Stellungnahme lautet:

»Ein Sachverhalt, den niemand erklären kann, ist darum kein Wunder« (127). Im Laufe des 17. Jahrhunderts setzte diese Tendenz sich durch. Zunehmend bevorzugten Ärzte natürliche Erklärungen für Krankheiten. Was zuvor diabolischen Kräften zugeschrieben wurde, versuchte man jetzt anhand von empirischen medizinischen Theorien zu begründen. Ärzte fingen an, die Fallbeschreibungen von Besessenen zu sammeln, und brachten sie mit den vorhandenen Kenntnissen auf den Gebieten der Physiologie und der Pathologie in Verbindung.

Auch in Fällen von langfristiger Nahrungsenthaltung lehnten immer mehr Ärzte Erklärungen, die auf die Hand des Teufels hinwiesen, ab. Sie betrachteten dieses Phänomen als ein Symptom von mehreren Störungen, bei deren Begründung es für den Teufel keinen Platz mehr gab. Als ein Arzt, der das lange fastende Wundermädchen Maria Jehnfels 1728 untersuchte, festzustellen versuchte, ob Dämonen im Spiel waren, wurde er von den Kollegen skeptisch beobachtet. Er stellte ihr ein »Feuer-Fass« zwischen die Beine und streute ein dunkles Pulver darüber, fest überzeugt, daß, falls das Mädchen den penetranten Rauch nicht ertragen könnte, das der Beweis für dämonische Kräfte sei. Der deutsche Arzt Christian Joachim Lossau (1693–1753), der diese Szene schildert, ordnet den Vorfall der »Abergläubischen Satans-Medicin« zu. Als das Ritual keinerlei Wirkung zeigte und die Anwesenden nur belustigte, meinte Lossau spöttisch: »Vielleicht hat der Geist damahls die Thüren zugehalten, daß der Rauch nicht durchdringen können, oder er hat zu einen andern Ort, als wo er sollen beräuchert werden, hinaus gesehen. Der geneigte Leser wolle sich an diesen Schertz nicht stoßen, sondern sicherlich glauben, daß man dergleichen abergläubische Dinge zu verlachen höchlich Ursache habe. Man verwirfft hiermit nicht durchgehends alles was man Hererey nennet, sondern nur solche Dinge, die mit einer abergläubischen Geister-Lehre, die der Vernunfft und Wahrheit zuwider ist, und an Untersuchung der rechten Ursachen hindert, verbunden sind« (173).

Aber die zunehmende Skepsis der Ärzte bedeutete nicht, daß die langfristige Nahrungsverweigerung, die den verderblichen Einflüssen des Teufels zugeschrieben wurde, bereits im 18. Jahrhundert ganz aufgegeben wurde. Wie wir bereits erwähnten, erreichte das Fasten aufgrund von »göttlicher Eingebung« im späten Mittelalter einen Höhepunkt. Danach nahm es langsam ab, kam aber noch im 20. Jahrhundert vereinzelt vor. Ähnlich verhielt es sich mit der Nahrungsenthaltung als Zeichen der teuflischen Besessenheit. Dieser Begründung schenkte man in der frühen Neuzeit am meisten Glauben, aber auch später hielt man die Nahrungsverweigerung noch hin und wieder für ein Symptom der Besessenheit.

Der deutsche Arzt und romantische Dichter Justinus Kerner (1786–1862) beschrieb einen Fall von »Besessenheit« mit Eßstörungen aus dem Anfang des 19. Jahrhunderts (130): Eine Frau, bei der alle regulären Heilungsversuche erfolglos geblieben waren, wurde von einem Kollegen an ihn verwiesen. Die Betroffene war eine vierunddreißigjährige Bäuerin aus religiösem Hause. Ohne nachweisbaren Grund wurde sie im August 1830 plötzlich von »konvulsivischen Anfällen« geplagt, wobei eine dämonische Stimme zu ihr sprach. Sobald sich die Stimme vernehmen ließ, war die Individualität der Bäuerin gleichsam aufgelöst, und ein Fremder herrschte über sie. Der Dämon tobte entsetzlich und führte die widerwärtigsten Reden. Besonders Gott und alles Heilige waren die Zielscheibe seiner Verwünschungen. Eine Schwangerschaft und die fünfmonatige Einnahme von Medikamenten änderten daran nichts. Nur ständiges Beten, wozu sie sich mit aller Macht zwingen mußte, weil der Teufel sich dem heftig widersetzte, beruhigte den Dämonen für eine Weile. Schließlich waren sogar zwei Dämone in ihr, die jedesmal fluchten und tobten, wenn sie betete. Wenn die Frau kurz zu sich kam und von Zeugen erfuhr, was sie getan hatte, und die Wunden sah, die sie sich selbst zugefügt hatte, fing sie an zu schluchzen.

Nach einer Weile gelang es mit einer »magisch-magnetischen« – einer Art hypnotischen – Behandlung, ihr einen der beiden Dämonen auszutreiben, doch jetzt fluchte der zurückgebliebene Dämon um so lauter. Ihn störte auch weiterhin das Beten: Immer wenn die Frau beten wollte, verzog er ihr den Kiefer und zwang sie zu einem teuflischen Lachen oder Blasen. Er erlaubte ihr auch nicht, etwas anderes als Wassersuppe, die aus dunklem Brot bereitet wurde, zu essen. Sobald sie etwas anderes zu sich nehmen wollte, erschien der Dämon in ihr und brüllte: »Das Luder soll nichts Gutes essen!« Daraufhin kehrte er ihr den Löffel um. Die Frau verzichtete häufig zwei oder drei Tage lang auf alle Nahrung. Dann war der Dämon am ruhigsten. »Durch Jammer, Schmerzen und Fasten war sie fast zu einem Gerippe abgemagert. Ihre Leiden waren oft Tag und Nacht so groß, daß sie gar nicht zu beschreiben sind und wir mit ihr oft in die größte Verzweiflung kamen«, berichtet Kerner.

Magersucht und Teufelsaustreibung

Auch im 20. Jahrhundert, wenn auch hauptsächlich in orthodox-religiösen Kreisen, existiert noch der Glaube an einen Teufel, der in den Körper eindringen und Krankheiten verursachen kann. In diesen Kreisen kann ein Leiden wie Anorexia nervosa heute noch zu der Annahme führen, daß der Teufel zugeschlagen hat. Auch manche Magersüchtige selbst erleben das Hungern auf eine Art und Weise, die viel Ähnlichkeit mit der »Besessenheit« aus früheren Zeiten hat. Verschiedene Mediziner berichten, daß manche Magersüchtige sich in der Gewalt des Teufels wähnen. Der Teufel verbot es ihnen angeblich, Nahrung zu sich zu nehmen. So sprach eine Patientin von einem kleinen roten Teufel im Innersten ihres Körpers, der ihr ausdrücklich verbot, ihrem Hungergefühl nachzugeben. Sein Befehl lautete kurz und bündig: »Iß nichts!« Die Patientin sprach von dem Teufel, als sei er ein wirklich existierender Widersacher, dessen Befehlen sie sich unmöglich widersetzen könnte (132).

Ein aufsehenerregender Fall, in dem die Selbstaushungerung sowohl von der Betroffenen selbst wie von ihrer Umwelt als teuflische Besessenheit erfahren wurde, ist der der Studentin Anneliese Michel aus dem süddeutschen Klingenberg. Sie starb 1976 bei einem langen Ritual der Teufelsaustreibung an den Folgen der Unterernährung (128, 132). Anneliese war ein frommes und gewissenhaftes Mädchen aus einfachem, religiösem Hause, das seit seiner Pubertät gegen schwere Probleme ankämpfte. Im Jahre 1969 bekam sie im Alter von sechzehn Jahren ihren ersten heftigen »Krampfanfall«, wonach sie sich kurze Zeit nicht mehr bewegen konnte. In den nachfolgenden Jahren traten die Krämpfe wiederholt auf. Die Ärzte nahmen an, daß es sich um Epilepsie handelte, und verschrieben ihr anti-epileptische Medikamente. Ab 1970 sah Anneliese »Fratzen«, entsetzlich entstellte Gesichter. Später fing sie an, einen penetranten Gestank zu verbreiten, und wurde von depressiven Stimmungen geplagt. Sie selbst war davon überzeugt, daß sie den Teufel in sich hatte. Sie wurde von einem Psychiater zum nächsten geschickt, aber keine der Therapien linderte ihre Leiden. Dagegen half ihr der Kontakt mit Pater Alt, einem der zwischenzeitlich ebenfalls zu Rate gezogenen Priester. Wenn sie sich mit diesem Geistlichen dem Gebet hingab, verschwanden ihre Leiden auf einen Schlag. Dennoch konnte sie nicht verhindern, daß ihre Probleme sich mit der Zeit verschlimmerten. Verzweifelt baten die Eltern schließlich mit Annelieses Einverständnis den Priester, einen Exorzismus vorzunehmen.

Pater Alt und sein Kollege Renz waren inzwischen auch davon überzeugt, daß Anneliese vom Teufel besessen war. In ihren Augen wiesen alle Symptome eindeutig darauf hin, daß der Satan in ihren Körper eingedrungen war und dort zusammen mit Dämonen sein Unwesen trieb. Obwohl der Bischof von Würzburg sich hinsichtlich der ganzen Affäre einigermaßen reserviert verhielt, erteilte er den beiden Priestern schließlich die Erlaubnis, Anneliese einem exorzistischen Ritual zu unterziehen. Neun Monate lang wurde nun fast siebzigmal für zwei bis sechs Stunden exorziert. Während dieser Zeit fügte Anneliese sich selbst Verletzungen zu, und sie äußerte sich ab und zu, indem sie knurrte, zischte oder brüllte. Außerdem nahm sie manchmal tagelang nichts zu sich. Sie wollte zwar essen, aber »es war ihr nicht erlaubt«. Wenn sie es trotzdem versuchte, dann war sie entweder nicht imstande, den Mund zu öffnen, oder sie konnte nichts hinunterschlucken. Manchmal aß sie dagegen unerwartet viel. Sie bevorzugte dann Bananen, Fruchtsäfte und Milch. Wurde sie jedoch zum Essen gezwungen, spuckte sie alles wieder aus, preßte die Lippen fest zusammen und warf den Kopf hin und her. Ein beteiligter theologischer Berater äußerte, langfristige Nahrungsverweigerung könne auf teuflische Besessenheit hinweisen. Die außergewöhnliche Beweglichkeit und die erstaunlichen körperlichen Anstrengungen, denen Anneliese sich unterwarf, verstärkten diesen Eindruck noch. Als Anneliese den Exorzisten schließlich beschimpfte und dabei obszöne Ausdrücke gebrauchte, wurde dies als unwiderlegbarer Beweis ihrer Besessenheit betrachtet.

Am 1. Juli 1976 fand der Leidensweg der Anneliese Michel ein Ende: Sie starb in jener Nacht im Schlaf. Die Leichenschau erwies, daß sie verhungert war. Eine gerichtliche Untersuchung wurde eingeleitet, die dazu führte, daß Annelieses Eltern und die beiden beteiligten Exorzisten jeweils zu einer Gefängnisstrafe von einem halben Jahr ohne Bewährung beziehungsweise drei Jahren mit Bewährung verurteilt wurden. Das Urteil wurde unter anderem damit begründet, daß Anneliese von Beginn des Jahres 1976 an nicht mehr in der Lage gewesen sei, über ihr eigenes Schicksal zu entscheiden. Der Exorzismus und der Einfluß ihrer Umwelt hätten ihre Krankheit verschlimmert. Da keine medizinische Hilfe hinzugezogen worden war, wurden alle vier der fahrlässigen Tötung für schuldig befunden. Hätte man Anneliese in eine Klinik gebracht, wo ihr eine angemessene Behandlung zuteil geworden wäre, dann hätte sie überlebt, so meinte das Gericht.

Vor vierhundert Jahren hätte man wahrscheinlich in weiten Kreisen akzeptiert, daß Anneliese besessen war. Ihre Anfälle, der Gestank, den sie verbreitete, ihre Hyperaktivität, die Verletzungen, die sie sich selbst zufügte, ihre Depressionen, die Nahrungsverweigerung, ihr Verhalten dem Exorzisten gegenüber und das Unvermögen der Ärzte, sie zu heilen, hätten kaum jemanden an der Tatsache zweifeln lassen, daß es sich hier um Teufelswerk handelte. Niemand hätte etwas dagegen gehabt, wenn nicht der Arzt, sondern ein Priester sich ihrer Behandlung angenommen hätte. Im 20. Jahrhundert setzt man jedoch ganz andere Maßstäbe. Außerhalb der orthodox-religiösen Kreise hält man die Möglichkeit des Übernatürlichen für ausgeschlossen: Anneliese litt an Epilepsie, einer Psychose und an Anorexia nervosa, und nur eine medizinische Behandlung war in diesem Fall angebracht. Für Exorzismus bietet diese

Auffassung keinen Platz. Die Anwendung wird nicht nur mißbilligt, sie wird bei einem fatalen Ausgang auch gerichtlich verfolgt.

Noch bis weit ins 20. Jahrhundert gab es Fälle von langfristigem Nahrungsverzicht, die aufgrund ihrer religiösen Motivation denen im Mittelalter vergleichbar waren. Die Anzahl derartiger Fälle ist allerdings viel geringer. Aufgrund der mittlerweile von der katholischen Kirche geübten Zurückhaltung hatte das langfristige Hungern für fromme Christen viel von seiner Anziehungskraft eingebüßt. Daneben bot auch der Protestantismus nicht viel Raum für ein derartiges Verhalten. Der Protestantismus betonte die direkte Beziehung zwischen Gott und dem Gläubigen ohne Mittler wie Geistliche oder Heilige. Für »Wunder« war in dieser Kirche kein Platz. Was die Baptisten Wunder nannten, war in ihren Augen nichts weiter als Teufelswerk, Sinnestäuschung oder Betrug. In der Neuzeit begann ein Säkularisierungsprozeß, in dessen Verlauf es immer weniger selbstverständlich wurde, unbegreifliche Phänomene – wie langfristige Nahrungsenthaltung – auf eine übernatürliche Ursache zurückzuführen. Zu diesem Prozeß trug der Berufsstand der Ärzte, der nun zunehmend hervortrat, wesentlich bei. Als die Religion als Motiv für das Fasten an Bedeutung verlor, gelang es den Ärzten, die langfristige Nahrungsenthaltung als krankhaftes Phänomen oder als medizinisches Problem zu klassifizieren. Vor allem die Ärzte bezweifelten zunehmend das Wundersame und Übernatürliche, das den langfristigen Nahrungsverzicht von jeher umgeben hatte. Statt dessen betonten sie immer stärker, daß es sich hierbei um eine Erkrankung handelte, die sich auf medizinisch-empirische Weise erklären ließe. Diese Auffassung wurde keineswegs sofort allgemein akzeptiert, auch nicht in medizinischen Kreisen.

Ganz langsam vollzog sich die Umwandlung der Fastenheiligen oder Besessenen, die auf die Geistlichkeit angewiesen waren, zu Kranken oder Patienten, die psychiatrischer Hilfe bedurften. Dieser Prozeß begann im 16. Jahrhundert und endete im späten 19. Jahrhundert. Was diese Übergangsphase auszeichnete, war, daß das Fasten einerseits in engem Zusammenhang mit der christlichen Religion stand und der langfristig Fastende »heilig« oder »besessen« genannt wurde; andererseits machten die Ärzte das Phänomen zunehmend zum Studienobjekt, und immer mehr Menschen betrachteten es als Krankheitserscheinung. Es dauerte dennoch bis zum Ende des 19. Jahrhunderts, bis in weiten Kreisen akzeptiert wurde, daß langfristiges Hungern eine Störung ist, die der medizinischen Behandlung bedarf. Vor diesem Hintergrund zeichnete sich das Phänomen der Wundermädchen und später auch das der Hungerkünstler und der lebendigen Gerippe ab. Sie bilden die Bindeglieder am Übergang vom strengen Fasten aus religiösen Gründen im späten Mittelalter zum Krankheitsbild der Anorexia nervosa in einem medizinischen Kontext.

Hungern als Spektakelstück

Neben den Meeresungeheuern, den Riesenbabys und anderen monströsen Erscheinungen gehörten auch die sogenannten »Wundermädchen« ab dem 16. Jahrhundert zu den sensationellen Neuheiten. Sie zählten zu den vielen Kuriositäten, die jedermanns Phantasie anregten. Bis weit in das 19. Jahrhundert galten sie in den Augen vieler als »spectaculum et miraculum«, weil sie nahezu Unmögliches vollbrachten, indem sie äußerst wenig oder überhaupt nichts aßen und dennoch weiterlebten, manchmal sogar bei strotzender Gesundheit! Ebenso wie ihre berühmten Vorgänger, die mittelalterlichen Fastenheiligen, hielten diese »Wunder der Natur« das Fasten angeblich monate- oder gar jahrelang durch.

In der Literatur aus jener Zeit gibt es hierfür zahlreiche Beispiele. Im englischen Over-Haddon enthielt sich die neunzehnjährige Martha Taylor, »the famed Derbyshire damsel«, seit 1667 für gut dreizehn Monate aller Nahrung. Hin und wieder feuchtete sie ihre trockenen Lippen mit einer Feder an. Manchmal trank sie ausnahmsweise einige Tropfen Pflaumensirup, Zuckerwasser oder den Saft einer gerösteten Rosine (183). Gegen Ende des 17. Jahrhunderts bestand die tägliche Ration der Mary Vaughton aus Wigginton, Staffordshire, jahrelang aus einem Löffel Milch oder Wasser, einem Stückchen Brot, »nicht größer als ein Fünf-Shilling-Stück«, und einem Streifen Fleisch, »nicht größer als ein Taubenfuß« (184). Und im bayerischen Frasdorf lebte eine gewisse Marie Furtner vierzig Jahre lang von dem Wasser aus einem Bach in der Nähe. Sie soll bis zu ihrem Tod im Jahre 1884 nichts anderes zu sich genommen haben (187).

Aber verschiedene Quellen berichten von noch erstaunlicheren Fällen der langfristigen Nahrungsenthaltung. Manche Wundermädchen behaupteten fest, daß sie jahrelang ohne einen einzigen Bissen oder Schluck lebten! Jeanne Balam aus Confolens bei Poitiers soll seit 1599 drei Jahre lang nichts mehr zu sich genommen haben (152). Im Jahre 1587 hatte Catharina Binder aus dem deutschen Dorf Schmidtweyler schon neun Jahre der absoluten Nahrungsenthaltung hinter sich (148, 170). Und in der Schweizer Ortschaft Gals bei Bern fing Apollonia Schreier erst im Jahre 1611 nach zehn Jahren der absoluten Nahrungsenthaltung wieder an zu essen ... (177, 178).

Wenn uns derartige Fälle von außergewöhnlich langem Fasten heute erstaunlich vorkommen, so war es in früheren Zeiten nicht anders. In einer Zeit, in der nicht selten ein Mangel an Nahrungsmitteln herrschte, wußte man nur zu gut, daß Essen lebenswichtig war. Diejenigen, die so lange hungerten, erregten darum auch größtes Erstaunen, Neugier oder Bewunderung. Jacob Zwinger (1569–1610), ein Arzt aus Basel, wies beispielsweise darauf hin, daß die tägliche Nahrung für den Menschen so notwendig sei, daß er zugrunde gehe, wenn sie ihm fehle. Wie erstaunlich sei es also, meinte Zwinger, daß manche Menschen tagelang oder monatelang, ohne zu essen und ohne zu trinken, gelebt haben (216). Jahrelange Nahrungsenthaltung erschien vielen nicht unmöglich, aber man betrachtete sie gewiß als ein sonderbares Phänomen. Obwohl manche Ärzte schon frühzeitig versuchten, dieses Phänomen mit natürlichen Theorien zu erklären, blieb es – wie im Mittelalter – ein Anlaß für alle möglichen metaphysischen Betrachtungen.

Wenn sich die ersten Anzeichen der Nahrungsenthaltung zeigten, wurde häufig der ortsansässige Quacksalber oder Arzt hinzugezogen. Wenn seine Behandlung erfolglos blieb – und das war nicht selten der Fall –, dann machten schon bald alle möglichen Gerüchte über den Fall die Runde. Das fastende Mädchen könnte ja ein Wunder anstatt eine Kranke sein. So wurde Catharina Binder von manchen für eine Heilige gehalten, die durch die »Gnade Gottes« am Leben erhalten wurde (170). Die Tatsache, daß Martha Taylor nach monatelangem Fasten noch lebte, schrieb ein Autor im Jahre 1668 »der Liebe Gottes aus dem Himmel zu den Sündern auf Erden« zu (196). Durch derartige Spekulationen wurde ein fastendes Mädchen manchmal zu einem mehr oder weniger »anerkannten« Fastenwunder, das überall berühmt war.

Obwohl es auch jahrelang Fastende gab, die in der Anonymität starben, beschränkte sich der Ruhm der Wundermädchen – vor allem durch die Erfindung der Buchdruckkunst – meistens nicht auf das Dorf oder auf die Gegend, in der sie lebten. Ärzte, darunter auch prominente Persönlichkeiten, widmeten ihnen eine ausführliche Korrespondenz und veröffentlichten gelehrte Traktate zu diesem Thema. Aber in weitaus größeren Auflagen und für ein viel größeres Publikum wurden die Neuigkeiten über die Wundermädchen mit Hilfe von Flugblättern verbreitet. Diese Nachrichtenblätter, die Vorläufer der Zeitung, erschienen manchmal in mehreren Auflagen und wurden sogar übersetzt. Ab dem 17. Jahrhundert, als die Zeitung die Nachrichtenverbreitung in zunehmendem Maße übernahm, erschienen die Wundermädchen auch häufig in den Spalten dieses Mediums. Durch die verbesserten Kommunikationsmittel und die Faszination, die für viele von diesem sonderbaren Phänomen ausging, konnten die Wundermädchen sich zur Attraktion entwickeln, die zahllose Besucher anzog. Sie kamen von fern und nah in die häufig abgelegenen Dörfchen, um das Wunder mit eigenen Augen zu sehen. Im Sommer des Jahres 1826 besuchten beispielsweise mehr als eintausend Leute das holländische Fastenwunder aus dem Ort Pijnacker, Engeltje van der Vlies. Sie wurde sogar als Attraktion in einem englischen Reiseführer aufgenommen (199)! Manchmal konnte man sich selbst von dem Wunder überzeugen, indem man sich mit dem Mädchen unterhielt oder indem man es vorführen ließ, wie unmöglich ihm das Essen war.

Unter den Interessierten befanden sich nicht selten zahlreiche Würdenträger: Adlige, sogar Fürsten besuchten die Wundermädchen oder ließen sie zu sich kommen. Zu Anfang des 17. Jahrhunderts erregte einer der wenigen »Wunderknaben«, Jean Godeau aus dem französischen Vauprofonde bei Sens, mit seiner gut vierjährigen Nahrungsenthaltung die Aufmerksamkeit vieler Hochgestellter. Außer zu vielen Herzögen sollte er auch nach Fontainebleau zur Königinmutter Maria de Medici und ihrem kleinen Sohn Louis XIII. kommen (181). Auch die Wundermädchen Margaretha Weiss und Eva Vliegen durften sich des königlichen Interesses erfreuen. Margaretha wurde 1542 zu König Ferdinand I. gerufen, und Eva wurde zu Anfang des 17. Jahrhunderts zweimal mit einem Besuch des holländischen Prinzen Maurits beehrt. Natürlich verstärkten derartige Ereignisse die Glaubwürdigkeit und die Anziehungskraft des Wunders.

Mit all diesen Besuchen machten die Mädchen kein schlechtes Geschäft. Als Ehrenbezeigung gegenüber dem Wunder oder einfach als Erkenntlichkeit für das gebotene Schauspiel beschenkte man sie mit – häufig viel – Geld und Gütern. Nicht nur die Wundermädchen profitierten von den vielen Besuchern, sondern meistens auch die anderen Bewohner der Gegend, in der sie lebten. So verdienten im Jahre 1869 die ortsansässigen Jugendlichen dank der fastenden Sarah Jacob, des »Welsh fasting girl«, ein beachtliches Taschengeld. In der Nähe des Bahnhofs boten sie ihre Dienste als Führer an, mit Schildern, auf denen stand »fasting girl« oder »this is the shortest way to Llethernoryadducha« (112).

Das Wunder auf die Probe gestellt

Zwischen der Nahrungsenthaltung der Wundermädchen und dem Fasten der mittelalterlichen Heiligen bestehen auf den ersten Blick kaum Unterschiede. Beide waren berühmt und wurden von vielen für übernatürliche Phänomene gehalten, die von Gottes wunderbarem Wirken zeugten. Dennoch gibt es ausreichende Gründe, die Wundermädchen als gesonderte Kategorie zu unterscheiden. Erstens fühlten sich die Wundermädchen dem christlichen Glauben nicht mehr so eng verbunden wie ihre Vorgänger. Zwar war ihnen ein Anflug von Religiosität keineswegs fremd, aber sie beriefen sich nicht mehr so ausdrücklich auf die göttliche Inspiration als Erklärung für ihre Fastenübung. Buße oder körperliche Entsagung in dem Streben, sich mit Christus zu vereinigen, waren den Wundermädchen fremd. Aber auch der Zusammenhang, in dem das Phänomen sich zeigte, war anders – und mit der fortschreitenden Zeit in zunehmendem Maße anders – als der der Fastenheiligen im Mittelalter. Obwohl auch ihnen Skepsis entgegengebracht worden war, scheint sich der Widerstand ab dem 16. Jahrhundert zu verstärken und auszubreiten. Noch im 19. Jahrhundert glaubten zwar manche Ärzte an »wundersame Nahrungsenthaltung« und nahmen an, der Fastende lebe buchstäblich von Luft. Gleichzeitig legten jedoch immer mehr Mediziner Skepsis an den Tag. Schon seit dem 16. Jahrhundert polemisierten beide Seiten über die Frage, ob ein Mensch – genau wie manche Tierarten – lange Zeit ohne Nahrung leben könne.

Wenn es auch über diese Frage noch viele Jahrhunderte lang Kontroversen gab, in einer Zeit, in der Wissenschaftler die Empirie – das, was unsere Sinne durch Beobachten, Messen und Experimentieren wahrnehmen – für sehr bedeutsam hielten, so waren sich die Ärzte wohl darüber einig, daß die Behauptungen eines Wundermädchens überprüft werden sollten. Eine ausführliche Untersuchung würde allen Spekulationen ein Ende setzen und die nackte Wahrheit an den Tag bringen, so meinten alle Kontrahenten. Jeder erhoffte sich von dem Ergebnis einen Vorteil: Diejenigen, die an das Wunder glaubten, rechneten mit mehr Anerkennung; diejenigen, die argwöhnisch waren, erwarteten die Entlarvung der Wundermädchen. Obschon bereits zu der Zeit, zu der die Wundermädchen Aufsehen erregten, zahlreiche Abhandlungen über Nahrungsenthaltung als medizinisches Problem erschienen, beschäftigte diese Frage die Mediziner weniger. Zunächst hielten viele Ärzte es für ihre Aufgabe, anhand einer ausführlichen Beobachtung festzustellen, ob es hier um »wundersames Fasten« oder um gewöhnlichen Betrug ging. Eine solche Prioritätensetzung ist verständlich. Jeder kannte die langfristigen Fastenübungen von Moses, Elia, Jesus und zahlreichen christlichen Asketen, aber genauso wußte man von den frommen Fastenden, die sich als gewöhnliche Betrüger entpuppt hatten. Man wußte ganz genau, daß die Wundermädchen, die mit ihrem Fasten ein gutes Geschäft machten und denen viel Aufmerksamkeit zuteil wurde, gut zu den letztgenannten gehören konnten.

Die Art und Weise der Untersuchung lag schon seit dem 16. Jahrhundert größtenteils fest. Gemäß den Grundprinzipien der experimentellen Methode wurde die Nahrungsaufnahme des Wundermädchens kontrolliert, indem es vollkommen von der Außenwelt abgeschlossen und mehrere Tage lang ununterbrochen beobachtet wurde. Vor der Beobachtung wurde die Betroffene meistens einem Kreuzverhör und einer medizinischen Untersuchung unterworfen. Sobald die Beobachtung angefangen hatte, registrierten die Wächterinnen genau, in welcher Verfassung sich das Mädchen befand und was sich alles ereignete. Die Ergebnisse dieser Untersuchungen waren jedoch ganz unterschiedlich. Bei verschiedenen Wundermädchen konnte die jahrelange Nahrungsenthaltung nur bestätigt werden, wie im Fall der Catharina Binder aus Schmidtweyler. Gegen Ende des Jahres 1584, als sie, wie man sagte, schon fast sieben Jahre nichts mehr gegessen hatte, bat Pfalzgraf Johann Casimir verschiedene angesehene Leute, Catharina einer näheren Untersuchung zu unterziehen. Dieser Untersuchungsausschuß informierte sich zunächst bei Catharina, ihren Eltern und einigen Nachbarn über das wundersame Fasten. Nach dieser Voruntersuchung konnte der Ausschuß die Frage, ob Catharina durch die »sonderliche vorsehung Gottes dess Allmächtigen« oder auf irgendeine betrügerische Art und Weise durch irdische Nahrung am Leben blieb, noch nicht befriedigend beantworten. Auch »umb vermeidung der Abgötterey / auch von andern widerwertigen Leuthen hönischer Nachred willen« beschloß man, sie mehrere Tage lang zu beobachten. Man stellte vier zuverlässige Wächterinnen ein, die sie Tag und Nacht genau im Auge behielten. Nach vierzehn Tagen wurde die Untersuchung eingestellt, und die Wächterinnen erklärten, daß Catharina während der ganzen Zeit keinen Bissen zu sich genommen und keinen Tropfen getrunken habe (170).

Um 1600 beauftragte der König von Frankreich, Heinrich IV., seine besten und vornehmsten Ärzte, die jahrelang fastende Jeanne Balam aus Confolens näher zu untersuchen. Aber trotz der Tatsache, daß manche Ärzte sie wochenlang oder sogar mehrere Monate von der Außenwelt abschlossen, konnte keiner sie bei einem Betrug erwischen (152). Zu einem ähnlichen Ergebnis führte um 1668 die Untersuchung der Martha Taylor, die mehrere Monate gefastet hatte. Sie wurde für die Dauer von mindestens vierzehn Tagen, auf die Bitte des Grafen von Devonshire hin, von Ärzten und Chirurgen beobachtet (183). Ein letztes Beispiel ist Zélie Bourriou aus dem Périgord. Ende des 19. Jahrhunderts glaubten ihre Dorfnachbarn, daß sie schon neun Jahre nichts mehr gegessen hatte. Im Jahre 1896 wurde sie im Alter von fünfundvierzig Jahren in ein Krankenhaus eingewiesen, wo sie nicht weniger als einhundertfünfundzwanzig Tage lang genau beobachtet wurde. Aber Zélie wurde nicht entlarvt. Eine Schüssel mit Stückchen frischem Brot und anderen Nahrungsmitteln, die man immer wieder in ihr Zimmer stellte, wurde während der ganzen Zeit nicht angerührt (112).

Untersuchungen mit solchen Ergebnissen verbesserten den Ruf und die Glaubwürdigkeit der Fastenwunder beachtlich. Es ging jetzt immerhin um eine von gelehrten Herren legitimierte Tatsache! Außerdem wurden diese Ergebnisse von manchen als Beleg für die Existenz wunderbarer Nahrungsenthaltung angeführt. Sie waren ein unwiderlegbarer Beweis für die vermutete Fähigkeit, lange Zeit mit Hilfe übernatürlicher Kräfte ohne Nahrung am Leben zu bleiben. Aber es wird den Leser nicht wundern, daß nicht alle Untersuchungen zu einem solchen Ergebnis führten. Bei einer nicht geringen Anzahl von Fällen wurde während der Untersuchung klar, daß das Wundermädchen, zuweilen mit Hilfe eines Handlangers, allen etwas vorgemacht hatte. Eine von ihnen war die schöne Margaretha Ulmer aus Esslingen in Württemberg. Sie hatte angeblich lange Zeit nicht gegessen und getrunken und besaß einen geschwollenen Leib, aus dem sie Würmer und Schlangen hervorholen konnte. Besonders nachdem kaiserliche Leibärzte und einige vornehme Herren sie untersucht hatten und keinen Betrug hatten feststellen können, wurde sie in ganz Deutschland zum beherrschenden Gespräch. Vier Jahre lang statteten viele Neugierige ihr einen Besuch ab, und sie wurde mit Geschenken überhäuft. Schließlich griff der Magistrat ein. Im Jahre 1546 gab er einigen Ärzten und einer Amme den ausdrücklichen Befehl, die Tiere mit Hilfe eines Kaiserschnitts zu befreien. Doch soweit sollte es nicht kommen. Man merkte schon bald, daß Margaretha in all den Jahren heimlich gegessen hatte und daß der angeschwollene Leib nichts weiter als ein Luftkissen war. Mutter und Tochter gestanden, daß sie »auf satanische Veranlassung« und aus Gewinnsucht zu diesen betrügerischen Praktiken gekommen waren (167, 204).

Zu Anfang des 19. Jahrhunderts erregte in dem englischen Ort Tutbury eine gewisse Ann Moore mit ihrem extremen Fasten die Gemüter. Seit 1807 behauptete sie, daß sie seit Jahren nichts gegessen hatte. Nachdem im Jahre 1808 eine ununterbrochene Beobachtung von sechzehn Tagen keinen Betrug ergeben hatte, schien ihr Ruf gefestigt zu sein (147). Da die Unterstützungsbedürftige mit ihrem Fasten einen beachtlichen materiellen Gewinn erzielt hatte, entstanden jedoch schon bald wieder heftige Diskussionen über dieses Thema. Eine zweite Untersuchung im Jahre 1813 verschaffte zunächst ebensowenig Klarheit über Anns Fastenübung, weil die Beobachtung aufgrund einer schweren Erkältung Anns vorzeitig eingestellt werden mußte. Kurz darauf wurde jedoch zufällig ein jahrelanger Betrug aufgedeckt. Ann war es regelmäßig mit Hilfe ihrer Tochter ermöglicht worden, zu essen und zu trinken. Bei der ersten Untersuchung im Jahre 1808 hatte das Mädchen das Gesicht ihrer Mutter täglich mit einem in Fleischsaft, in Milch oder in eine Kräutermischung getränkten Tuch abgewischt. Auch hatte sie ihrer Mutter beim Küssen Nahrung übergeben. Ann konnte einer gerichtlichen Verfolgung entgehen, weil sie vor dem Untersuchungsausschuß ein Geständnis ablegte. Damit waren der Ruhm und die Einnahmequelle der »fasting woman« aus Tutbury dahin. Des Glanzes und der Mittel beraubt, verließ sie nach einigen Monaten ihren Wohnort. Das letzte, was man von ihr vernahm, war, daß sie wegen Diebstahls im Gefängnis saß ... (184, 202).

Bei dem bekannten »Welsh fasting girl« Sarah Jacob aus Llethernoryadd-ucha in Süd-Wales kam der Betrug auf sehr bittere Art und Weise ans Licht. Sie war erst zehn Jahre alt, als im Jahre 1867 ihre zweijährige Fastenzeit begann. Wegen der Ungläubigkeit, die ihr besonders die Mediziner entgegenbrachten, drängte der ortsansässige Pfarrer auf eine nähere Untersuchung. Es wurde ein Ausschuß von Leuten aus der Umgebung gebildet, die sie einer mehrtägigen Beobachtung unterzogen. Als dieser Ausschuß zu dem Schluß kam, daß von Betrug nicht die Rede war, stieg ihr Ruhm ins Unermeßliche, und sie bekam den Ruf einer »miraculous faster«. Es gab jedoch wiederum heftige Diskussionen, als Dr. Fowler, der Vizevorsitzende der Hunterian Society, in der ›Times‹ vom 7. September 1869 sie einen Fall von »simulative Hysteria« nannte. Der Aufruhr, den dies auslöste, war für einige Ärzte und andere ein Anlaß, eine zweite, diesmal streng reglementierte Untersuchung einzuleiten. Es wurden vier erfahrene Krankenschwestern aus dem Guy's Hospital angestellt, die Sarah vierzehn Tage lang genau im Auge behalten sollten. So lange hielt Sarah es jedoch nicht aus. Bereits nach einigen Tagen wurde ihr Zustand sichtbar schlechter, und nach einer Woche schwebte sie sogar in Lebensgefahr! Von verschiedenen Seiten wurde den Eltern jetzt nahegelegt, die Untersuchung einzustellen, aber sie weigerten sich. Sie glaubten, Gott würde ihre Tochter am Leben erhalten und ihr verschlechterter Zustand habe nichts mit dem Nahrungsmangel zu tun. Außerdem hatten sie sich geschworen, daß sie ihre Tochter niemals zum Essen zwingen würden. Auf dramatische Weise wurden sie mit der Wahrheit konfrontiert: Nach acht Tagen der Untersuchung, am 17. Dezember 1869, starb das »Welsh fasting girl« nachmittags um halb vier. Aufgrund der Untersuchung und des Ergebnisses der Leichenschau kam man zu dem Schluß, daß das Mädchen regelmäßig heimlich gegessen haben mußte (153, 160).

Derartige Entlarvungen wurden nicht leicht genommen. Wer an das »Wunder« geglaubt hatte, fühlte sich natürlich hereingelegt und veralbert. Dazu kam, daß man der Schwindlerin und ihren Handlangern, außer der Vortäuschung eines Wunders, auch Betrug aus einem verwerflichen Streben nach Aufmerksamkeit und aus Gewinnsucht vorwarf. Solche Affären wurden als absichtlicher Volksschwindel betrachtet und nicht selten gerichtlich verfolgt. Das entlarvte Mädchen und seine Handlanger, wenn vorhanden, wurden manchmal zu einer schweren Strafe verurteilt. Im Fall der Sarah Jacob hatte der Tod des Mädchens eine Welle der Empörung ausgelöst. Man beschuldigte diejenigen, die solch eine grausame und sinnlose Untersuchung veranlaßt hatten, und Sarahs Eltern, die ihrem sterbenden Kind die lebenswichtige Nahrung vorenthalten hatten. Unter dem Druck der öffentlichen Meinung wurde ein Strafverfahren eingeleitet. Der Richter erklärte Sarahs Eltern der betrügerischen Handlung für schuldig, wobei sie nicht einmal davor zurückgeschreckt seien, das Leben ihrer Tochter aufs Spiel zu setzen. Der Vater wurde zu einem Jahr und die Mutter zu sechs Monaten Zwangsarbeit verurteilt. Die hohen Prozeßkosten hatten die Eltern ruiniert, und ihr Bauernhof wurde gepfändet. Da nicht bewiesen werden konnte, daß die Ärzte des Untersuchungsausschusses etwas anderes getan hatten, als den vier Krankenschwestern Ratschläge zu erteilen, wurden sie freigesprochen.

Auch in anderen Betrugsfällen wurden schwere Strafen verhängt. Als eine zweite ausführliche Untersuchung um 1800 aufdeckte, daß die zweijährige Nahrungsenthaltung der Anna Maria Kienker aus Osnabrück nichts als Betrug war, wurde sie mit sechs Monaten in einer Besserungsanstalt bestraft. Außerdem wurde sie zu einer Stunde Schandpfahl verurteilt, mit einem Schild versehen, auf dem »Volksbetrügerin« geschrieben stand. Die Eltern und der Bruder wurden der Beihilfe für schuldig erklärt und ebenfalls verurteilt (30). Auch eine Frau aus Antwerpen, die dem Volk vorgetäuscht hatte, viele Jahre ohne Essen und Trinken zu leben, mußte dafür büßen. Barfuß und mit einem weißen Hemd bekleidet, wurde sie im Jahre 1736 auf einen Schinderkarren gestellt. In Begleitung mehrerer Gesetzesdiener und in Gegenwart einer großen Menschenmenge wurde sie mit einer Kerze in der Hand zu den wichtigsten Kirchen von Antwerpen gefahren. Dort mußte sie vor den Türen niederknien und Gott und die Justiz um Vergebung bitten, woraufhin sie wieder ins Gefängnis gefahren wurde (167). Verglichen mit dem, was Margaretha Ulmer nach ihrer Entlarvung im Jahr 1546 geschah, war dies jedoch eine Kleinigkeit. Ihre mitschuldige Mutter wurde gefoltert, erdrosselt und verbrannt. Margaretha kam mit dem Leben davon. Man durchbohrte »nur« ihr Gesicht mit einem glühenden Stück Eisen, und danach wurde sie für den Rest ihres Lebens in einen Kerker geworfen ... (167). Nicht immer reagierte man so wütend auf die Entlarvung eines Wundermädchens. Manchmal wurde der Schwindel einfach vertuscht, wie es einige der folgenden Fälle nahelegen.

Margaretha Weiss, das Wundermädchen von Roed

Im 16. Jahrhundert war eine der Sensationen ein Mädchen, das sich seit seinem zehnten Lebensjahr weigerte, zu essen und zu trinken. Ihr Ruhm muß groß gewesen sein. Verschiedene Flugschriften und Traktate von angesehenen Medizinern wurden zu ihren Lebzeiten über sie veröffentlicht (163, 182). Ein Dichter und mehrere Künstler befaßten sich mit ihr, und sogar der deutsche König ließ sie zu sich kommen (155). Anhand eines Berichts aus dem Jahre 1542, den der Leibarzt König Ferdinands I., Gerardus Bucoldianus, verfaßt hat, läßt sich das Schicksal dieses Wundermädchens rekonstruieren (150).

Im Jahre 1529 wurde in dem kleinen Dorf Roed (Roth) bei Speyer Margaretha Weiss geboren. Im Alter von zehn Jahren bekam sie während der Weihnachtstage Kopf- und Bauchschmerzen. Zur selben Zeit fing sie an, weniger zu essen, und auch ihr Stuhlgang verringerte sich. Nach dem Weihnachtsfest aß das Mädchen überhaupt nichts mehr, und ihr Stuhlgang hörte auf. Die Schmerzen dauerten bis ins neue Jahr, und während der Fastenzeit fingen ihre Hände und Füße an, steif zu werden. Der besorgte Vater brachte sie schließlich zu einer alten Frau in einem nahegelegenen Dorf, die wegen ihrer heilkundigen Fähigkeiten sehr angesehen war. Sie gab den Rat, bestimmte Kräuter zu kochen und Margaretha zweimal täglich in dem Sud baden zu lassen. Die Behandlung blieb jedoch achtzehn Tage lang erfolglos. Darum wandten die Eltern sich an eine andere Frau, die mit verschiedenen Arzneien handelte. Diese empfahl andere Kräuter für die Bäder. Vier Wochen später hatte nur die Steifheit in Margarethas Händen und Füßen nachgelassen. Nach der Osterzeit weigerte sie sich auch noch, trotz des trockenen, heißen Sommers von 1540, zu trinken.

Wie die verschiedenen Versuche der Obrigkeit, sie auf die Probe zu stellen, zeigen, erzeugte ihr sonderbares Fasten nicht nur Ehrfurcht und Respekt. Im Jahre 1541 wurde Margaretha auf Veranlassung des Bischofs von Speyer zehn Tage ständig beobachtet, ohne daß man sie des Betrugs überführen konnte. Einige Monate danach ließ der Vogt von Schloß Kiseleck das Mädchen zu sich kommen, um sie einer genaueren Untersuchung zu unterwerfen. Als sie jedoch fünf Tage lang alle Nahrung verweigerte, schickte er sie wieder nach Hause. Der Bischof von Speyer, der anscheinend annahm, daß es sich bei ihrem Fasten um Teufelswerk handelte, unternahm schließlich einen vergeblichen Versuch, sie durch Exorzismus zu heilen. Der Chronikschreiber Philippus Simonis aus dem frühen 17. Jahrhundert, der über diesen Vorfall berichtet, äußerte zu Margarethas Reaktion: »Da hat das Mägdlin den Bischof wol greß angesehen (wie es dann von Natur ein greß Gesicht het). Aber nichts ferrers gevolgt« (155).

Im Februar 1542 wurde in Speyer der Reichstag abgehalten, wobei auch König Ferdinand I. anwesend war. Er hörte schon bald von dem Wundermädchen aus Roed, und er beschloß, sie und ihren Vater zu sich kommen zu lassen. Ihre Geschichte erstaunte ihn und sein adliges Gefolge so sehr, daß er seinen Leibarzt Bucoldianus beauftragte, den Fall näher zu untersuchen. Margaretha zog daraufhin zu dem Arzt. Dort wechselte sie ihre alte Kleidung gegen neue, die ihr der König geschenkt hatte, bestimmt auch unter dem Verdacht eines eventuellen Betrugs. Danach wurde sie von dem königlichen Kammerdiener Hans Grave aus Wien streng beaufsichtigt. Er hatte den Auftrag, sie keinen Moment aus den Augen zu lassen.

Während der Untersuchung unternahm Bucoldianus verschiedene Versuche, das manchmal weinende Mädchen zum Essen zu überreden. Aber obwohl der Arzt hierfür Speisen benutzte, »mit welcher solch alter leichtlich zu laden ist«, gelang es ihm nicht. Nach zwölf Tagen wurde die Untersuchung eingestellt. Noch immer hatte sie »keiner sach weniger begir... dan essens und trinckens«, aber ihre körperliche Verfassung war nach wie vor gut, und auch ihr Verhalten wurde als normal bezeichnet: Sie »wandlet / redt / weindt / lacht / und thut als / was nach gelegenheit zeit unnd orts / sollichs alters pflegt zuthon. / Aber doch hat sie in solcher langer zeit / weder gessen noch truncke / dessgleiche weder harn noch wust des bauchs von yr gelasse.« Nachdem König Ferdinand ihr noch einige Geschenke gemacht hatte, schickte er sie »nit one verwunderung« wieder nach Hause.

Was dann aus Margaretha geworden ist, bleibt unklar: Das verfügbare historische Material ist an dieser Stelle widersprüchlich. Einem Zeitgenossen der Margaretha zufolge, dem italienischen Philosophen Simone Porta (Porzio oder Portio; 1497–1554), hatte sie nach der Untersuchung wieder angefangen zu essen und zu trinken, wenn auch nur sehr wenig. Wie er sagt, hat sie diese Lebensweise bis zum Augenblick seines Schreibens – um 1550 – beibehalten (141). Auch verschiedene Quellen aus dem 16. und dem 17. Jahrhundert berichten, daß Margaretha sich nur bis zu ihrem dreizehnten Lebensjahr aller Nahrung enthalten hat (152, 204). Es sind aber Zeichnungen von dem deutschen Maler Hans Baldung Grien (1484/85–1545) erhalten geblieben, auf denen Margaretha Weiss abgebildet sein soll. Zu diesen Zeichnungen heißt es in einer Handschrift aus dem 17. Jahrhundert: »Dises ist die Contrafactur des Jenig Maidli so in zeh Jahren nichts gessen« (169, 174). Wenn wir davon ausgehen, daß Baldung tatsächlich dieselbe Margaretha abgebildet hat, und wenn wir der später hinzugefügten Handschrift glauben können, dann muß das Wundermädchen noch bis zu seinem einundzwanzigsten Lebensjahr (1550) ohne Essen und Trinken gelebt haben.

Der holländische Arzt Stalpart van der Wiel (1620–1702) lehnte allerdings beide Möglichkeiten ab. Seiner Ansicht nach war sie nur eine Betrügerin. In einer ausführlichen Abhandlung über langfristige Nahrungsenthaltung gibt er eine kurzgefaßte Beschreibung einer Margaretha von Spiers, die mit dem Bericht von Bucoldianus übereinstimmt. Im Gegensatz zum Letztgenannten berichtet Stalpart aber von einem Betrug und zählt Margaretha zu den »falschen Geschichten« (278). Seiner Meinung nach blieb der Betrug lange Zeit unentdeckt, bis man feststellte, daß sie mehrere Kuchen in den Saum ihres Rocks genäht hatte. Außer in Stalparts Werk wird diese Feststellung nirgends bestätigt. Im Gegenteil: Margaretha war auch viele Jahre nach ihrem Tod noch eine Berühmtheit. Obwohl das Volk sich schon bald anderen Sensationen zugewandt hatte, verwiesen gelehrte Ärzte bis weit ins 17. Jahrhundert auf das sonderbare Fasten der »puella Spyrensis«. Keiner von ihnen erwähnte jemals irgendeine Art des Betrugs.

Das vermeintliche Fasten der Barbara Kremers aus Unna

Neben der Margaretha Weiss erregte im 16. Jahrhundert die langfristig fastende Barbara Kremers aus Unna in Westfalen mindestens ebensoviel Aufsehen. Johan Wier, der berühmte Arzt des 16. Jahrhunderts, der als Bekämpfer des Hexenwahns und Begründer der modernen Psychiatrie in die Geschichte eingegangen ist, berichtet ausführlich über dieses zehnjährige Wundermädchen. Wier sträubte sich gegen die Leichtgläubigkeit und den Hang zu Wundern vieler seiner Zeitgenossen. Im Jahre 1577 veröffentlichte er ›De Commentitiis Jejuniis‹ – ›Über das vermeintliche Fasten‹ –, in dem er seine Skepsis angesichts der vielen Geschichten über »Fastenwunder« äußerte (204). Er stritt die Legenden langfristig fastender Eremiten und Heiliger nicht ab, aber er war argwöhnisch, wenn derartige übernatürliche Phänomene normale Menschen überkamen. Er wußte sich in dieser Ansicht dadurch bestärkt, daß verschiedene solcher »Wunder« sich bei näherem Hinsehen als Betrug erwiesen hatten. Diese Skepsis veranlaßte ihn, persönlich eine Untersuchung des Wundermädchens aus Unna einzuleiten. Wir werden hier seinem lebhaften und scharfsinnigen Bericht folgen.

Wegen der Vermählung seiner ältesten Tochter befand sich der Herzog Wilhelm von Kleve im August 1573 auf dem Weg nach Königsberg. Zu der Reisegesellschaft gehörte auch sein Leibarzt Johan Wier. Während der Reise unterhielt man sich häufig über Wunder, und wiederholt wurde dabei ein Mädchen aus Unna erwähnt, das ein Jahr lang weder gegessen noch getrunken haben sollte und dennoch kerngesund blieb. Wier glaubte diesem Gerücht nicht so recht, und er nahm sich vor, sich dieses Wundermädchen nach Beendigung der Reise näher anzusehen. Gegen Ende des Jahres 1573 begab er sich nach Unna, wo er das Mädchen vorfand, das mit seiner Mutter, seinem Stiefvater und seiner zwölfjährigen Schwester Elsa zusammenlebte. Barbara war damals zehn Jahre alt, sah aber älter aus. Ihrer Mutter zufolge hatte das Wunder mit einer Krankheit angefangen, die besonders zwischen dem 25. März und dem 12. Mai sehr schlimm gewesen war. Während dieser Zeit nahm sie nur etwas Wein, Bier oder Milch zu sich, und bis zum 24. Oktober sprach sie keinen Ton mehr. Nachdem sie sich erholt hatte, hatte sie, der Mutter zufolge, nichts mehr gegessen und getrunken, weder uriniert noch defäkiert. Die Mutter pries ihre Tochter wegen ihrer Frömmigkeit und wies darauf hin, daß Barbara von mehreren adligen und gelehrten Herren untersucht worden war, um festzustellen, ob Betrug im Spiel sei. Dann untersuchte Wier sie selbst. Er stellte fest, daß sie gesund aussah, ihr Bauch jedoch stark eingefallen war. Die Mutter gab an, daß Barbaras Nabel schon seit ihrer Geburt gleichsam mit der Wirbelsäule verwachsen war. Als Wier das Mädchen aber an dieser Stelle untersuchen wollte, entwand es sich laut weinend seinen Händen.

Barbara war zu jener Zeit sehr berühmt. Wier berichtet, daß die Besucher herbeiströmten, um sie mit eigenen Augen anzusehen, und nicht selten ließen sie Geld und Geschenke zurück. Grafen und adlige Damen erwiesen ihr die größte Ehre, und sie wurde Herzog Wilhelm und seinem Gefolge vorgestellt. In einem gesiegelten Schreiben erklärte die Stadtverwaltung von Unna, daß das Mädchen für die Dauer von neun Tagen beobachtet worden war und daß sich das Wunder als wahr erwiesen hatte. Nichtsdestotrotz erklärte Wier jedem, der es hören wollte, daß der ganzen Sache Lügen und Betrug zugrunde lagen. Er war erstaunt darüber, daß das Mädchen trotz seiner langfristigen Nahrungsenthaltung noch so gut aussah. Der Mensch, so meinte er, werde von Wärme am Leben erhalten, und wenn man keine Nahrung zu sich nähme, um das Verbrannte zu ersetzen, dann müßte das Leben erlöschen.

Im April 1574 begaben sich die Eltern mit Barbara und ihrer Schwester zum Hof des Herzogs von Kleve. Sie baten ihn, eine Urkunde auszustellen, aus der hervorgehen sollte, daß Barbara seit dreizehn Monaten nichts gegessen oder getrunken, weder uriniert noch defäkiert hatte. Diese Gelegenheit nutzte Wier, um den Herzog zu bitten, dieses Wunderkind für einige Zeit in seinem Haus beobachten zu dürfen. Der Herzog gab ihm drei Wochen Zeit für eine Untersuchung. Um sich die Mitarbeit der Familie Kremers zu sichern, gab Wier Barbara ein Geschenk, und er erfüllte die Bitte der Eltern, das Mädchen in Begleitung seiner Schwester dort zu lassen. Damit die Eltern Barbara nicht mit Essen vollstopfen konnten, so daß sie es leicht einige Tage ohne Nahrung ausgehalten hätte, ließ Wier die beiden Mädchen am nächsten Tag gleich bei ihm bleiben, während die Eltern nach Unna zurückkehrten.

Wier ließ Barbara und Elsa vollkommen freie Hand. Sein Personal hatte er angewiesen, so zu tun, als ob man gar nicht auf die Mädchen achte. Barbara wurde noch am selben Tag erwischt. Nach dem Abendessen blieb Wiers Gemahlin Henrica noch in der Küche und döste unter dem Vorwand einer durchwachten Nacht vor sich hin. In der Annahme, sie schliefe, nahm Barbara einen großen Becher Bier vom Tisch und trank einige kräftige Schlucke daraus. Etwas später beobachteten Diener, wie Elsa ihr ein Stückchen Apfel zusteckte und Barbara draußen vor der Regentonne eine große Pfütze machte und etwas später im Garten defäkierte. Am zweiten Tag wurde sie erneut beim Biertrinken erwischt. Am dritten Tag aß sie in der Küche heimlich ein Stück Roggenbrot, versteckte ein Stück Brot unter ihrem Kleid und trank wiederum einen Schluck Bier. Als Henrica das Mädchen zu dem, was sie und das Personal während der letzten Tage beobachtet hatten, zur Rede stellte, leugnete Barbara alles kalt ab. Wier wollte kein Drama daraus machen und beschloß, alle Nahrungsmittel wegzuschließen. Am nächsten Tag kam Barbara mit einem verzogenen Gesicht und ausgetrockneter Zunge zu Wier und sagte, sie fühle sich krank. Als man erneut in sie drang, gestand sie alles, und ihre Schwester wurde als Beihelferin entlarvt. Danach bekam das Wunderkind aus Unna schnell wieder Appetit. Noch in derselben Woche saß sie an Wiers Tisch und aß. Auch die Krücken, die sie immer zum Gehen benutzt hatte, brauchte sie nicht mehr, nachdem Wier ihr den Rücken mit gewöhnlichem Öl eingerieben hatte.

Als der Herzog von den Ereignissen bei Wier erfuhr, wollte er die Familie Kremers schwer bestrafen. Doch nachdem Wier ein gutes Wort für sie eingelegt hatte, wurden die Mädchen nur mit einer Nachricht für den Magistrat wieder nach Hause geschickt. Dieser wurde vom Herzog gemahnt, beim nächsten Mal etwas weniger leichtgläubig zu sein und die Mädchen »in der Gottesfurcht« zu unterrichten. Außerdem ordnete der Herzog an, daß alle Schriftstücke über das »Wundermädchen« öffentlich verbrannt wurden. Wier nannte dies die »lustige Katastrophe dieser Komödie«. Barbara selbst gab den Ereignissen eine andere Wendung: »Die Barbara, nach Unna zurückgekehrt, änderte weder das Fell noch den Sinn. Allen erzählte sie, allerdings habe sie vorher das Fasten so viele Monate ausgehalten, sei nun aber durch Doctor Weyers Tränklein so hergestellt, daß sie jetzt mit Gottes Gnade wieder Hunger empfinden und essen könne; auch das kräftige Einhergehen sei wieder möglich geworden durch die vorzüglichen Einreibungen, die derselbe Arzt angeordnet habe« (149).

Eva Vliegen, »das verlogene Weib«

Neben der entlarvten Barbara Kremers gab es auch das Wundermädchen Eva Vliegen, mit Spitznamen Bessie von Moers, am Niederrhein. Sie erregte mit ihrem langen Fasten zu Anfang des 17. Jahrhunderts Aufsehen, und sogar nach ihrem Tod blieb sie unvergessen. Bis ins 19. Jahrhundert war sie eine der Attraktionen in einer Art Panoptikum, dem Oude Doolhof in Amsterdam. Zwischen den Wachsfiguren des Herzogs von Alba und eines »lebensgroßen Chinesen aus dem mächtigen Königreich von China« hatte auch Eva einen Platz erhalten. Sie saß auf einem vergoldeten Holzthron und wurde dem Publikum als »das verlogene Weib«, das behauptete, zweiunddreißig Jahre lang nichts gegessen zu haben, vorgestellt (161). Zur Belustigung des Publikums bewegte sich dann der Arm der Figur, als wolle sie sich Brotkrumen vom Mund wischen. Die Jugend muß sich damals vor Lachen ausgeschüttet und gerufen haben: »Sie kleiben ihr noch am Mund!« Wer war die Frau, die das Volk jahrhundertelang als Betrügerin amüsierte?

Gegen Ende des 16. Jahrhunderts wurde das Gerücht verbreitet, daß es in der Ortschaft Moers eine junge Frau gäbe, die weder aß noch trank. Diese Eva Vliegen kämpfte schon seit ihrer Jugend gegen verschiedene Leiden (145, 171). Im Alter von neunzehn Jahren, 1594, fing sie an, ihren Appetit zu verlieren und immer weniger zu essen. Drei Jahre enthielt sie sich aller Nahrung (142, 143). Im Jahre 1599 konnte die Gräfin von Moers sie dazu überreden, eine Kirsche zu essen. Daraufhin wurde Eva jedoch so krank, daß man um ihr Leben bangte. Nach einiger Zeit erholte sie sich wieder, doch als die Ärzte ihr einen Löffel Milch verschrieben, war sie einfach nicht imstande, diesen einzunehmen. Genau wie die von Plinius beschriebene Astoni lebte sie angeblich nur von Blumenduft (176). Sie war sehr gläubig und behauptete, sie werde alle zwei Tage bei Sonnenaufgang von einem funkelnden Licht umgeben, wobei ihr Mund mit einer honigsüßen Speise befeuchtet werde. Außerdem bekam sie häufig Offenbarungen und sagte verschiedene, später eingetretene Ereignisse voraus. Dies alles hielt sie selbst für eine »Gunstbezeigung des Himmels« (216).

Nicht zuletzt weil ihre calvinistischen Glaubensgenossen dieses herrliche Wunder mit großem Lärm verbreiteten, wurde Eva sehr berühmt. Tausende kamen von überall her, besuchten sie und steckten ihr eine kleine Summe zu. Zu den Besuchern gehörten auch Adlige, unter anderen die Gräfin von Moers und die Gräfin Elisabeth von der Pfalz. Nachdem Eva von ihrem jahrelangen Fasten berichtet hatte, gab die Pfalzgräfin der Wirtin, bei der Eva wohnte, einhundert Gulden. Sie wollte Eva noch mehr zustekken, doch das Mädchen lehnte ab. Sogar der holländische Prinz Maurits besuchte Eva zweimal, als er sich in der Gegend aufhielt.

Aber genausowenig wie ihren vielen Schicksalsgenossinnen wurde Eva nur ergebene Bewunderung zuteil. Der eine meinte, sie sei eine Hexe, und der nächste glaubte, sie sei vom Teufel besessen. Ein Dritter glaubte zwar, daß sie so lange gefastet hatte, wollte sich jedoch nicht zu der Frage äußern, ob ein guter oder ein böser Geist dahinterstekke. Auch der Stadtpfarrer Konrad Velthuizen hatte seine Zweifel. Er nahm Eva aus diesem Grund zwölf Tage bei sich auf und ließ sie während der ganzen Zeit genau beobachten. Als keiner sie eines Betrugs überführen konnte, war auch Velthuizen davon überzeugt, daß es sich um ein Fastenwunder handelte, und er wurde ein eifriger Verteidiger Evas. Das Wunder erregte auch die Aufmerksamkeit des berühmten deutschen Chirurgen Guilhelmus Fabricius Hildanus oder Wilhelm Fabry von Hilden (1560–1634). Dieser Arzt hatte ein besonderes Interesse für derartige Fastenwunder, und da er eine Veröffentlichung über das Thema plante, stattete er ihr im Jahre 1612 einen Besuch ab. Nach Fabricius war sie eine gläubige Frau von mittelgroßer Gestalt, die blaß aussah und niedergeschlagen dreinblickte. Ihre Magerkeit war auffallend: Die Bauchdecke berührte nahezu die Wirbelsäule. Seit geraumer Zeit hatte sie weder defäkiert noch uriniert, und selbst ihre Menstruation war ausgeblieben. Fabricius' Ansicht nach weinte Eva viel, und er stellte fest, daß sie keineswegs »durchtrieben« war und immer bei frommen, gottesfürchtigen Leuten gelebt hatte (216).

Zwei Jahre später berichtet eine Flugschrift ausführlich über Evas Tod (146). Danach soll sie nach einem Besuch der Pfalzgräfin zehn bis zwölf Wochen krank gewesen sein. Sie hatte dann die Nachbarn zu sich gerufen, die in ihrem Zimmer »ein großes Licht« erblickten. Die Nachbarn hatten sofort den Prediger geholt, und erneut war eine »große Helligkeit« erschienen, die die Umstehenden so erschreckt hatte, daß sie ohnmächtig wurden. Eva hatte daraufhin erzählt, ihr sei ein Engel erschienen, der ihr mitgeteilt habe, daß Gott die Sünden der Menschheit nicht länger ertragen könne und sie – außer, wenn man sich noch schnell bekehrte – mit einem »großen Sterben« bestrafen werde. Zu denjenigen, die an ihrer Geschichte zweifelten, habe Eva gesagt: »Glaubt mir dann durch die Zeichen, die Gott euch offenbaren wird.« Danach habe sie nicht mehr gesprochen, und am 1. März 1614 sei sie gestorben.

War dies das dramatische Ende eines einst berühmten Wundermädchens? Im Gegenteil, ihre Geschichte ging ganz anders, wenn auch nicht weniger dramatisch zu Ende!

Fabricius gibt uns den ersten Hinweis darauf, daß das Flugblatt von 1614 Unwahrheiten enthält. Er berichtet, daß Eva im Jahre 1619 noch lebte. Dazu zitiert er einen Brief von dem Sohn des Gottschalk Monheim, Apotheker in Düsseldorf, aus dem Jahre 1625, in dem steht, daß die »Tochter zu Moers immer noch lebt, ohne Speise und Trank« (216). Zwei spätere Quellen bestätigen nicht nur, daß sie tatsächlich noch lebte, sondern berichten auch, wie die Geschichte sich letztendlich aufgeklärt hat. Nachdem sie dreißig Jahre lang behauptet hatte, daß sie nichts äße oder tränke, und viele Zeitgenossen davon überzeugen konnte, wurde sie schließlich doch des Betrugs überführt. Wie das geschah, berichtet uns der Dichter-Mediziner Nicolaes van Wassenaer (1571/72–1629). Es fing alles an, als Besucher im Juni 1628 den Gestank von Fäkalien rochen. Die örtliche Behörde wurde daraufhin benachrichtigt, und diese sandte tatsächlich zwei oder drei Frauen, die Eva ständig genau beobachten sollten. Schon bald bat Eva um ein wenig Buttermilch, die sie offenbar schon seit zwei Jahren zu sich nahm. Dies erstaunte alle zutiefst, und man beschloß, ihre Wohnung zu durchsuchen. Man fand dort Butter, Käse, Honig und andere Eßwaren, von denen Eva jedoch behauptete, sie seien für die Armen bestimmt. Da man dies nicht gerade glaubwürdig fand, suchte man weiter, und da entdeckte man auch, daß Eva schon seit vielen Jahren defäkiert haben mußte. Sie wurde daraufhin verhaftet (201).

Die ›Courante uyt Italiën ende Duytschlandt‹ vom 24. Juni 1628 berichtet: »In Moers ist eine Frau verhaftet worden, Eva Vlieghen genannt, die dem Volk dreißig Jahre lang vorgetäuscht hat, daß sie nichts äße, und obwohl man genau darauf geachtet hat – sowohl die Gräfin wie Prediger und andere Leute –, konnte man keinen Betrug feststellen, bis durch das Sterben einer Frau, die ihr viele Jahre heimlich dabei geholfen hat, an den Tag kam, daß sie bereits Tausende von Menschen betrogen hatte« (154). Wie es dem »Weib aus Moers« danach ergangen ist, ist nicht bekannt. Jedenfalls ist sie nicht ohne Grund jahrelang als »verlogenes Weib« ein Bestandteil des Panoptikums in Amsterdam gewesen.

Noch spät im 19. Jahrhundert gab es Mädchen, die mit ihrem Fasten Verwunderung und Aufmerksamkeit erregten. Noch lange Zeit hielten manche Mediziner jahrelange gänzliche Nahrungsenthaltung zwar für unbegreiflich, aber nicht unmöglich, und sie konzentrierten sich in erster Linie auf die Frage, ob die Wundermädchen sich des Betrugs schuldig machten oder nicht. In der kleinen nordamerikanischen Stadt Horicon erregte beispielsweise 1859 das »living miracle« Betsy Hays große Aufmerksamkeit. Diese achtundzwanzigjährige Mutter von zwei Kindern hatte, wie es hieß, schon zwei Jahre nichts mehr gegessen oder getrunken. Obwohl die State Medical Society sie bei ihrer alljährlichen Versammlung als einen der erfolgreichen Fälle von Betrug abgetan hatte, beschloß der Arzt L. E. Whiting, sie persönlich zu besuchen. Nach seinem Besuch war er fest davon überzeugt, daß für einen Betrug keinerlei Motiv vorlag (203).

Auch nachdem der Begriff »Anorexia nervosa« im Jahre 1873 in die medizinische Fachliteratur eingeführt worden war und die Nahrungsenthaltung als ein anerkanntes klinisches Syndrom galt, verschwand das Phänomen der Wundermädchen nicht ganz. Obwohl viele Verhaltensweisen dieser Mädchen in die medizinische Beschreibung des neuen Syndroms gepaßt hätten, erschienen in Fachzeitschriften verschiedene Beiträge über »fasting girls«, ohne daß dabei auf Anorexia nervosa oder ein anderes Syndrom verwiesen wurde. Der Arzt James Dougal beschreibt beispielsweise in zwei Beiträgen seine Befunde im Fall der vierzehnjährigen Christina Marshall, die bis zu ihrem Tod im Jahre 1882 monatelang nahezu nichts gegessen hatte. Er verliert jedoch kein Wort über eine mögliche Diagnose, geschweige denn, daß er sie einen Fall von Anorexia nervosa nennt. Wohl fühlt er sich verpflichtet zu erwähnen, daß ihre Eltern wohlhabend seien, ihre Integrität über jeden Zweifel erhaben sei und er von den Nachbarn nie etwas über heimlich zugesteckte Nahrungsmittel vernommen habe (157, 158). Im Fall der Mollie Fancher aus New York, »the Brooklyn enigma«, die vierzehn Jahre ununterbrochen gefastet haben soll, sagte ihr behandelnder Arzt Speir zu einem Journalisten: »Der Fall beraubt alle existierenden medizinischen Theorien der Grundlage und ist einfach mirakulös« (166).

Trotzdem hatte sich die Lage für die Wundermädchen im Laufe des 19. Jahrhunderts erheblich verschlechtert. Die meisten Ärzte waren inzwischen davon überzeugt, daß extrem lange Nahrungsenthaltung unmöglich ist. Die Theorien über das sogenannte »wundersame Fasten«, wonach der Betroffene von Gottes Gnade oder – ein wenig irdischer – von Luft lebt, wurden als überholt betrachtet. Für die Mehrheit der Ärzte waren die Fastenwunder aus der Welt geschafft. Mediziner nahmen die Geschichten darüber auch kaum noch ernst. Das »Wunder« widersprach einfach den mittlerweile erworbenen wissenschaftlichen Kenntnissen auf dem Gebiet des Hungerns und wurde deshalb nicht akzeptiert. Die logische Folge dessen war, daß die mehrtägige Beobachtung eines Wundermädchens für immer der Vergangenheit angehörte. Es gab dafür nicht nur keinen Anlaß – es war ja unmöglich –, die Mitwirkung bei einer solchen Untersuchung hätte dazu noch den Eindruck vermitteln können, der Ärztestand schenke den Behauptungen der Wundermädchen Glauben.

Dennoch waren die Ärzte in einem einzigen Fall gezwungen, bei einer mehrtägigen Untersuchung mitzuwirken. Im Fall der Sarah Jacob ergriffen zunächst zögernde Ärzte die Initiative zu einer solchen Untersuchung, um festzustellen, ob die Nahrungsenthaltung wahr sei. Andere Ärzte waren der Meinung, daß jahrelanges absolutes Fasten aus wissenschaftlichen Gründen unmöglich sei, und begrüßten die Untersuchung, weil sie den Leichtgläubigen mit ihrem immer noch vorhandenen Wunderglauben den unwiderlegbaren Beweis eines Betrugs liefern würde. Die von jeher erprobte Methode in solchen Fällen, die mehrtägige Beobachtung, war das einzige Mittel, das den Ärzten blieb, um allen Spekulationen ein Ende zu setzen. Eine lohnende Aufgabe war dies nicht mehr. Sollte der Mediziner unverhofft keinen Betrug feststellen können, hätte ihn das zweifelsohne zum Gespött seiner Kollegen gemacht. Sollte er das Gegenteil beweisen, hätte er damit in den Augen vieler Ärzte nur das bestätigt, was jeder schon wußte. Von der Frage, ob das lange Fasten den Tatsachen entsprach, hatte man sich den klinischen Merkmalen des Phänomens und seiner wirksamsten Therapie zugewandt. Es erschienen zahlreiche Veröffentlichungen über langfristiges Fasten als pathologisches Phänomen. Durch diese Entwicklung wurden auch die Verhaltensweisen der Wundermädchen von den meisten Ärzten als »pathologisch« bezeichnet. Obwohl langfristige Nahrungsenthaltung für unmöglich gehalten wurde, mußten die Ärzte doch zugeben, daß manche Patientinnen tatsächlich lange Zeit von extrem geringen Mengen leben konnten. Eine solche Lebensweise, verbunden mit dem Bedürfnis vorzugeben, man enthalte sich aller Nahrung, wurde von nun an als krankhaft betrachtet.

Sarah Jacob, »the Welsh fasting girl«, wurde bereits in dem Kapitel ›Das Wunder auf die Probe gestellt‹ erwähnt. Im Jahre 1867, im Alter von zehn Jahren, fing Sarah an, sich für die Dauer von zwei Jahren aller Nahrung zu enthalten. Sie wurde dadurch im ganzen Land bekannt. Dann fragte ein Geistlicher in einem Brief an eine örtliche Zeitung, ob es nicht an der Zeit sei, die Angelegenheit näher zu untersuchen. Einige Leute aus der Gegend stimmten dem zu und unterzogen Sarah im Frühjahr 1869 einer mehrtägigen Beobachtung. Ihr Ruhm stieg ins Unermeßliche, als diese Untersuchung keinen Betrug an den Tag brachte. Es gab jedoch wieder Diskussionen, als der Arzt Robert Fowler das Ergebnis anzweifelte und Sarah einen Fall von »simulative hysteria« nannte. Es kam schließlich im Dezember desselben Jahres zu einer zweiten Untersuchung, die mit Sarahs Tod ein dramatisches Ende nahm. In einer der wichtigsten englischen medizinischen Zeitschriften, ›The Lancet‹, wird in der Ausgabe vom 27. Februar 1869 der oben erwähnte Brief auf folgende, etwas herablassende Weise zitiert: »Ab und zu begegnet man leichtgläubigen Menschen. Ein sehr bemerkenswertes Exemplar dieser Sorte ist ein Pfarrer aus Wales, der Prediger aus Llanfihangel-ar-Arth, wo immer das auch sein mag. Der Prediger schreibt an ›The Welshman‹ und bittet die Leser um ihre Aufmerksamkeit für einen ›außerordentlichen Fall‹ – von Leichtgläubigkeit seinerseits, nehmen wir an.« Danach folgen einige Abschnitte aus dem Brief des Geistlichen. Einen Monat später, als die erste mehrtägige Untersuchung gerade stattfand, kritisierte ›The Lancet‹ die Form dieser Beobachtung. Die Zeitschrift war der Meinung, daß »diese guten Menschen eine sehr indirekte, kostspielige und unbefriedigende Art der Untersuchung gewählt hatten«. Es wäre viel besser gewesen, wenn man Sarah in das örtliche Krankenhaus gebracht hätte, in einen abgeschlossenen Raum, und ihr alle Kontakte mit Bekannten und Besuchern untersagt hätte, meinte die Redaktion.

Am 1. Mai 1869 erscheint erneut ein Kommentar zu dem »Wunder« aus Wales. Aus diesem geht hervor, daß der zuvor erwähnte Pfarrer sich von der Reaktion auf seinen eingesandten Brief verletzt fühlte. Er hatte ein zweites Schreiben an eine örtliche Zeitschrift geschickt, in dem er seinen Unwillen darüber äußerte. Der Pfarrer nennt den verantwortlichen Redakteur von ›The Lancet‹ darin den »pope-editor« (!) und die Medizin die »ungewisseste und unerwachsenste aller Wissenschaften«. Daraufhin entgegnet ›The Lancet‹ ein wenig gehässig, wie es wohl möglich sei, daß der Pfarrer als Protestant nichts von den Wundergeschichten der Katholiken wissen wolle, während der Fall Sarah Jacob doch damit gut vergleichbar sei. Unter Bezugnahme auf die Ergebnisse aus einer »weniger schwachen und unerwachsenen Wissenschaft« wie der Chemie und anhand des Beispiels des »fasting girl« aus Tutbury, Ann Moore, weist die Zeitschrift darauf hin, daß es »einer großen Anzahl von Tatsachen unterschiedlicher Art widerspreche«, so lange Zeit ohne Nahrung am Leben zu bleiben. Es wird noch einmal wiederholt, daß es für eine Untersuchung, bei der alle möglichen Fehlerquellen ausgeschlossen sein sollen, besser sei, Sarah in einem Krankenhaus unter die Aufsicht eines Mediziners zu stellen. Über die zuvor durchgeführte Untersuchung, die inzwischen fast einen Monat zurücklag und bei der kein Betrug festgestellt werden konnte, wird kein Wort verloren ...

Einige Monate später, am 18. September 1869, bezieht sich ›The Lancet‹ zustimmend auf den Brief von Dr. Fowler in ›The Times‹, in welchem dieser Sarah einen Fall von »simulative hysteria« nennt. Es wird darauf hingewiesen, daß »perversions of volition« wie die der Hysterie bei Kindern absolut nicht ungewöhnlich seien. Zum dritten Mal wird gesagt, wie die richtige Handlungsweise in einem solchen Fall aussieht: Krankenhausaufenthalt in einem gesonderten Zimmer unter medizinischer Aufsicht. Innerhalb einer Woche hätte dann das ganze Mysterium ein Ende, und sie hätte sich bald wieder soweit erholt, daß sie das walisische Schaffleisch mit Genuß verspeisen könnte. Die Frage, die sich jetzt stelle, sei die, ob die Dummheit und Selbstsucht der Eltern wie in diesem Fall erlaubt sei, die ihrem Kind »die Rückkehr zu Glück und Gesundheit« versperre. Als die zweite und entscheidende Untersuchung schon zwei Tage läuft, schreibt ›The Lancet‹ am 11. Dezember 1869: »Wir dürfen endlich hoffen, daß die Behauptungen, die in diesem Fall aufgestellt wurden, auf die richtige Weise überprüft werden und die Wahrheit derselben oder das Gegenteil festgestellt wird.« Ohne auf das Ergebnis vorgreifen zu wollen, so meint die Zeitschrift einigermaßen tendenziös, seien mehrere solcher Fälle bekannt, aber keiner von ihnen beruhe auf einem wissenschaftlich befriedigenden Beweis.

Nach neun Tagen der Beobachtung stirbt Sarah Jacob am 17. Dezember 1869. Doch die bittere Ironie des Falls will, daß ›The Lancet‹ diese Nachricht zu spät erhält und einen Tag nach Sarahs Tod noch berichtet: »Natürlich sind alle notwendigen Vorkehrungen für den Fall, daß das Mädchen Anzeichen der Erschöpfung zeigen sollte, getroffen, und die Krankenschwestern haben spezielle Instruktionen, ihr stärkende Mittel und Nahrung zu verabreichen, je nach Empfehlung des Arztes, der an dem Tag Dienst hat.« Eine Woche später ist die zuvor geäußerte Zuversicht hinsichtlich der Untersuchung völlig verschwunden. Der Schluß, zu dem ›The Lancet‹ gekommen ist, steht über dem Artikel ›Ausgehungert‹. Sarah Jacob wird das elende Opfer ihrer eigenen Wahnvorstellungen und ihres Aberglaubens, der Unwissenheit und des Betrugs ihrer Angehörigen genannt. Der Kommentator berichtet von einem Gefühl der Empörung und der Beschämung, als »diese Geschichte einer grausamen Demonstration dessen, was keines Beweises bedurfte«, bekannt wurde.

Für ›The Lancet‹ steht fest, daß Sarah verhungert ist, und es wird ungeheuerlich genannt, daß so etwas im 19. Jahrhundert geschehen konnte. Das Mädchen sei zweifelsohne das Opfer eines »krankhaften Willens« geworden und einer hysterischen Abneigung gegen alle Nahrung, die durch alles, was um sie herum geschah, in solch einer Form aufrechterhalten wurde, daß sie sogar die Lebensinstinkte verdrängte. Daß Sarah vor der Untersuchung daran gewöhnt war, Nahrung zu sich zu nehmen, dürfte wohl allen klar sein: »Von Anfang an, sobald wir von diesem sogenannten ›Wunder‹ erfuhren, haben wir nicht gezögert, es als eine grobe Art des Betrugs zu bezeichnen. Jeder Wissenschaftler weiß, daß die Annahme, die Temperatur und die Gewebebildung könnten ohne Siechtum und körperliche Veränderung erhalten bleiben, eine Absurdität war, die allen bekannten Gesetzen und der Erfahrung widersprach. Der einzige medizinische Aspekt von Bedeutung in diesem Fall hätte die Heilung des Kindes sein sollen, und zwar hauptsächlich mit ›moralischen Mitteln‹, die auf einer Krankenhausstation, in die das Mädchen schon vor langer Zeit hätte eingewiesen werden sollen, mühelos angewandt werden können.« ›The Lancet‹ ist ganz zuversichtlich, daß dieser Fall eingehend untersucht werden wird, denn daß jemand Sarah auf betrügerische Art mit Nahrung versorgen konnte, ist über jeden Zweifel erhaben. Der redaktionelle Kommentar schließt mit den Worten: »Die praktische Lehre ist klar – die Medizin sollte sich in keiner Weise, ob direkt oder indirekt, mit der Untersuchung von welch absurden Geschichten auch immer befassen, die von Zeit zu Zeit der Unwissenheit, dem Betrug oder dem Aberglauben entspringen. Das Opfer dieses Kindes sollte eindeutig genug sein, um alle künftigen Versuche zu einem solchen Betrug unter Strafe zu stellen.«

Zweifelsohne wurde der Ton dieses Kommentars teilweise durch den Aufruhr, den Sarahs Tod auslöste, bestimmt. Die an der Untersuchung beteiligten Ärzte sowie Sarahs Eltern waren nach Meinung der Öffentlichkeit für Sarahs Tod verantwortlich. Wahrscheinlich war ›The Lancet‹ aus dem Grund geneigt – und aufgrund der redaktionellen Blamage kurz nach ihrem Tod –, sich mehr von der Affäre zu distanzieren, als es der Fall gewesen wäre, hätte die Geschichte ein weniger dramatisches Ende gefunden. Warum hätte die Zeitschrift die durchgeführte Untersuchung sonst »eine grausame Demonstration dessen, was keines Beweises bedurfte« nennen und das ärztliche Eingreifen damit mißbilligen sollen, während sie eine derartige Untersuchung zuvor eher befürwortet hatte? Obwohl das Urteil über den Fall Sarah Jacob jetzt, da der Ausgang bekannt war, etwas bestimmter ausfiel als zuvor, muß anerkannt werden, daß ›The Lancet‹ den Berichten aus Wales von Anfang an skeptisch gegenüberstand. Bemerkenswert ist, daß ›The Lancet‹ Sarahs Verhalten vor ihrem Tod kaum mit irgendeinem Krankheitsbild in Verbindung bringt. Man ist anscheinend noch zu sehr mit der Frage beschäftigt, wie sich ein Betrug beweisen läßt. Erst nach ihrem Tod spricht die Zeitschrift unverblümt von einem »krankhaften Willen« und einer hysterischen Nahrungsaversion.

Merkwürdigerweise fehlt jedoch eine ausführliche Betrachtung der medizinischen Aspekte des Falls. In einem Kommentar zu Sarahs Tod in ›The Medical Times and Gazette‹ vom 25. Dezember 1869 kommen letztere besser zur Geltung. Auch hier überwiegt die Empörung über das Ereignis. Dem Kommentator zufolge haben »verrückte Menschen« sich von sensationellen Berichten leiten lassen und einen Ausschuß gebildet, um den Fall näher zu untersuchen. Die Sache sei ebenso ein Schandfleck, als wenn eine Frau aufgrund der Wasserprobe wegen Hexerei verurteilt werde. Das »arme hysterische Kind« sei nicht die Hauptschuldige, aber es sei wohl klar, daß sie in den Jahren zuvor Nahrung zu sich genommen habe. Die Tatsache, daß sie dies leugnete, sei nur das allgemeine Symptom einer hysterischen Krankheit. Daß sie bei ihrem Betrug unterstützt wurde, findet ›The Medical Times and Gazette‹ nicht sehr überraschend angesichts der vielen »sightseers«, die ihr Geld und Geschenke anboten. Am tadelnswertesten findet die Zeitschrift die studierten Herren und »professional persons« aus der Umgebung, die sie nicht als Fall von Hysterie betrachteten, sondern eher ihren Ruf eines lebendigen Wunders bestätigten. Für den Kommentator ist die Sache relativ einfach: »Hätte ein Arzt den Eltern schon zu Anfang mitgeteilt, daß vorgegebene Nahrungsenthaltung eine bekannte Erscheinung der Hysterie und daß die angemessene Behandlung das Einführen einer Sonde in den Magen oder in das Rektum sei, um sie auf diese Art zu ernähren, und hätte er auf der Ausführung dieser Vorschrift bestanden oder, im Falle des Widerstands, die Macht eines Richters in Anspruch genommen, dann wäre dem armen Mädchen das Leben vielleicht gerettet worden.«

Die Auffassung, daß Sarah Jacob an einer Form der Hysterie litt – zu Ende des 19. Jahrhunderts ein bekannter Begriff –, wurde in weiten medizinischen Kreisen anerkannt. Im Jahre 1890 wurde Sarah beispielsweise in ›The British Medical Journal‹ unter Bezugnahme auf den bekannten französischen Neurologen Charcot ein Fall von »hysteria major« oder »hystero-epilepsy« genannt. W. J. Collins vertritt die Auffassung, daß Sarahs »morbid mental basis« die Ursache der Anorexia nervosa – damals für manche Mediziner noch eine Form der Hysterie – gewesen sein könnte. Er verweist dabei auch auf »andere berüchtigte Fälle von quasi-religiöser Art«, denn natürlich entgehen auch andere Wundermädchen nicht dem Streben der Ärzte, dieses Phänomen zu vereinnahmen (388). Das geht auch aus einer Reaktion auf einen Brief an ›The Medical Times and Gazette‹ vom 20. März 1869 hervor, in dem ein Mediziner aufgrund seiner Befunde im Fall Sarah Jacob fragt, ob die Leser einen ähnlichen Fall kennen und ob es einem menschlichen Wesen möglich sei, auf diese Weise so lange zu überleben. Die Zeitschrift meint dazu belehrend, der Briefschreiber solle sich klarmachen, daß es verschiedene Beispiele von hysterischen Mädchen gäbe, die vortäuschten, ohne Nahrung zu leben, aber daß genaue Beobachtung das Mysterium immer geklärt habe.

Im Jahre 1876 berichtet Dr. R. Sephton über »the fasting girl in Lancashire«, Ellen Sudworth, die von 1871 an lange Zeit nur von Suppe und Milchpudding gelebt hat. Sephton berichtet, daß er sie immer als einen Fall von Hysterie betrachtet hatte, der zur Genesung hauptsächlich »moral treatment« – das, was heute mit »Psychotherapie« bezeichnet wird – und »discipline« brauchte. ›The British Medical Journal‹ äußert in einem kurzen Kommentar, daß Sephton ganz recht habe, sie als Hysterikerin zu behandeln. Alle ähnlichen Fälle hätten zu dieser Kategorie gehört (193). Auch das »Market Harborough fasting girl«, Martha White, das von April 1874 bis zu seinem Tod im Dezember 1877 nichts mehr gegessen haben soll, wird von J. A. Campbell – genau wie Sarah Jacob – als Fall von »hysterical insanity« bezeichnet. Dem Autor zufolge kann jemand, der grundlos seine Gesundheit und sein Leben gefährdet, indem er sich aushungert, keinen gesunden

Geist haben. Eine entsprechende medizinische Behandlung ist nach seiner Ansicht in diesem Fall die einzige Möglichkeit (151).

Im Jahre 1879 legt der angesehene amerikanische Arzt William A. Hammond (1828–1900) die »wahre Natur« der Fastenwunder dar (166). In Fällen wie denen der Sarah Jacob und Mollie Fancher handelte es sich seiner Meinung nach um nichts anderes als Hysterie. Hysterische Frauen seien in der Lage, relativ lange ohne Nahrung auszukommen, aber meistens werde die Dauer von ihnen stark übertrieben. Letzteres sei seines Erachtens gerade ein wesentlicher Bestandteil der Hysterie: »Der Hang zu simulieren und zu betrügen ist ebenso ein Symptom von Hysterie wie Schmerz von Pleuritis.« Die Hysterikerin kann ebensowenig wie andere Kranke für ihr Verhalten verantwortlich gemacht werden. Seine Behauptung, Mollie Fancher hätte mit ihrer jahrelangen Nahrungsenthaltung betrogen, solle demnach auch nicht als Angriff auf ihre Integrität ausgelegt werden: »Andere Frauen, die ebenso moralisch waren wie sie, haben sich unter Einfluß der Hysterie der gröbsten Formen des Betrugs schuldig gemacht.« Nach Hammond folgten noch viele, die rückblickend eine ähnliche Auffassung zu den Wundermädchen äußerten.

Was zuvor noch Betrug genannt wurde, erklärte man jetzt also zum pathologischen Phänomen, bei dem betrügerisches Verhalten ein Symptom war. In der zweiten Hälfte des 19. Jahrhunderts gelangte man zu der Erkenntnis, daß die Behauptungen der Wundermädchen kaum ernst zu nehmen waren. Ihre Versuche, irrezuführen, wurden jedoch nicht mehr als bewußte Volkstäuschung ausgelegt, sondern als Folgen einer Störung. Heimliches Essen, zuvor noch der Beweis eines gewöhnlichen Betrugs, wurde jetzt als Symptom gedeutet, als krankhafte Verhaltensweise, die in das klinische Bild der Hysterie paßte und für die die Kranke nicht verantwortlich gemacht werden konnte. Zunächst mit der Entlarvung der Fastenwunder durch medizinische Beobachtung und später vor allem durch die Interpretation des Phänomens als Krankheitsbild hatte das Zeitalter der »Medizinalisierung« der Wundermädchen begonnen. Als einmal feststand, daß die verlogene Behauptung, jahrelang zu fasten, einer krankhaften Störung entsprang, war dies kein Fall mehr für die Justiz, sondern für die Medizin.

Es dürfte einleuchten, daß die Bedingungen, unter denen sich Mädchen als »Wunder« darstellen konnten, durch die »Medizinalisierung« immer schlechter wurden. Auch der gutgläubige Teil des Publikums, der sich gern an Wundern erfreute, wurde immer kleiner und ließ sich in zunehmendem Maße von den Auffassungen der Mediziner überzeugen. Die gelungene Inanspruchnahme des Fastenwunders durch die Medizin bedeutete auch das Ende dieses Phänomens. Ein Wunder regt jedermanns Phantasie an, während ein krankes Mädchen nichts Besonderes ist. Anstelle der Verwunderung erregt es höchstens Mitleid. Durch diese Entwicklung sind die Wundermädchen von einst um die Jahrhundertwende zu Patientinnen geworden, deren Verhalten jetzt klinisch gedeutet wird. Wie zwei Jahrhunderte zuvor die »Besessenheit« von den Medizinern zum »Leiden« erklärt worden war, so wurde das »Wunder« im 19. Jahrhundert zur »Krankheit«. Am Anfang dieses Jahrhunderts wurden die Überprüfungen und die gerichtlichen Verfolgungen der Wundermädchen endgültig von medizinischen Diagnosen und Therapien verdrängt.

5. Hungerstreikende, lebende Gerippe und Hungerkünstler

Das Phänomen der Wundermädchen, das während der frühen Neuzeit eine Blütezeit erlebte, gehörte ab der zweiten Hälfte des 19. Jahrhunderts der Vergangenheit an. Mädchen, die langfristig fasteten, wurde jetzt eine pathologische Störung bescheinigt; sie litten an einer »neuen Krankheit«: Anorexia nervosa. Dieser Entwicklung zufolge wurde das langfristige Hungern größtenteils, jedoch noch nicht gänzlich dem Gebiet der Medizin zugeordnet. Verschiedene Formen konnten sich dieser Entwicklung zunächst noch entziehen. Hier ist an erster Stelle das Phänomen des Hungerstreiks zu nennen, welches Ende des 19. Jahrhunderts in Erscheinung trat. Obwohl Obrigkeit und Mediziner den Hungerstreik in manchen Fällen als »krankhaft« betrachteten, handelt es sich hierbei nicht um eine Krankheit. Die gestörte körperliche Verfassung des Hungerstreikenden ist Folge einer eigenen, zielbewußten Entscheidung, für die er voll verantwortlich ist. Häufig ist der Hungerstreik das letzte Mittel des Machtkampfes einer Person, die sich machtlos fühlt und dies häufig genug auch ist. Mit der Nahrungsverweigerung will sie Verhandlungen oder zumindest Aufmerksamkeit für ihre schwache Position oder problematische Lage erzwingen. Das Selbstaushungern ist in diesem Fall eine Form des öffentlichen Protests oder der öffentlichen Anklage gegen Situationen, die als unrechtmäßig oder ungerecht erfahren werden, wie Kampf- oder Haftumstände, Entscheidungen oder Sanktionen der Obrigkeit, Gerichtsverhandlungen und vieles mehr (220).

Der Hungerstreik ist im Hinblick auf seine Häufigkeit und seine Popularität hauptsächlich ein Phänomen des 20. Jahrhunderts. Die Geschichte verzeichnet jedoch schon früher vergleichbare Formen des Protests. Tertullian berichtet bereits von Lycurgus, der sich zu Tode hungerte, weil man seine Gesetze verändern wollte. Im Mittelalter fasteten die heilige Clara von Assisi und Cicely de Rygeway (oder Ridgway) aus Protest gegen die Obrigkeit. Die erstgenannte drohte, zusammen mit anderen, nichts mehr zu essen, wenn der Papst sich weigerte zu predigen. Die zweite wurde 1357 des Mordes an ihrem Ehemann beschuldigt. Als sie vor Gericht das Schweigen wahrte, wurde sie verhaftet. In ihrer Zelle verweigerte sie vierzig Tage lang Essen und Trinken, woraufhin der König sie begnadigte.

Ein kurioser Fall ereignete sich im späten 18. Jahrhundert. Im Jahre 1773 verliebte sich die dreiunddreißigjährige Marie-Joseph Dahl aus dem französischen Disonguin in den Sohn eines Bauern, für den sie arbeitete. Der Bauer, der sie für eine schlechte Partie hielt, meinte spaßeshalber: »Marie, wenn du ohne Hilfe in drei Tagen dieses Kornfeld mähst, werde ich dir meinen Sohn geben.« Die Frau schuftete Tag und Nacht wie eine Besessene und schaffte es tatsächlich. Als sie aber dahinter kam, daß sie betrogen worden war, blieb sie elf Jahre lang bis zu ihrem Tode zusammengekauert sitzen und verweigerte alle Nahrung. Wie so viele Hungerstreikende der heutigen Zeit konnte auch sie sich nicht der Zwangsernährung entziehen: Man brach ihr drei Zähne aus dem zugebissenen Kiefer, und durch diese Öffnung flößte man ihr mit Honig angereichertes Wasser ein (247).

Am bekanntesten ist jedoch der Hungerstreik für gesellschaftliche oder politische Ziele. Eine frühe Form des politischen Massenprotests war die Nahrungsverweigerung der Kolonisten aus den amerikanischen Staaten Massachusetts und Virginia im Jahre 1774, um ihrem Zorn über die Haltung der Engländer Ausdruck zu verleihen. Eine der ersten Hungerstreikenden in der neueren Zeit war die Russin Vera Figner, die im Jahre 1889 gegen die Anordnungen des Gefängnisdirektors protestierte, indem sie die Nahrung verweigerte. Während der ersten Jahrzehnte unseres Jahrhunderts war der Hungerstreik das Streitmittel der Anti-Militaristen, die damit dagegen protestierten, daß sie wie Verbrecher zu Gefängnisstrafen verurteilt wurden. Im selben Zeitraum gingen auch die Suffragetten, die Verfechterinnen der Frauenemanzipation, häufig zum Hungerstreik über. Dies machte vor allem in England Schlagzeilen, als die Amtsgewalt versuchte, den Hungerstreik durch Zwangsernährung gewaltsam zu brechen.

Sehr bekannt wurden politisch motivierte Hungerstreikende wie Terence McSwiney, der irische Freiheitskämpfer und Bürgermeister von Cork, der sich im Jahre 1920 in vierundsiebzig Tagen zu Tode hungerte, und Mahatma Gandhi, der in den dreißiger Jahren durch den Hungerstreik als Form des gewaltlosen Protests gegen die Vorherrschaft der Engländer und für die Unabhängigkeit Indiens kämpfte (225, 232). Sie bildeten nur die Vorhut einer langen Reihe von Menschen in der ganzen Welt, die den Hungerstreik als letztes Druckmittel anwandten und von denen manche nie öffentlich bekannt wurden. Vor allem in den letzten zwei Jahrzehnten wurde diese Kampfmethode häufig gewählt. Tausende von Menschen sollen in diesem Zeitraum ihre Zuflucht zu diesem Mittel genommen haben. Inzwischen vergeht kaum eine Woche, in der die Medien nicht von irgendeinem Hungerstreikenden berichten, obgleich nur noch wenige Schlagzeilen machen.

Neben dem Hungerstreik gab es zwei bizarre Formen des Amüsements, die die Magerkeit und die Nahrungsverweigerung zunächst noch dem direkten Einflußbereich der Mediziner entziehen konnten. Besonders im späten 19. Jahrhundert erschienen in der Welt des Variétés sogenannte »lebende Gerippe« und »Hungerkünstler«. Auf Jahrmärkten und später im Zirkus und in Vergnügungsparks konnte man sie gegen Bezahlung bestaunen, wobei die ersteren ihre extreme Magerkeit und die zweiten ihr außergewöhnliches Hungern zu Geld machten. Bei diesen Attraktionen erscheint vor allem der Hungerkünstler als moderne Variante der Wundermädchen von einst. Beide wurden ja berühmt durch ihr unvergleichliches Fasten, und für beide bildete dies eine Einkommensquelle. Außerdem mußte der Hungerkünstler genau wie die Wundermädchen gegen Skepsis ankämpfen, die sich in beiden Fällen als nicht unbegründet herausstellte und manchmal zu gerichtlichen Verfolgungen führte.

Trotzdem gibt es ausreichende Gründe, die Hungerkünstler von den Wundermädchen zu unterscheiden. War bei den Wundermädchen die Ursache oder das Motiv für ihr langes Fasten oft von Geheimnissen umgeben, so machte der Hungerkünstler keinerlei Hehl aus seinen kommerziellen Absichten. Für einen optimalen Gewinn beschäftigte er einen Impresario oder einen Manager, und im Gegensatz zu den Wundermädchen, die selten aus der Abgeschlossenheit ihres Wohnraums herauskamen, zeigte er sich am liebsten dort, wo er sich der Aufmerksamkeit und der Einkünfte gewiß war. Einen scharfen Kontrast zu den Fastenwundern bildete allerdings die Tatsache, daß es sich bei den Hungerkünstlern fast ausschließlich um Männer handelte. Ein Wundermädchen gab außerdem oft vor, es faste jahrelang, doch die Hungerkünstler hatten sich der zunehmenden Skepsis angepaßt und beschränkten die Dauer ihrer Vorstellung auf einige Wochen. Auch die Reaktion des Publikums war bei beiden unterschiedlich. Außer aus einer gehörigen Portion Neugier besuchte das Publikum die Wundermädchen vor allem, um sich zu verwundern, während sich unter den Zuschauern der Hungerkünstler hauptsächlich Bewunderung ausbreitete. Das Hungern der Wundermädchen war ein Wunder Gottes, das der Hungerkünstler war eine außergewöhnliche Leistung!

Noch bis ins 20. Jahrhundert hinein sollten diese säkularisierten und versachlichten Nachfolger der Wundermädchen ihre Hungerkunst oder extreme Magerkeit gegen Bezahlung zur Schau stellen. Von einzelnen Ausnahmen abgesehen, verschwanden sie nach 1930. Nicht nur die Konkurrenz anderer Unterhaltungsformen – Film, Fernsehen – verdrängte sie, die verbesserte Sozialpolitik sorgte auch dafür, daß sie sich nicht länger gezwungen sahen, ihren Lebensunterhalt als »Kuriosität« zu verdienen. Außerdem hielt man sie für krankhaft gestörte und behinderte Menschen, deren Zurschaustellung ethisch nicht länger vertretbar war. Damit ist der Untergang dieser beiden eigenartigen Unterhaltungsformen bereits in groben Zügen geschildert. Nachfolgend schildern wir die besseren Zeiten beider Spektakel, wobei wir mit den »lebenden Gerippen« beginnen.

Magerkeit als Volksbelustigung

Die Artisten, die als »lebende Gerippe« angekündigt wurden, hungerten zumeist nicht. Im Gegensatz zu den Hungerkünstlern lag ihre Anziehungskraft ausschließlich in ihrer extremen Magerkeit. Einzig ihr bis auf die Knochen ausgezehrter Körper wurde im 19. Jahrhundert als atemberaubende Attraktion präsentiert, die man gegen Bezahlung besichtigen konnte. Das Publikum verspürte genügend Neugier, Sensationslust und Spaß am Makabren, um sich zu ihrer »Besichtigung« hinreißen zu lassen.

Der erste bekannte Fall von außergewöhnlicher Magerkeit, der öffentlich zur Schau gestellt wurde, wird in einer Flugschrift von 1620 erwähnt: »Der kranck/oder krumme Tischler zu Ynssprugg/welcher uber das fünffzehende Jahr in unerhörter Schwachhait ligt/und noch allhie lebendig zusehen ist« (206). Aus der Beischrift geht hervor, daß es sich um den fünfzigjährigen Wolfgang Gschaidter handelte. In der Tiroler Flugschrift wird er als Symbol der Stadt Innsbruck dargestellt, und der Leser wird aufgefordert, ihn bei der örtlichen Kirche zu besuchen und mit Almosen zu versehen. Im 17. Jahrhundert konnte die Magerkeit zwischen anderen »Naturwundern«, jedoch auch in der weltlicheren Umgebung des Jahrmarkts besichtigt werden. Ein Gedicht des Holländers Constantijn Huygens (1596–1687) beschreibt, was der Jahrmarkt in dieser Hinsicht zu bieten hatte. Neben einem Mädchen ohne Arme, das mit seinen Zehen nähen konnte, einem Zwerg und einer Mißbildung mit einem übergroßen Kopf erwähnt er einen stark abgemagerten, bärtigen Knecht, der »oft einen guten Durst hatte« (224).

Anscheinend wurde die Zurschaustellung extrem Abgemagerter erst im 19. Jahrhundert einigermaßen beliebt. In dieser Zeit waren sie Bestandteil einer bunten Sammlung von Attraktionen auf Jahrmärkten – und später in Zirkussen und Vergnügungsparks. Als »lebende Wunder der Natur« hatten sie einen Platz neben Akrobaten, Zauberkünstlern, Bauchrednern, Feuerschluckern, Clowns, Quacksalbern, Wahrsagerinnen und Jahrmarktspielen wie »Katzenknüppeln« und »Aalziehen«. Neben Spielarten der Natur wie Riesen, Zwergen, übermäßig Dicken, Frauen mit zwei Gesichtern, Männern mit drei Händen und siamesischen Zwillingen lockten auch bis auf die Knochen abgemagerte Menschen viele Schaulustige an.

Zu den berühmtesten lebenden Gerippen aus der ersten Hälfte des 19. Jahrhunderts gehörte Claude Ambroise Seurat (214, 233). Dieser »homme anatomique« kam 1797 im französischen Troyes zur Welt. Anfangs unterschied ihn nichts von den anderen Kindern, doch mit zunehmendem Alter zeigte sich die Magerkeit immer deutlicher. Er wurde sowohl in Frankreich wie in England und Holland vorgeführt. Wie es ihm 1825, während einer Tournee durch England, erging, schildert ein englischer Zeitgenosse: »Als er den Schauraum betrat, erfüllten seine gebeugte Haltung, seine fleischlosen Glieder, seine eingefallenen Augen, sein mageres Gesicht usw. die Seele des Publikums mit dem Gedanken, daß er sich soeben nach langer Zeit vom Krankenbett erhoben hatte oder gar von dem Ort auferstanden war, von dem keiner wiederkehrt.« Der Verfasser berichtet, er sei so mager gewesen, daß beim Sprechen oder Singen sein Herzschlag sichtbar gewesen sei. Manche Mediziner behaupteten sogar, Seurat sei durchsichtig gewesen, wenn man bei Dunkelheit eine Kerze hinter ihn stellte! Er soll 1,67 Meter groß gewesen sein und sechsunddreißig Kilogramm gewogen haben und trotzdem »gänzlich frei von irgendwelchen körperlichen Qualen« gewesen sein.

Eine Untersuchung des Schädels durch Dr. Wood, anscheinend ein Phrenologe, ergab, daß verschiedene Organe vollkommen entwickelt und funktionstüchtig waren. Im positiven Sinn stellten sich besonders »das Organ des Geschlechtstriebs«, das des »Muts« und der »Tonsinn« heraus; von einem Mangel an »verständigen Fähigkeiten« war nicht die Rede. Seurat nahm zweihundert bis dreihundert Gramm Nahrung am Tag zu sich, wobei er solche Speisen bevorzugte, die nur eine geringe Betätigung der Kaumuskeln verlangten. Seine Muskelkraft war so verringert, daß er zum Essen den Kopf zum Teller bringen mußte. Beim Trinken mußte seine Stiefmutter ihm helfen. Den mit Wasser verdünnten Wein und dunkles Bier schlürfte er: Bei einem kräftigen Schluck wäre er vermutlich erstickt ... Während der Vorführung dessen, was der Schreiber als »dieses unbegreifliche, unbeschreibliche, unvergleichliche Wesen« bezeichnet, war Seurat nur mit einem Lendentuch bekleidet, das auf die Bitte eines wissenschaftlichen Forschers auch noch entfernt wurde. Fragen des Publikums beantwortete er unbefangen und lebhaft. Wenn die Neugier des Publikums gestillt und der Schock des ersten Anblicks überwunden war, wurde manch einer von tiefem Mitleid erfüllt, »denn dieses arme Geschöpf ist nahezu ausgeschlossen von jeder Anteilnahme an den Genüssen des Lebens und wie zu einem lebendigen Tod verdammt« (207).

Fünf Jahre nach seiner Reise durch England ließ Seurat sich auch auf dem Botermarkt in Amsterdam besichtigen. Gegen Bezahlung, die zwischen fünfzehn Cents für den billigsten Rang und fünfzig Cents für den teuersten schwankte, konnte man ihn von morgens um zehn bis abends um elf Uhr in einem Zelt bestaunen. Um die Neugier zu wecken, ohne Ekel zu erregen, meldete eine Zeitungsanzeige: »Seine Gebeine sind völlig vom Fleisch entblößt, doch ist dies nicht grauenhaft, man kann ihn unbeschämt besichtigen, auch die Damen.« Ein Besucher schreibt unter diesen Text: »Ich hatte mir eine mißgebildete Kreatur vorgestellt, doch ich fand ihn rein, und sein Gesicht hat nichts Abschreckendes, im Gegenteil, es hat eine gesunde Farbe, er spricht in Gegenwart der Zuschauer. Er wiegt, so sagt man, siebzehn holländische Pfund.« Im Jahre 1833 ging sein merkwürdiges Leben zu Ende (228).

Zur selben Zeit erregte in Amerika das lebende Gerippe Calvin Edson Aufsehen. Er wog nur dreißig Kilogramm, was er einem Flugblatt zufolge der Tatsache zuschrieb, daß er in der Nacht nach der Schlacht bei Plattsburgh im Jahre 1812 auf feuchtem Boden geschlafen hatte. Edson und Seurat hatten zahlreiche Nachfolger. In der zweiten Hälfte des 19. Jahrhunderts erregte der Amerikaner Isaac Sprague alias »the original thin man« Aufmerksamkeit. Dieser ehemalige Schuster und Krämer kam 1841 zur Welt und verlor im Alter von zwölf Jahren plötzlich stark an Gewicht, ohne daß dafür eine Ursache erkannt wurde. Nach einiger Zeit wog er nur noch sechsundzwanzig Kilogramm. Später, als er zum berühmten Spektakelimperium von P. T. Barnum gehörte, wurden er und viele seiner Kollegen von zahlreichen Ärzten zu näheren Untersuchungen eingeladen. Der einstimmigen Diagnose zufolge litt Sprague an einer »außergewöhnlich progressiven Muskelatrophie«. Diese hinderte ihn allerdings nicht daran, wie ein höchst erstaunter Zeitgenosse feststellte, eine Nahrungsmenge zu verzehren, die für einen Riesen ausgereicht hätte.

Ein anderes bekanntes lebendes Gerippe amerikanischer

Abstammung war James W. Coffey. Jahrelang zog er mit Zirkussen durch Europa und Amerika, wobei er aufgrund seiner eleganten Erscheinung – er trug einen enganliegenden Anzug mit Weste, Krawatte und Zylinder – angekündigt wurde als »the skeleton dude«, »das Dandy-Gerippe«. Er besaß einen gesunden Appetit und muß kerngesund gewesen sein (215). Im Gegensatz zu den vorgeführten Dikken waren die zur Schau gestellten Mageren zumeist Männer. Eines der wenigen weiblichen lebenden Gerippe war die Amerikanerin Emma Schiller aus einem kleinen Ort in Louisiana. Ein Büchlein aus dem Jahre 1890, das dem Publikum verkauft wurde zum kommerziellen Nutzen der Künstlerin, beschreibt ihren sonderbaren Lebenslauf (208). Nach einer unproblematischen Jugend brachte sie kurz vor ihrem zwanzigsten Geburtstag sechsundsechzig Kilogramm auf die Waage. Nur wenig später verlor sie plötzlich schnell an Gewicht, bis sie nach zwei Jahren nur noch knapp vierundzwanzig Kilogramm wog – bei einer Größe von 1,63 Meter. Die zahlreichen, teilweise »hervorragenden« Ärzte, die sie einer Untersuchung unterzogen, standen vor einem Rätsel. Die »wonderful little woman« beschloß, sich selbst eingehend mit dem Problem zu befassen, zog verschiedene medizinische Werke zu Rate und kam zu dem Schluß, daß eine strenge Diät die Lösung sein müsse. Die sehr stärkemehlhaltige Nahrung, die sie dann zu sich nahm, verschlimmerte die Probleme jedoch. Momentan, so sagt das Buch, habe sie ihre sogenannte »progressive Muskelatrophie« durch Willenskraft unter Kontrolle. Noch immer hoffe sie, daß sie mit Gottes Gnade von dieser Qual genesen werde und sich einst dem Publikum als »the fleshy old lady« anstatt als »the greatest of all living skeletons« präsentieren könnte.

Auch in Europa gab es im 19. Jahrhundert mehrere außergewöhnlich Magere, die in die Fußstapfen Seurats und Edsons traten. So war in der Mitte des vorigen Jahrhunderts auf dem Jahrmarkt in Amsterdam der »geflügelte Mann oder das lebende Gerippe« Pierre Joseph Lefebvre zu besichtigen. Um seine Magerkeit noch mehr herauszustellen, wurde er zusammen mit dem außergewöhnlich dikken Mädchen aus Marken, Geertje Kaars, vorgeführt. Ein anderes Beispiel, das das häufig recht tragische Leben dieser Künstler verdeutlicht, ist der Franzose Dominique Castagna (1869–1905), der »Mumienmensch« genannt wurde. Bereits im Alter von zwei Jahren zeigte sich bei ihm die Magerkeit, und zehn Jahre später hörte er auf zu wachsen. Als Erwachsener war er 1,45 Meter groß und dreiundzwanzig Kilogramm schwer. Neben seinen schmächtigen Körperproportionen war er außerdem durch ein häßliches, vogelhaftes Gesicht verunstaltet. 1896 zeigte sich Castagna erstmals gegen Bezahlung vor Publikum. Er litt jedoch sehr unter seiner Erscheinung, die von vielen als abstoßend empfunden wurde, und als er auch noch von seinem Freund und Manager verlassen wurde, nahm er sich 1905 in einem Hotel in Lüttich das Leben.

Obwohl das Phänomen zu Anfang des 20. Jahrhunderts anscheinend den Höhepunkt überschritten hatte, präsentierten sich noch danach verschiedene Magere dem Publikum. Neben dem Amerikaner Harry Lewis mit dem Spitznamen »Shadow Harry« war in den zwanziger Jahren das lebende Gerippe Pete Robinson auf Coney Island in New York ein Kassenschlager. Dieser neunundzwanzig Kilogramm schwere Mann war mit Bunny Smith verheiratet, die nicht weniger als zweihundertvierunddreißig Kilogramm auf die Waage brachte. Solche Ehen zwischen extrem dünnen Männern und sehr dicken Frauen kamen häufiger vor. Obwohl sie häufig aus Reklamegründen geschlossen wurden, war das bei Mr. und Mrs. Robinson keineswegs der Fall. Die beiden verband sowohl zärtliche Liebe als auch geschäftliches Interesse. Jahrelang traten sie zusammen im Zirkus und auf Coney Island auf, wo sie eine erfolgreiche Tanznummer vorführten. 1932 spielte Pete neben Zwergen, einer bärtigen Frau, einem siamesischen Zwilling und einer Frau ohne Arme eine Rolle in dem amerikanischen Spielfilm ›Freaks‹ von Tod Browning (215, 243).

Hieraus sollte man nicht folgern, daß die lebenden Gerippe von dem neuen Medium profitierten und gar eine neue Bühne gefunden hätten. Im Gegenteil: Bereits seit der Jahrhundertwende fanden die »Freakshows« in der aufkommenden Filmindustrie eine eher gefürchtete Konkurrenz. Zunehmend mußten sie vor dieser neuen Unterhaltungsform kapitulieren, das Showspektakel verlagerte sich von Zirkus und Jahrmarkt in die Kinos. In Europa kam die Bedrohung durch den Nationalsozialismus hinzu, der solche »Untermenschen« verabscheute. In Deutschland war ihre öffentliche Zurschaustellung ohne eine medizinische Bescheinigung ihrer geistigen und körperlichen Gesundheit regelrecht verboten. Nach dem Zweiten Weltkrieg unternahm ein trauriger Rest von »Freaks«, der die Schrecken des Krieges überlebt hatte, noch einen Versuch, den vergangenen Ruhm zurückzugewinnen. Zu ihnen gehörte der Amerikaner Glenn Pulley. Noch zu Anfang der fünfziger Jahre verdiente er sich beim Ringling-Zirkus als lebendes Gerippe seinen Lebensunterhalt (243). Er war jedoch einer der letzten Repräsentanten eines inzwischen vergessenen Künstlertyps, dem es gelang, den eigenen abgemagerten Körper zur Bestreitung des Lebensunterhalts zu nutzen.

Die ersten Hungerer für das tägliche Brot

Obwohl auch die Hungerkunst im 19. Jahrhundert eine Blütezeit erlebte, gibt es schon früher Anzeichen dafür, daß mit dem Hungern als Schauspiel Geld verdient wurde. Der deutsche Chirurg Fabricius Hildanus berichtete von einer medizinischen Untersuchung, die er 1595 bei einem Fall von »wunderlichem Fasten« in Köln durchführte (216). Seiner Beschreibung zufolge handelte es sich dabei um ein Mädchen, das drei Jahre ohne Essen und Trinken gelebt hatte. Fabricius Hildanus stellte fest, daß sie traurig und melancholisch aussah. Ihr Körper war fleischig, doch ihr Bauch bis an das Rückgrat eingesunken. Sie hatte eine solche Abneigung gegen Essen, daß sie, sobald ihr jemand heimlich Zucker in den Mund steckte, auf der Stelle ohnmächtig wurde. Eine Nachfrage bei den Eltern ergab, daß Maria schon mit sieben Jahren Eßstörungen bekommen hatte. Fabricius war am meisten darüber erstaunt, daß sie »lief, sprang und mit anderen Mädchen spielte, als fehlte ihr nichts, und ihr Körper hatte eine natürliche Wärme, ihr Atem und ihre Sprache waren vollkommen normal«.

Bis hierher unterscheidet dieser Fall sich nicht von den Wundermädchen, die wir im vorigen Kapitel beschrieben haben. Bemerkenswert ist allerdings Fabricius' Feststellung, daß sie sich »in der Herberge vom Weißen Pferd« zeigte: Viele hätten sie voller Verwunderung betrachtet, wonach sie sich einige Monate später in einen anderen Ort begeben hatte und der Arzt sie aus den Augen verlor. Angesichts dessen, daß es für umherreisende Künstler – einschließlich der »lebenden Wunder der Natur« – bis ins 19. Jahrhundert nichts Ungewöhnliches war, sich in Wirtshäusern besichtigen zu lassen, ist es nicht unvorstellbar, daß diese »kölnische Tochter« eine der ersten war, die ihr langfristiges Hungern ohne Umschweife und in einem öffentlichen Lokal zur Einnahmequelle machte.

Sollte dieser Fall den Leser noch nicht recht überzeugen – eine Hungerkünstlerin, die sich zweifelsohne gegen Bezahlung dem Volk präsentierte, war die Holländerin Maria van Dijk aus der Umgebung von Utrecht. Dem unbekannten holländischen Arzt Nielen zufolge, der ihren Fall in sein Buch über langfristige Nahrungsenthaltung aufnahm, war diese Frau im Westen Hollands nahezu für jedermann ein Begriff (238). Die Nahrungsverweigerung, der sie ihren Ruhm verdankte, geht bis ins Jahr 1767 zurück, als sie siebenundvierzig Jahre alt war. In diesem Jahr starb ihre Schwester, und seitdem aß Maria kaum noch, eine Tatsache, die sie und ihre Familie übrigens »einer Verwünschung« zuschrieben. Außer Tee, Zucker, Zuckerkugeln und Genever konnte sie auch das heilige Abendmahl, wie viele Fastenheilige vor ihr, mühelos zu sich nehmen. Zweimal wurde sie Prüfungen zur Untersuchung der Wahrheit unterzogen, die jedoch keinen Betrug an den Tag bringen konnten (279). Nach ihrem Tod im Jahre 1774 fand man bei der Autopsie allerdings unter anderem Pflaumenkerne in ihrem Darm.

Für Nielen war dies kein Anlaß, Maria postum als Betrügerin zu beschuldigen. Sie war ja zweimal untersucht worden, und außerdem lag für einen Betrug kein Motiv vor: »Denn sie versuchte nicht, sich auf diese Art zu bereichern, indem sie Gewinn daraus zog; sie hat sich keinem gegen Bezahlung gezeigt, außer in ihrem letzten Lebensjahr, und soweit ich weiß, *nur auf den letzten Jahrmärkten von Utrecht und Amsterdam.*« Möglicherweise spürte sie, daß sie sich ihrem Ende näherte, und wollte sich noch einmal vergnügen, denn im selben Jahr ließ sie sich auch in einer Herberge in der Nähe von Amsterdam besichtigen – auf dem Weg zum dortigen Jahrmarkt? In der ›Amsterdamsche Courant‹ vom 23. August 1774 stand folgende Anzeige: »Bei Matthys Dennewalt, Wirt in Nieuw Roosendaal am Houtwaalder Weg, außerhalb des Muiderpoorts, ist eine Frau angekommen, Maria van Dyk genannt, Ehefrau von Jan de Groot aus Vleuten, die seit 1767 völlig den Appetit verloren hat und bis heute nichts anderes zu sich nimmt als ein wenig Tee mit Zucker.« Die Anzeige bricht an dieser Stelle plötzlich ab. Ein Zeitgenosse, der annimmt, daß Maria sich dort gegen Bezahlung besichtigen ließ, hat folgendes hinzugefügt: »Der Wirt lädt alle Liebhaber des Kuriosen ein, so viele Flaschen Wein, Frühstück, Imbiß, Mahlzeiten, Einzelzimmer und Räume wie nötig auf ihre Kosten bei ihm zu bestellen, um diese Frau zu sehen, zu sprechen, zu befragen oder um Nachforschungen in bezug auf ihre Person anzustellen über alles, was man aufgrund ihrer Verfassung meint wissen zu können oder zu müssen« (179).

Obwohl die Vorführung langfristig Hungernder also nicht ausschließlich dem späten 19. Jahrhundert vorbehalten war, trat dieses Phänomen vorerst genau wie das der lebenden Gerippe vereinzelt auf. Seine Blütezeit erreichte es zweifellos in den letzten beiden Jahrzehnten des vergangenen Jahrhunderts. Derjenige, der diesen unvergleichlichen Erfolg auslöste, war der amerikanische Arzt Henry S. Tanner (222, 541). Im Jahre 1880 erfuhr er von der spektakulären Geschichte der Mollie Fancher, der bereits erwähnten »fasting woman« aus Brooklyn. Diese Frau behauptete, sie hätte jahrelang gefastet und sie besäße außerdem übersinnliche Kräfte. Als der renommierte Mediziner William Hammond ihr öffentlich vorschlug, eine Untersuchung einzuleiten, war sie nicht bereit mitzuwirken – »for decency's sake«. Tanner stellte sich daraufhin als Stellvertreter selbst zur Verfügung, »um die Kraft des menschlichen Willens zu demonstrieren und den Materialisten zu beweisen, daß es außer Sauerstoff, Wasserstoff und Kohlensäure noch etwas anderes im menschlichen Hirn gibt«. Er war der Meinung, daß er durch Willenskraft während des langen Fastens »atmosphärischen Sauerstoff und Elektrizität« absorbieren könne.

Tanner war 1848 im Alter von siebzehn Jahren von England nach Amerika ausgewandert. Nach seinem Medizinstudium eröffnete er zusammen mit seiner Frau eine Praxis und betrieb eine elektrothermische Badeanstalt in Ohio. Tanner war davon überzeugt, daß die Menschen zuviel äßen und daß die befristete Nahrungsenthaltung die richtige Behandlung für zahlreiche Leiden sei. In der festen Überzeugung, der Charakter des Menschen werde von seiner Nahrung bestimmt, unterzog er sich strengen Diäten. Später, als er vor der Gesellschaft der Totalabstinenzler Vorträge hielt und Besitzer eines türkischen Bades geworden war, unterzog er sich unter strenger Aufsicht zweier Ärzte einer zweiundvierzigtägigen Fastenkur. Als Mollie Fancher nun ihre Mitarbeit versagte, wollte Tanner in New York wieder ein solches Meisterstück vorführen, doch er konnte sich mit Hammond nicht über die Art der Aufsicht einigen. Vermutlich war der Widerstand der anerkannten Medizin gegen Tanners Vorhaben zu stark. Nicht nur seine homöopathischen Auffassungen erschienen verdächtig, auch seine Ansichten über das Fasten als Krankheitstherapie weckten den Argwohn der Mediziner. Außerdem: Sollte sein Versuch wider Erwarten Erfolg haben, so könnte man dies zur Verteidigung der Mollie Fancher anführen.

Ohne die Unterstützung eines anerkannten wissenschaftlichen Instituts begann der fünfzigjährige Henry Tanner am 28. Juni 1880 in der Clarendon Hall in New York City seinen vierzigtägigen Versuch, bei dem er nur Wasser trinken durfte. Allerdings hatte er sich die ständige Aufsicht einiger nicht offiziell anerkannter »Heilpraktiker« gesichert, die regelmäßig seinen Puls und seine Temperatur kontrollierten, aber in erster Linie anwesend sein sollten, um den Versuch einigermaßen glaubwürdig zu machen. Nach elf Tagen ließen auch reguläre Ärzte sich dazu bewegen, ihn zu beobachten, zusammen mit Hunderten von Besuchern, die gern fünfundzwanzig Cents Eintritt zahlten, um den »Hungerdoktor« betrachten zu können. Je länger die »starvation comedy« – wie eine New Yorker Zeitung das Geschehen nannte – dauerte, desto beliebter wurde Tanner. Neben zahlreichen Briefen und Geschenken erhielt er auch einen Heiratsantrag und ein Angebot eines Museums, das ihn ausstopfen und aufstellen wollte, sollte er bei seinem Selbstversuch sterben. Frauen besangen ihn in speziellen Liedern, und die Zeitungen berichteten täglich über seine Verfassung. Außer einem Brief von Mollie Fancher, zu dessen Inhalt er sich nicht äußerte, erhielt er auch eine Nachricht von Dr. Hammond. In einem früheren Stadium der Hungerprobe hatte dieser noch seine Zweifel über die psychische Stabilität Tanners geäußert. Jetzt bat er ihn, das Experiment sofort abzubrechen, da er die Zuverlässigkeit desselben nicht länger bezweifele. Tanner hörte jedoch nicht darauf. In der letzten Woche kamen noch mindestens sechstausend Menschen, um seinen abgemagerten und erschöpften Körper zu besichtigen, der in den vergangenen Wochen gut fünfunddreißig Pfund verloren hatte und nur noch einundsechzig Kilogramm wog. Am 7. August, nach genau 40 Tagen, beendete Tanner seine Fastenzeit. Damit war aber die Vorstellung noch nicht zu Ende. Vor einem überfüllten Saal aß er am selben Tag zur größten Verwunderung der Zuschauer zunächst ein Stück Pfirsich, trank ein Glas Reismilch und verzehrte eine Georgia-Wassermelone. Die Verwunderung war grenzenlos, als Tanner bei der Abendmahlzeit außerdem ein halbes Pfund Beefsteak und ebensoviel anderes Rindfleisch verzehrte.

Tanners Vorstellung löste jedoch nicht nur Bewunderung und Erstaunen aus. Die anerkannte Medizin hatte das Geschehnis in New York von Anfang an mißtrauisch betrachtet (240). Medizinische Zeitschriften nannten es rücksichtslos, absurd und volksbetrügerisch. Als sich später herausstellte, daß Tanner mit seinem Hungern – teils durch eine Wette – auch noch 137.640 Dollar verdient hatte, wurde das Hungerexperiment einer Shownummer des Unterhaltungsmagnaten P. T. Barnum gleichgesetzt. Neben Tanners Integrität bezweifelten die Mediziner auch den wissenschaftlichen Wert des Versuchs. ›The Medical Record‹ vom Jahre 1880 formulierte diese Kritik kurz und bündig: Tanner wurde nicht ständig von anerkannten Ärzten beobachtet, er unternahm regelmäßig Ausflüge und Spaziergänge durch die Stadt, außerdem hatten die Aufseher mit dem Hungerer sympathisiert. Und schließlich widersprachen seine anfängliche Gewichtszunahme und seine gute Verfassung am Ende des Versuchs allen bisherigen Erfahrungen unter ähnlichen Umständen. Die Art und Weise, in der der

Versuch ausgeführt worden war, lag nach Meinung des ›Medical Record‹ zwischen einer Varietévorstellung und einer Werbung für eine patentierte Hängematte. Die Redaktion folgerte hieraus, daß dem »vermeintlichen Fasten« nur geringer praktischer und wissenschaftlicher Wert beizumessen sei. Tanner sollte sich, der Zeitschrift zufolge, doch lieber wieder mit seinen elektrischen Bädern befassen und zu einer normalen Diät zurückkehren. Diese scharfe Kritik konnte jedoch das durch Tanners Versuch geweckte Interesse für das Hungern als Schauspiel keineswegs bremsen. ›The Medical Record‹ ahnte dies wohl auch. Im Kommentar äußerte die Redaktion die Erwartung, daß die ausführlichen Berichte über Tanner, der nahezu problemlos viele Tage ohne Nahrung verbracht hatte, viele verleiten würden, etwas Ähnliches zu vollbringen. Diese Vermutung war geradezu eine Prophezeiung!

Blütezeit und Untergang der Hungerkunst

Obwohl Tanner selbst nach und nach vergessen wurde und man ihn sogar am Ende des 19. Jahrhunderts zu früh für verstorben erklärte, war er mit seinem Hungerexperiment zu einem »Trendsetter« geworden. Seine Vorführung und vor allem sein – kommerzieller – Erfolg inspirierten viele Nachfolger (209). Kaum drei Wochen nachdem Tanner seinen Kraftakt beendet hatte, machte ein gewisser Signor Goldschmidt aus Neapel Schlagzeilen. Er wollte eine Wette darüber abschließen, daß er nicht vierzig, sondern fünfzig Tage fasten würde. Dieser Neapolitaner war einer der ersten von vielen Hungerkünstlern, die in Tanners Fußstapfen traten. Alle versuchten, ihren Anteil an den kommerziellen Möglichkeiten, die die Faszination des Publikums mit sich brachte, zu erbeuten. Ruhm und Reichtum waren immerhin in Reichweite und schienen beinahe im Schlaf greifbar zu sein. Die Praxis sah jedoch anders aus. Genau wie Tanner mußten die Hungerkünstleranwärter gegen starken Widerstand ankämpfen. Die Verdächtigungen waren nicht gering. Manch einer zweifelte an ihrem Verstand oder stempelte sie einfach zu Betrügern ab. Außerdem war das langfristige Hungern nicht ganz ohne Risiko. In der Welt der Hungerkünstler galt ein ungeschriebenes Gesetz: Je länger das Hungern andauerte, desto größer war der Ruhm des Hungerkünstlers. Die, die zur Spitze gehören wollten, mußten mindestens ebenso lange wie Tanner fasten. Obwohl ihnen erlaubt war, Wasser zu trinken, mußten viele ihren Versuch mit dem Leben bezahlen. Für das sensationssüchtige Publikum erhöhte diese makabre Seite der Hungerkunst nur ihre Anziehungskraft.

Ein Teil der Ärzte setzte sich über seinen Widerwillen hinweg und nutzte die Gelegenheit, um die Folgen des Aushungerns eingehend zu studieren. Tierversuche hatten schon verschiedene Erkenntnisse auf diesem Gebiet vermittelt, aber vergleichbare Anhaltspunkte beim Menschen gab es kaum. Aus diesem Grund wurden verschiedene Hungerkünstler einer mehrtägigen Beobachtung unterzogen, wobei man nicht nur täglich das Gewicht und die Körpermaße genau registrierte, sondern auch die Atmung, das Blut und die Fäkalien regelmäßig kontrollierte (213). Wegen des wissenschaftlichen Werts, aber auch weil viele Ärzte der Dauer des Fastens skeptisch gegenüberstanden, wollte man ganz sicher sein, daß es sich nicht um Betrug handelte.

Die strengen Vorsichtsmaßnahmen stellten sich als keineswegs überflüssig heraus. Der bekannte Hungerkünstler Francisco Cetti aus Norwegen wurde 1887 elf Tage lang in Berlin unter Mitverantwortung des renommierten Hochschullehrers der Pathologie, Rudolf Virchow (1821–1902), beobachtet und für zuverlässig befunden (244). Einige Monate später wurde er während eines Experiments in England erwischt. Im Royal Aquarium in London, wo Cetti sich einem dreißigtägigen Hungerexperiment unterziehen sollte, wunderten sich die Ärzte, daß er am zehnten Tag zugenommen hatte. Nähere Untersuchungen ergaben, daß er Nahrung bei sich hatte ... Von derartigen Fällen abgesehen, profitierte der Hungerkünstler meistens von Experimenten unter ärztlicher Aufsicht. Wenn die Untersuchung unter strengen Maßnahmen durchgeführt wurde und namhafte Ärzte daran beteiligt waren, war dies für den Hungerkünstler eine gute Werbung, die seinen Marktwert beträchtlich erhöhte. Das kam sehr gelegen, denn am Ende des 19. Jahrhunderts gab es in der Welt der Hungerkünstler »mörderische« Konkurrenz.

Zu jener Zeit traten zum Beispiel die Amerikaner John Griscom und John Roth und der Italiener Stefano Merlatti mit ihrer Hungerkunst an die Öffentlichkeit (30, 219). Obwohl sie in der Minderheit waren, gab es auch Hungerkünstlerinnen. So wollten unter anderen Kate Smulsey und Marie Davenport 1884 beziehungsweise 1904 beweisen, daß auch Frauen die biblische vierzigtägige Fastenzeit einhalten konnten. Ein anderes Beispiel war Clare de Serval, »Hungerapostel« genannt, die sich 1910 hungernd in ein gläsernes Häuschen einschließen ließ (541). Der berühmteste Hungerkünstler war jedoch Giovanni Succi aus dem italienischen Cesenatico. Von 1886 an trat er in nahezu allen abendländischen Großstädten auf (231). Im ersten Jahr seiner Karriere brachte er es fertig, nach einer vierzehntägigen Hungerkur in Forli seine Künste zwei Monate später in Mailand vorzuführen und zwei Monate danach in Paris, jeweils für die Dauer von dreißig Tagen! Im Jahre 1890 erklärte er, daß er bereits zweiunddreißig Fastenexperimente durchgeführt hatte, immer zwischen zwanzig und dreißig Tagen lang.

Succi war eine buntschillernde Persönlichkeit. Bei einer Reise durch Afrika entdeckte er als junger Mann, daß er sich nach einigen Tagen der Nahrungsenthaltung aufgrund einer Krankheit besser denn je fühlte. Er meinte, er hätte eine große Entdeckung gemacht, und nahm an, daß er von einem Geist erfüllt wäre, der es ihm ermöglichte, seine Kräfte zu bewahren oder seinen Körper zu stärken. Als seine Ansichten in Europa keinen Anklang fanden, kehrte er zurück nach Afrika, wo er – manchmal vor Publikum – langfristig hungerte und dabei mehrmals einen giftigen Trank einnahm. Als er wieder nach Europa zurückgekehrt war, wurde er zweimal in eine Anstalt für psychisch Kranke eingewiesen. Wahnbilder beherrschten ihn: Daß er trotz seines Hungerns und trotz der Gifttränke noch lebte, meinte er einem Geist zu verdanken. Im Juni 1886, einen Monat nach seinem zweiten Aufenthalt in einer Anstalt, begann Succi in Forli sein erstes Hungerexperiment für die Dauer von vierzehn Tagen unter Aufsicht eines Ausschusses, der aus Bauern bestand. Mit einer notariellen Beglaubigung, unterzeichnet von verschiedenen Zeugen, wurde dieses Ereignis besiegelt. Die Lokalzeitungen berichteten, daß sein Geheimnis ein mysteriöser Trank sei, den er vor dem Hungerexperiment eingenommen haben wollte. Obwohl Succi mit seiner psychiatrischen Vergangenheit bestimmt riskierte, für geisteskrank erklärt zu werden, gab er seitdem eine Reihe von Hungervorstellungen, die ihm großen Ruhm einbrachten.

Succi erkannte, daß es für ihn sehr wichtig sein könnte, wenn ein angesehenes Forschungsinstitut seine Hungerexperimente untersuchen und anerkennen würde. Aus diesem Grund setzte er sich selbst mit derartigen Institutionen in Verbindung, woraufhin die wissenschaftlichen Beobachtungen auch das von ihm gewünschte Ergebnis erbrachten. In den neunziger Jahren befleckte er seine bis dahin weiße Weste. Während einer fünfzigtägigen Hungervorstellung in Wien wurde entdeckt, daß er doch Nahrung zu sich nahm, und zwar mit Hilfe eines Mitglieds des Untersuchungsausschusses (221). Dennoch bedeutete diese äußerst heikle Entdeckung noch nicht das Ende seiner Karriere. Allerdings wurde bei seinen späteren Vorstellungen besser aufgepaßt. So ließ er sich in der großen Arena von Verona in ein kleines Häuschen ohne Fenster einmauern und in einem Café in Florenz in eine »Zelle« einschließen. Sogar 1924, als er bereits einundsiebzig Jahre alt war, unternahm er noch einen Versuch, die bestehenden Hungerrekorde zu brechen.

Succi wurde in den letzten beiden Jahrzehnten des vergangenen Jahrhunderts berühmt, in jenem Zeitraum, in dem die Hungerkunst äußerst beliebt war. Danach ging es nicht nur mit Succi, sondern mit der Hungerkunst allgemein abwärts. Nach dem Ersten Weltkrieg schien es kurz so, als würde das Phänomen wieder aufleben. So machte in den zwanziger Jahren Wolly aus Leiden mit seiner Hungerkunst in Genf und Paris Schlagzeilen. In der französischen Metropole verbrachte er achtundzwanzig Tage und drei Stunden ständig fastend, bis er aus Wut über lachende Zuschauer seine gläserne Zelle zertrümmerte ... (230). Das Mekka der Hungerkunst muß damals Berlin gewesen sein. So traten im Jahre 1926 dort nicht weniger als sechs Hungerkünstler gleichzeitig auf. Den Kontrast zwischen der Umgebung und der Hungervorstellung in der deutschen Hauptstadt schildert der Historiker Bouman folgendermaßen: »Die Attraktion des Restaurants ›Zum Goldenen Hahn‹ ist der Hungerkünstler, der mitten im Saal unter einer Glasglocke sitzt und von den Gästen angestarrt werden kann – eine Art menschliches Skelett, mit einem Smoking bekleidet, das Zigaretten raucht, ein Glas Wasser vor sich auf einem kleinen Marmortisch. An einer Schultafel ist der Status der Leistung verzeichnet; der Hungerkünstler hat nun seit achtundzwanzig Tagen nichts gegessen. In nächster Nähe verdrücken dickbäuchige Herren und schick gekleidete Damen genüßlich Wiener Schnitzel und Bratkartoffeln. Sie diskutieren darüber, ob der Hungerrekord diesmal gebrochen werden wird« (212).

Hatte sich auch die Umgebung seit Tanners Hungerexperiment geändert, die Hungerkunst selbst war bestimmt nicht leichter geworden. Auch die neue Generation mußte Überschätzung der eigenen Möglichkeiten oder Unterschätzung der Härte des Hungerns teuer bezahlen. Mehrere Rekordjäger bezahlten ihre Hungervorstellung mit dem Leben. Manche konnten diesem traurigen Schicksal entgehen durch den klugen Entschluß, die Vorstellung vorzeitig abzubrechen und das Hohngelächter eben hinzunehmen. Der Hungerkünstler Harry Leut aus Dresden wollte sich diese Blamage ersparen und beschloß nach einunddreißig Tagen, in der Nacht heimlich zu fliehen. Andere gebrauchten gemäß der jahrhundertealten Tradition ihre ganze Erfindungsgabe, um sich heimlich Nahrung zu beschaffen.

Auch die gerichtliche Verfolgung bei Entdeckung eines Betrugs war nichts Neues. Der Hungerkünstler Siegfried Herz alias Jolly hielt sich 1926 für besonders schlau. In dem Berliner Café »Das Krokodil« ließ er sich in einen Glasschrank sperren, um dort vierundvierzig Tage zu hungern. Am Ende betrug der Nettogewinn einhundertdreißigtausend Mark bei einer Anzahl von dreihundertfünfzigtausend Besuchern! Drei Monate später wurde er verhaftet. Sein Manager hatte ihn nach einem Streit angezeigt und ausgesagt, daß Jolly während seines Hungerexperiments zehn Pfund Schokolade nachts durch die Radioleitungen zugesteckt worden waren. Zunächst wurde Jolly zu einer Geldstrafe von eintausend Mark verurteilt. Als er jedoch Berufung einlegte, wurde er freigesprochen. Ein Hungerrekord mit Schokolade sei kein Betrug, zumal niemand sich betrogen gefühlt habe und die Besucher auf ihre Kosten gekommen seien, so lautete der denkwürdige Richterspruch. Nicht jeder kam so gnädig davon. Im selben Jahr, 1926, wurde der Hungerkünstler Reinhold Ilmer, Harry Nelson genannt, nach fünfundvierzigtägiger Hungervorstellung von der Polizei aus seinem Glaskasten geholt, da ihm heimlich Nahrung zugesteckt worden war. Ein Aufruf ergab, daß sich von den sechzigtausend Besuchern zwanzig durch den Betrug gekränkt fühlten: Er bekam eine Gefängnisstrafe von zweieinhalb Monaten auferlegt (230).

In den zwanziger Jahren erlebte die Hungerkunst zum letzten Mal etwas von dem verblaßten Ruhm aus früheren Zeiten. Danach verschwand diese bizarre Unterhaltungsform. Trotzdem sollte das Phänomen noch bis in die fünfziger Jahre sporadisch auftreten. Einer der letzten und beharrlichsten war Willy Schmitz alias Heros. Im Frankfurter Zoo (!) verbrachte er 1950 sechsundfünfzig Hungertage in einem Glaskasten. In den nachfolgenden Jahren unternahm er verschiedene Versuche, seinen Rekord zu verbessern, und es heißt, daß er 1956 sogar dreiundneunzig Tage hintereinander gefastet habe (245). Doch seine Leistungen fanden bei weitem nicht soviel Anklang wie die seiner Vorgänger sechzig Jahre zuvor. Die Triumphe von einst gehörten jetzt endgültig zur Vergangenheit.

Hungerkunst in der Belletristik

Im Jahre 1927 veröffentlichte der Amtsschreiber J. van Oudshoorn (Pseudonym für J. K. Feijlbrief, 1876–1951) die Novelle ›Laatste Dagen‹ (239). Darin schildert er unter anderem den Besuch der Hauptfigur De Waal bei dem Hungerkünstler Arthur. Dieser versuchte, vierundvierzig Tage lang zu fasten, und ließ sich gegen Bezahlung »in einem plombierten Glaskasten« in einer Gastwirtschaft besichtigen. »Am Eingang der Gastwirtschaft hing eine Art Kalender für vierundvierzig Tage, auf dem ausführlich über dic bereits vergangenen Wochen der Fastenzeit und die Verfassung des Künstlers berichtet wurde. Kopfschmerzen, Magendrücken, schlechter Schlaf, Nervenkrämpfe, eine böse Augenentzündung schließlich blieben dem Mann anscheinend nicht erspart. Das Arbeiterpublikum, voller Interesse, sparte auch nicht mit Mitleid und Humor.«

Nachdem er bezahlt hatte – »die Hungerprämie« –, konnte De Waal einen durch Eisenstangen abgesperrten, schmalen Umgang um den Glaskasten betreten, »in dem sich, außer dem Künstler in einem verschlissenen Schlafanzug aus blauer Seide auf einem zerwühlten Bett, ein Radio, ein Vorrat Kölnisch Wasser, ein wenig Lektüre und in der Ecke, in drei Reihen gestapelt, eine Menge Flaschen Selterswasser befanden. Auch Zigaretten waren vorhanden, und in einer Ecke, hinter einem grünen Vorhang, war eine Art Blechtrichter auf einem Blechrohr angebracht worden, der dem Hungermann die Gelegenheit geben sollte, sich des verbrauchten Selterswassers auf diskrete Art und Weise zu entledigen.« Mit seinem etwas aufgedunsenen, wächsernen Gesicht voller Bartstoppeln versuchte der Hungerkönig, eine gewisse vornehme Unnahbarkeit zu wahren, doch seine erstarrten Gesichtszüge drückten nur noch »unerträgliche Qual« aus. Grübelnd über den scharfen Kontrast zwischen den »gierig schmatzenden Essern«, die sich in dem Gasthaus gütlich taten, und der »schmerzlich-einsamen Folterung« des Hungermanns verließ De Waal das Gasthaus: »Und trotzdem fing es erneut in ihm an, während sich De Waal nach einem Wagen umsah, auch wenn das Selterswasser gezuckert wäre, die Zigaretten voller Morphium, kurz, wenn der ganze Fall der reinste Humbug wäre, sind dann nicht die dreiundzwanzig Tage auf diesem Lager in dem Glaskasten schon eine ausreichende Folter? Drei Wochen lang zu schmusen mit Tod und Wahnsinn, beim Anblick dieser heiteren, vollgefressenen Bürgerschaft?«

Auf wenigen Seiten gelingt es van Oudshoorn, den Hergang bei einer Hungervorstellung detailliert wiederzugeben. Genauso muß es sich damals abgespielt haben. Seine realistische Beschreibung ist wahrscheinlich der Bericht eines eigenen Erlebnisses. Van Oudshoorn war in der Lage, alles genauestens zu beobachten, denn er war von 1905 bis 1932 Beamter bei der holländischen Gesandtschaft in Berlin, wo er 1926 seine Novelle vollendete (236).

Eine ausführlichere und eingehendere Beschreibung der

Hungerkunst gibt Franz Kafka (1883–1924) in seiner Erzählung aus dem Jahre 1922, ›Ein Hungerkünstler‹ (226). In der Einleitung blickt der Erzähler nostalgisch auf die ruhmreichen Jahre der Hungerkunst zurück: Damals war es noch möglich, eine Vorstellung in eigener Regie zu veranstalten, wobei sich die ganze Stadt mit dem Hungerkünstler beschäftigte. Täglich kam man, um ihn in seinem Käfig zu besichtigen. Bleich und mit eindrucksvoll hervortretenden Rippen saß er auf dem Stroh und steckte seinen Arm durch das Gitter, um zu zeigen, wie dünn er war. Ab und zu nahm er ein Schlückchen Wasser, um seine Lippen zu befeuchten.

Vom Publikum gewählte Aufseher, normalerweise Metzger, beobachteten den Hungerkünstler zu dritt Tag und Nacht, damit er nicht doch etwas äße. Das war jedoch eine bloße Formsache zur Beruhigung des Publikums, »denn die Eingeweihten wußten wohl, daß der Hungerkünstler während der Hungerzeit niemals, unter keinen Umständen, selbst unter Zwang nicht, auch das Geringste nur gegessen hätte; die Ehre seiner Kunst verbot dies«. Der Hungerkünstler hatte aus diesem Grund auch wenig übrig für Aufseher, die dies nicht verstanden und ihm stillschweigend die Gelegenheit boten zu betrügen. Nein, er bevorzugte Wächter, die sich ganz nah an den Käfig setzten und ihn nachts mit der Taschenlampe anleuchteten. Er wollte sich sogar die ganze Nacht mit ihnen unterhalten, um ihnen zu zeigen, daß er hungerte, wie keiner von ihnen es fertigbrächte. Obwohl er selbst letztendlich der einzige war, der mit Sicherheit wußte, daß er ununterbrochen und gänzlich gefastet hatte, befriedigte dieses Wissen ihn nicht. Vielleicht war er »nur so abgemagert aus Unzufriedenheit mit sich selbst. Er allein nämlich wußte, auch kein Eingeweihter sonst wußte das, wie leicht das Hungern war. Es war die leichteste Sache von der Welt.« Er behielt das nicht für sich, doch man glaubte ihm nicht. Man interpretierte es als Bescheidenheit, Werbung oder Betrug.

Zu seiner Enttäuschung ließ sein Impresario ihn niemals länger als vierzig Tage ununterbrochen fasten. Die Erfahrung hatte ja gezeigt, daß das Interesse durch die Werbung etwa so lange aufrechterhalten werden konnte und daß es danach abnahm. Der Hungerkünstler verstand nicht, warum er dann schon aufhören sollte, während er noch nicht einmal seine beste Hungerform erreicht hatte. Der Abschluß der vierzigtägigen Hungervorstellung wurde gebührend gefeiert. Inmitten einer aufgeregten Menge und in Begleitung einer Militärkapelle betraten zuerst zwei Ärzte den mit Blumen geschmückten Käfig. Sie nahmen die notwendigen Messungen am Hungerkünstler vor und teilten das Ergebnis über ein Megaphon dem Publikum mit. Danach begleiteten zwei junge Damen den Hungerkünstler an einen kleinen Tisch, wo sorgfältig ausgewählte Speisen für ihn bereit standen. Von den beiden Damen gestützt, die ihren Ekel vor der abgemagerten Gestalt kaum verbergen konnten, bekam der Hungerkünstler von seinem Impresario etwas Flüssignahrung eingeflößt. Nachdem ein Toast auf das Publikum ausgebracht worden war, wurden die Festlichkeiten mit einem gewaltigen Tusch des Orchesters abgeschlossen. Das Publikum war mit dem Schauspiel zufrieden, der Künstler selbst nicht.

Während der letzten Jahrzehnte, so fährt der Erzähler fort, hatte das Interesse für die Hungerkunst jedoch stark nachgelassen. Das Publikum bevorzugte jetzt andere Vorstellungen. Ein letztes Mal unternahm der Impresario mit seinem Hungerkünstler eine Tournee durch Europa, aber es gab kein Interesse mehr. Überall hatte sich Abneigung gegen das Fasten als öffentliche Unterhaltung verbreitet. »Was sollte nun der Hungerkünstler tun? Der, welchen Tausende umjubelt hatten, konnte sich nicht in Schaubuden auf kleinen Jahrmärkten zeigen, und um einen andern Beruf zu ergreifen, war der Hungerkünstler nicht nur zu alt, sondern vor allem dem Hungern allzu fanatisch ergeben. So verabschiedete er denn den Impresario, den Genossen einer Laufbahn ohnegleichen, und ließ sich von einem großen Zirkus schnell engagieren.« Er wurde nicht die Hauptattraktion des Zirkus. Man setzte ihn in einen Käfig in der Nähe der Ställe, wo große Plakate ankündigten, was es zu sehen gab. Das Publikum hatte jedoch nur einen Blick für die Ställe. Die Plakate wurden schmutzig, unleserlich und zerrissen. Doch niemand erneuerte sie. Die Tafel, auf der die Anzahl der Hungertage notiert werden sollte, zeigte schon geraume Zeit dieselbe Ziffer. Niemand kümmerte sich darum. Keiner, auch der Hungerkünstler selbst nicht, wußte, wie viele Rekorde er bereits gebrochen hatte. Auf die Dauer wußte sogar niemand mehr, warum hier ein guter Käfig unbenutzt herumstand.

Schließlich, so berichtet der Erzähler weiter, rüttelte man den Hungerkünstler wach, und dieser bat den Aufseher um Vergebung dafür, daß er immer noch fastete. Das war nichts, um stolz darauf zu sein: »Weil ich hungern muß, ich kann nicht anders«, sagte der Hungerkünstler. »Da sieh mal einer«, sagte der Aufseher, »warum kannst du denn nicht anders?« – »Weil ich«, sagte der Hungerkünstler, hob das Köpfchen ein wenig und sprach mit wie zum Kuß gespitzten Lippen gerade in das Ohr des Aufsehers hinein, damit nichts verloren ginge, »weil ich nicht die Speise finden konnte, die mir schmeckt. Hätte ich sie gefunden, glaube mir, ich hätte kein Aufsehen gemacht und mich vollgegessen wie du und alle.« Das waren die letzten Worte, aber noch in seinen gebrochenen Augen war die feste, wenn auch nicht mehr stolze Überzeugung, daß er weiterhungere. Daraufhin wurde der Hungerkünstler mit dem Stroh begraben, und in den Käfig setzte man einen jungen Panther, dem es an nichts fehlte und der Futter vorgesetzt bekam, das ihm schmeckte. Die Geschichte endet mit einer poetischen Beschreibung der neuen Attraktion: »Nicht einmal die Freiheit schien er zu vermissen; dieser edle, mit allem Nötigen bis knapp zum Zerreißen ausgestattete Körper schien auch die Freiheit mit sich herumzutragen; irgendwo im Gebiß schien sie zu stecken; und die Freude am Leben kam mit derart starker Glut aus seinem Rachen, daß es für die Zuschauer nicht leicht war, ihr standzuhalten. Aber sie überwanden sich, umdrängten den Käfig und wollten sich gar nicht fortrühren.«

Kafkas kurze Erzählung ist auf verschiedene Arten interpretiert worden, kulturkritisch bis psychoanalytisch. Wir werden diese Betrachtungen – und auch die Frage, ob Kafka selbst an Anorexia litt – in Kapitel 11 erörtern. Wir täten der Vieldeutigkeit von Kafkas Geschichte aber unrecht, wenn wir nur auf ihre »tiefere« Bedeutung achten würden. Wenn wir den Wortlaut betrachten, bleibt eine zutreffende und nahezu historisch präzise Beschreibung der Hungerkunstausübung zurück. Nur die Weise, in der der Hungerkünstler im Zirkus verkümmert, erscheint grotesk. Hier zeigt sich ein wichtiges Stilmittel Kafkas, durch das er häufig einen mysteriösen, verfremdenden Effekt erzielt: ein Realismus, der bis ins Extreme, ja bis ins Absurde getrieben wird (246).

›Ein Hungerkünstler‹ ist größtenteils keine groteske Verzeichnung der Wirklichkeit. Das große öffentliche Interesse für den Hungerkünstler, die ständige Aufsicht, die Rolle des Impresarios und die Werbung, der Kontakt zum Publikum, die Festlichkeiten zum Schluß der Hungervorstellung und vieles mehr sind Elemente, deren Beschreibung zweifelsohne Sachkenntnis zeigt. Auch das dargestellte nachlassende Interesse für die Hungerkunst zugunsten anderer Attraktionen stimmt mit den Tatsachen überein. Obwohl das Phänomen zu der Zeit, in der Kafka seine Geschichte verfaßte, wieder auflebte, war seine ruhmreichste Periode das späte 19. Jahrhundert gewesen. Nur jemand, der sich eingehend mit dieser Schaustellung befaßt hatte, konnte sie so genau beschreiben. Nun zeigte Kafka tatsächlich reges Interesse für alles, was mit der Welt fahrender Künstler zusammenhing. Das geht nicht nur aus zahlreichen Passagen in seinen Tagebüchern hervor und aus der Wahl bestimmter Figuren in seinen Geschichten – zum Beispiel der Trapezkünstler in ›Erstes Leid‹ – sondern auch daraus, daß er mindestens eine Spezialzeitschrift zu diesem Thema las (227). Angesichts dieses Interesses werden ihm wohl auch kaum die Zeitungsberichte über die Hungerkunst entgangen sein. Dabei fällt auf, daß im Juni 1916 in dem von Kafka regelmäßig gelesenen ›Prager Tagblatt‹ ein kurzer Bericht über einen Hungerkünstler erschien, der sich unter vergleichbaren Umständen wie die Hauptfigur in seiner Geschichte von einem Zirkus engagieren ließ (210). Derartigen Berichten – und vielleicht auch der eigenen Erfahrung – kann Kafka die Einzelheiten über die Geschichte und die Rituale der Hungerkunst entnommen haben.

›Ein Hungerkünstler‹ geht jedoch weit über die genaue, wirklichkeitsgetreue Beschreibung der Hungerkunst hinaus. Wie ein vollendeter Analytiker schildert Kafka die Motive und das Gefühlsleben des Hungerkünstlers. Der Hungerkünstler wird dargestellt als eine Figur, die letztendlich zu der tragischen Einsicht kommt, daß ihr Leben auf einer Illusion aufgebaut und nichts anderes war als ein

»vie manquée«. Das Hungern, dem er so ergeben war und das den Stolz und den Sinn seines Lebens bildete, stellte sich im nachhinein als wertlos heraus. Sein Ruhm basierte nur auf Unfähigkeit. Er war ja nicht in der Lage, zu essen wie die anderen. Das große Publikum kam, um ihn als Helden zu bewundern, der mit eiserner Willenskraft etwas vollbringen konnte, was keiner ihm nachmachte: Er bezwang das Hungergefühl. In Wirklichkeit besichtigten die Menschen weder einen Helden noch einen Künstler, sondern einen »Freak«, einen Mann mit einem Makel. Und das konnte man sich schwerlich als Verdienst anrechnen. Das Publikum und die Aufseher spürten, daß mit dem Hungerkünstler etwas nicht stimmte. Sie brachten ihm darum Argwohn entgegen, doch den Betrug, den sie vermuteten, gab es nicht. Der wirkliche Betrug des Hungerkünstlers war von ganz anderer Art. Er führte das Publikum nicht irre, indem er heimlich aß, sondern indem er den Mythos wider Willen aufrechterhielt, daß er den Hunger nur mit größter Qual und Anstrengung zügeln konnte. Sein tatsächlicher Betrug bestand darin, »daß er seine Not als Tugend, seinen natürlichen Drang als Leistung ausgab« (223). Der Hungerkünstler war sich ganz und gar darüber im klaren, und der Gedanke nagte an ihm, auch wenn er nur teilweise Schuld daran hatte. Er verheimlichte ja nicht, daß ihm das Hungern leichtfiel. Versuche, dies dem Publikum klarzumachen, stießen auf Unverständnis oder wurden von seinem Impresario unterdrückt, der durchaus wußte, daß dies den geschäftlichen Interessen schadete.

Wie wir in Kapitel 11 zeigen werden, hat Kafka in seiner Erzählung einen Teil seiner eigenen »Hungerkunst« in Worte gefaßt. Obwohl wir uns vor einer voreiligen »Psychiatrisierung« hüten werden, gibt es in seinem Leben und in seinem Werk genügend Anhaltspunkte, die auf eine Anorexia nervosa hinweisen. Aus Kafkas Erlebniswelt gesehen, ist es nicht erstaunlich, daß er ausgerechnet einen Hungerkünstler zur Hauptperson seiner Erzählung wählte. Diese Figur ermöglichte es ihm, seine eigene Magersuchtproblematik literarisch glänzend zu verarbeiten. Besser als jeder andere konnte er sich mit dem Hungerkünstler identifizieren (237). Seine zutreffende und eindringliche Schilderung ist dafür der beste Beleg. In unserer Chronik der Selbstaushungerung ist Kafka selbst das Glied zwischen dem Untergang der Hungerkunst und dem öffentlichen Hervortreten der Magersucht. Daß Kafka schließlich an Lungentuberkulose sterben mußte, der typischen Krankheit des 19. Jahrhunderts, gibt seinem Leben die historische Tragik, die Gestalten zu Mythen verewigt.

6. Nahrungsenthaltung: Medizinisches Rätsel oder Rezept?

Bisher haben wir die langfristige Nahrungsenthaltung unter zwei Aspekten betrachtet: als religiöses Phänomen und als Unterhaltungsdarbietung. Dieser Weg von den Fastenheiligen über Wundermädchen und lebende Gerippe bis hin zu den Hungerkünstlern zeigt, daß der heute selbstverständliche Zusammenhang zwischen Hungern und Krankheit keineswegs zu allen Zeiten bekannt war. Wichtige Ansätze zu dieser Erkenntnis fand der ärztliche Berufsstand seit Beginn der Neuzeit. Aber erst seit Anfang dieses Jahrhunderts kam mit dem Untergang des Hungerns als Spektakel dieser Medizinalisierungsprozeß definitiv zum Tragen. Während das langfristige Fasten seit Beginn der Neuzeit aus seiner Bindung an das Überirdische gelöst wurde, wandten die Ärzte die Nahrungsenthaltung als Therapie an: Diäten gehören zu den ältesten medizinischen Behandlungsmethoden.

Ein Wunderwerk der göttlichen Macht

Im 16. Jahrhundert begann die Epoche der größten naturwissenschaftlichen Revolution, in der mit Hilfe der experimentellen Methode das Fundament für einen umfangreichen Zuwachs wissenschaftlicher Erkenntnisse gelegt wurde. Obwohl eine deutlich ansteigende Zahl von Wissenschaftlern das Fühlbare, Sichtbare und Belegbare seit jener Zeit für überaus wichtig hielt, wurde diese Auffassung nicht sofort allgemein akzeptiert. Bei weitem nicht alle Wissenschaftler verabschiedeten die alten Theorien über den Einfluß übernatürlicher Kräfte auf das irdische Leben. Trotz der wissenschaftlichen Revolution gingen religiös begründete, metaphysische Annahmen noch geraume Zeit neben empirischen Beobachtungen und dem Streben nach zuverlässigen Angaben einher. Daß in der frühen Neuzeit noch kein unüberbrückbarer Abgrund die Religion und die Naturwissenschaft trennte, geht auch aus medizinischen Arbeiten jener Zeit hervor. In Kapitel 3 stellten wir bereits fest, daß verschiedene Ärzte aus dem 16. und noch dem 17. Jahrhundert glaubten, der Satan sei für die langfristige Nahrungsenthaltung verantwortlich. Doch auch sein allmächtiger Widersacher, Gott selbst, spielte nach Ansicht der Mediziner eine Rolle bei der Nahrungsenthaltung.

Wie viele andere Zeitgenossen waren auch die Ärzte von der manchmal extrem langen Dauer des Hungerns fasziniert. Dabei beschäftigte sie besonders die Frage, wie lange ein Mensch ohne Nahrung auskommen kann (250). Die Quellen, die man in der frühen Neuzeit zur Beantwortung dieser Frage heranzog, boten jedoch keine Lösung. Natürlich zog man klassische Werke zu Rate. Im ›Corpus Hippocraticum‹ fand man die nüchterne Feststellung, daß ein Mensch nicht länger als sieben Tage ohne Nahrung auskommen könne. Nach Hippokrates (460–377 v. Chr.) – Galenus (129–200) vertrat später auch diese Ansicht – konnten Greise am besten ohne Nahrung auskommen und Kinder und Jugendliche am wenigsten (312, 325). Auch andere antike Quellen widersprachen dem nicht, und jedem frommen Christen war die vierzigtägige Fastenzeit von Moses, Elia und Jesus bekannt ebenso wie die extreme Fastenaskese vieler Heiliger. Sollte langfristiges Hungern, nach menschlichen Maßstäben gemessen, auch unmöglich sein, Fastenwunder, die über die menschliche Vernunft hinausgingen, waren damit nicht ausgeschlossen.

Auch die verfügbaren Berichte über langfristig fastende Wundermädchen, die Schicksalsschläge Schiffbrüchiger oder eingeschlossener Bergarbeiter, die Beobachtung jener, die aufgrund einer Halskrankheit nicht mehr essen konnten und so weiter boten keine eindeutige Aussage. Einige Ärzte kamen zu der Feststellung, daß vor allem – junge – Frauen das »wundersame« Fasten monate- und sogar jahrelang durchhalten konnten (183, 320). Die alltägliche Erfahrung zeigte jedoch, daß normale Menschen unter solchen Umständen allerhöchstens einige Wochen leben konnten. Natürlich wurden in der frühen Neuzeit Versuche unternommen, um die langfristige Nahrungsenthaltung experimentell zu untersuchen. Der italienische Arzt, Naturforscher und Poet Francesco Redi (1626–1697), der verschiedene Tierarten einer mehrtägigen gänzlichen Nahrungsenthaltung unterwarf, ist ein Beispiel dafür. Aber auch derartige Tierversuche konnten das damalige Rätsel nicht klären. Manche Tierarten konnten sogar bemerkenswert lange ohne Nahrung auskommen – der monatelange Winterschlaf stiftete noch viel mehr Verwirrung. Man mußte sich also mit diesen mehrdeutigen Untersuchungsergebnissen begnügen bis ins 19. Jahrhundert, als vor allem der Genfer Physiologe Charles Chossat (1796–1875) durch seine Experimente mit hungernden Tieren bekannt wurde (256). Die widersprüchlichen Auffassungen brachten 1844 einen deutschen Arzt zu der Feststellung: »Jene Verschiedenheit der Meinungen ist aber auch sehr erklärlich, denn wo fließen die Quellen reiner und treuer Naturbeobachtung spärlicher als hier? Tausende sind ohne Zweifel, in Kerkern verschmachtend oder verschüttet, unter Umständen, wo Erstickung sie nicht tödten konnte, den Hungertod gestorben, aber wer hat sie beobachtet?« (255)

Mehr Einsicht in den Prozeß des Verhungerns bei Menschen erhielt man erst im späten 19. Jahrhundert. In dieser Zeit stellten die Hungerkünstler aus verständlichem Eigennutz ihre Kunst der Wissenschaft eifrig zur Verfügung, die damit wiederum in der Lage war, hungernde Menschen unter kontrollierten Umständen zu untersuchen. Im 20. Jahrhundert wurde diese Untersuchungsmethode mit Hungerexperimenten fortgesetzt, wobei Hungerkünstler durch normale Versuchspersonen ersetzt wurden. Solche Experimente und auch Untersuchungen an unfreiwillig Hungernden – Hungersnot, Konzentrationslager – lieferten viele Anhaltspunkte (269). Doch solange es an empirischen Ergebnissen fehlte, konnte der Glaube an langfristiges Fasten aufgrund metaphysischer Ursachen schwerlich widerlegt werden. In der frühen Neuzeit meinten verschiedene Ärzte, diese Erscheinung ließe sich durch die Allmacht Gottes hinreichend erklären. In der medizinischen Literatur wurde sie mit dem Begriff »inedia prodigiosa« oder »wundersame Nahrungsenthaltung« bezeichnet. Beispielhaft für die Auffassung manch eines Mediziners aus dem 16. und 17. Jahrhundert sind die Ausführungen des Schweizer Arztes Jacob Zwinger (216).

Zuerst befaßt sich Zwinger mit dem Wahrheitsgehalt der Geschichten, die über langfristige Nahrungsenthaltung verbreitet wurden. Neben den damals viel zitierten Beispielen aus der Bibel und den Klassikern verweist Zwinger auf das Leben der Fastenheiligen und der Wundermädchen – wie Margaretha Weiss aus Roed – und auf Beschreibungen ähnlicher Fälle von zahlreichen »glaubwürdigen Verfassern«. Aufgrund dessen folgert er, daß Menschen »hingegen den unwiderlegbaren Gesetzen der Natur« ohne Speise und Trank leben können. Mit dieser Feststellung kommt er zum Kern seiner Ausführung: den Ursachen des Phänomens. Wie Aristoteles definiert er den Hunger als »ein Bedürfnis durch Hitze und Trockenheit«, das durch die Leere des Magens und durch das Saugen der Adern entsteht und das darauf gerichtet ist, die ursprüngliche Feuchtigkeit im Körper wiederherzustellen. Beim Verhungern werde nämlich diese Feuchtigkeit durch die angeborene Körperwärme verbraucht. Durch die Nahrungsaufnahme sollen der Hunger gestillt, das unangenehme Gefühl beseitigt, »die ausgedörrten Organe wiederhergestellt werden, und der Körper und das Leben soll so lange wie möglich erhalten werden«. Um die Feuchtigkeit und die natürliche Körperwärme nicht zu beeinträchtigen, sollte man, sobald man das Hungergefühl verspürt, die Nahrungsaufnahme nicht länger aufschieben. Befolgt man diesen Rat nicht, droht der Tod. Zwinger bestätigt Hippokrates' Standpunkt, daß ein Mensch, der sieben Tage lang nichts ißt, normalerweise sterben müsse, aber meint selbst, ein Mensch könne nicht länger als vier oder fünf Tage ohne Nahrung auskommen.

Bei den langfristig Hungernden unterscheidet Zwinger zwei Kategorien: erstens diejenigen, die sich durch hartnäckiges Fasten zugrunde richten, zwar manchmal etwas essen, dies jedoch nach kurzer Zeit wieder ausspeien und damit die Umstehenden zur Verzweiflung bringen. Dieses Verhalten schreibt Zwinger dem Fehlen »der Ursachen, die uns zum Essen bringen« zu, nämlich dem mangelnden Reiz des Hungers, der den Willen des Menschen beeinflußt. Doch dieser menschliche Wille kann dem Hunger auch trotzen, und »will er manchmal nicht auf die Natur hören, und weigert er sich, ihren Befehlen Folge zu leisten, so gefährdet dies die Gesundheit in erheblichem Maße, die Geister greifen an, und die natürliche Wärme läßt nach, ja, der beharrliche Wille verursacht einen schnellen und unvermeidlichen Tod«. Dennoch hält Zwinger es für unmöglich, »überhaupt keinen Hunger zu verspüren oder, sollte er sich bemerkbar machen, ihn länger als einige Stunden oder sehr wenige Tage zu ertragen, ohne dabei das Leben zu lassen. Daß also dieses Fasten über viele Tage, Monate, Jahre hinweg die Grenzen der menschlichen Natur weit überschreitet und daß es sich dabei um ein Wunderwerk der göttlichen Allmacht handeln muß.«

Danach diskutiert Zwinger verschiedene andere Hypothesen zum langfristigen Hungern. Wenn Menschen sich sogar an die Einnahme von Gift gewöhnen können, warum dann nicht auch an langfristiges Fasten? Dem Schweizer Arzt zufolge enthält eine derartige Annahme »mehr Wahnsinn als Tiefsinn«. Die ursprüngliche Feuchtigkeit ist ja der beste Teil des menschlichen Körpers, und diese wird durch das Fasten erschöpft, wodurch auch die natürliche Wärme erlischt. Diese Tatsache zu leugnen wäre seines Erachtens genauso absurd wie die Annahme, eine Lampe könnte durch Gewöhnung ohne Öl brennen. Auch von einer anderen, damals vielfach angeführten Hypothese läßt Zwinger wenig gelten. Wenn ein Tier den Winter verbringt, ohne zu essen, und dabei anscheinend nicht »die ursprüngliche Feuchtigkeit aufbraucht, dann muß dies doch beim Menschen erst recht möglich sein, da er ja dem Tier weit überlegen ist?« Zwinger hält dies für einen Fehlschluß.

Im Vergleich zu der kräftigen Hitze des Menschen verfügten Tiere nur über geringe Wärme, die durch die feste, zähe Nahrung nur langsam verdaut werde. Außerdem habe die Natur ihnen Nahrung verschafft, die sie in ihren Eingeweiden verstecken und im Winter verbrauchen. Aus diesem Grund kommt Zwinger erneut zu dem Schluß, daß langfristiges Hungern bei Menschen den Naturgesetzen widerspricht und für ein »Wunderwerk einer göttlichen und höheren Ursache gehalten werden muß. Denn wenn dies ganz natürlich wäre, warum sollten wir dann das Fasten Christi in der Wüste für etwas Wunderbares halten?«

Ansichten wie diese fanden im 17. Jahrhundert weniger Anklang bei den Medizinern. Zwinger berücksichtigte bei seinen Überlegungen zwar natürliche Ursachen für langfristiges Hungern, aber kam letztendlich zu dem Schluß, daß es sich um ein übernatürliches Phänomen handeln müßte. Im späten 17. Jahrhundert änderte sich diese Auffassung langsam. Zur Erklärung traten natürliche Ursachen immer mehr in den Vordergrund. Exponenten dieser Übergangsphase sind der englische Lehrer Reynolds und der holländische Arzt Stalpart van der Wiel.

Im Jahre 1669 veröffentlichte John Reynolds ein Traktat über »wunderbare Nahrungsenthaltung« aufgrund des monatelangen Fastens der Martha Taylor (183). Genau wie Zwinger erörtert er zunächst biblische Beispiele und dann viele Fälle der monate- oder jahrelangen Nahrungsenthaltung aus jüngerer Zeit. Reynolds bildet sich zu diesen Fällen ein nuanciertes Urteil. Er möchte nicht ohne weiteres alle ins Märchenland verweisen, bezweifelt aber auch, daß alle auf übernatürlichen Ursachen beruhen. So bestreitet er die gängigen übernatürlichen Erklärungen, beispielsweise daß die Hungernden heimlich von Engeln genährt werden oder daß es sich um ein Werk von Dämonen oder um den Einfluß der Sterne handelt. Anstelle derartiger Spekulationen befaßt sich Reynolds ausgiebig mit Erklärungen aufgrund der ihm zur Verfügung stehenden empirischen Kenntnisse. Er diskutiert die verringerten Körperausscheidungen und stellt Hypothesen auf zur Erhaltung der natürlichen Körperwärme und zum Verlauf des Stoffwechselvorgangs. Dennoch betont Reynolds seine Überzeugung, daß der »lange Finger der mächtigen Vorsehung« unwiderlegbar eine Rolle spiele bei der langfristigen Nahrungsenthaltung.

Eine ebenso vorsichtige rationale Darstellung kennzeichnet die siebzehn Jahre später erschienene Abhandlung von Cornelis Stalpart van der Wiel, der 1643 als Stadtarzt in Den Haag angestellt wurde. Ein Jahr später wurde er außerdem mit medizinischen Lehrveranstaltungen im theatrum anatomicum beauftragt. Anscheinend lag ihm dieser Beruf, denn Haller und Swammerdam priesen seine umfassenden Kenntnisse auf den Gebieten der Injektionsmethoden und der Mumifizierung. Erst im höheren Alter begann Stalpart zu veröffentlichen: 1686 erschienen seine ›Zeldzame Aanmerkingen ...‹ (278). Dieses Werk ist hier von besonderer Bedeutung, denn der Arzt widmete eine lange Passage der »sehr langfristigen Enthaltung von Speis und Trank«. Dort sucht er nach einer Erklärung für diese Enthaltung, wobei sich seine Belesenheit zeigt. Er verweist auf Bibelstellen, auf die Werke von Hippokrates und Galenus und auf zahlreiche Quellen aus dem 16. und dem 17. Jahrhundert. Seine Bemühungen waren nicht umsonst: Noch nach Jahrzehnten zitierte mancher Autor seine Beschreibung.

Stalpart begründet seinen Standpunkt zur langfristigen Nahrungsenthaltung anhand des Falles einer gewissen Aaltje Kuyper, die monatelang hungerte. Aaltje Kuyper kam 1667 in Helselaar – in der Nähe des holländischen Berkelo – zur Welt. Ihre Mutter starb 1676, woraufhin sie von ihrer Tante in Diepenheim aufgezogen wurde. Im Alter von fünfzehn Jahren trat sie eine Stelle als Dienstmagd an, wurde dann aber von Fieberanfällen geplagt, die sieben Wochen dauerten. Sie erholte sich zwar, aber sie aß weniger, von rohen Äpfeln und Knollen abgesehen. Als ein Monat vergangen war, blieb sie still liegen, aß nichts mehr und wurde so krank, daß jeder meinte, sie müßte bald sterben. Daß sie keine Fäkalien mehr ausschied, war für Stalpart der Beweis, daß sie tatsächlich nichts mehr gegessen oder getrunken hatte. Sie litt unter Steifheit, kalten Gliedern, innerer Atemnot, Bewußtlosigkeit und Krämpfen, wodurch sie schließlich die Augenlider nicht mehr heben konnte. Sie schlief nur am Abend und manchmal ein bis zwei Stunden am Nachmittag.

Obwohl Aaltje kaum aß, verlor sie keineswegs das Interesse an Nahrung. Ihr merkwürdiges Verhalten schildert Stalpart folgendermaßen: »Die häufig auftretenden Krämpfe schienen den Verstand zu beeinträchtigen, und obwohl sie nicht essen konnte, bat sie um Kuchen, Äpfel, Rosinen, Feigen, Pflaumen usw. und achtete genauestens darauf, daß nichts davon fehlte, indem sie die Eßwaren andauernd zählte. Nachdem der Vater mehrmals gebeten hatte, seine Tochter wieder nach Hause bringen zu dürfen, wurde sie am dreizehnten Tag des Grasmonats im Jahre 1683 mit ihrem ganzen Vorrat an Kuchen, Äpfeln und ähnlichem nach Helselaar gebracht, welches kaum eine Stunde zu Fuß von Diepenheim entfernt war. Dort versah sie trotz ihrer Blindheit die Lehmwände mit Nägeln, auf die sie schmale Leisten legte, auf denen sie dann ihre Lebensmittel aufbewahrte, wie sie es auch in Diepenheim gemacht hatte. Und ihr größtes Vergnügen – neben Gottes Wort und dem Gebet – bestand darin, diese Dinge zu zählen und anders anzuordnen: Sie war hinsichtlich dieses Vorrats so geizig, daß die Eßwaren bei ihr verfaulten oder verschimmelten.« Nachdem sie vier Tage im Haus ihres Vaters verbracht hatte, öffneten sich ihre Augen wieder, und sie trank erstmals ein wenig Wein, ohne ihn gleich wieder auszubrechen. Zehn Tage später fing sie auch wieder an zu essen: zunächst »ein wenig Weißbrot mit Honig« und am nächsten Tag »ein Stückchen halbgesalzenen Speck«. Trotz einer Erkältung erholte Aaltje sich schnell. Ihre Verstopfung verschwand, die Krämpfe ließen nach, und nach einer Weile konnte sie das Bett verlassen. Anfang August war sie in der Lage, in die Kirche zu gehen, um dort Gott »für seine große Gnade« zu danken.

Aus dem Kommentar Stalparts zu diesem Fall geht hervor, daß er die Geschichte für wahr hält. Obwohl er die Allmacht Gottes in solchen Fällen nicht abstreiten will, bezweifelt er, daß es sich hier um ein Wunder handelt. Er weist darauf hin, daß das Fasten von Elia und Moses unnatürlich war, aber daß sie durch »die Kraft Gottes« gestärkt wurden. Auch teuflische Einflüsse bei der langfristigen Nahrungsenthaltung hält Stalpart für möglich: Verschiedene »Teufelskinder« hätte der böse Geist hin und wieder mit Nahrung versorgt. Außerdem erscheint ihm Betrug in solchen Fällen möglich: Es gibt Menschen, die die »Einfältigen« irreführen, Heiligkeit vortäuschen und materiellen Gewinn und Bewunderung anstreben. Als Warnung für den Leser schildert Stalpart einige Fälle des betrügerischen Fastens.

Nach diesen Feststellungen widmet der Arzt aus Den Haag den bei weitem größten Teil seines Werks dem langfristigen Fasten, das sich auf natürliche Ursachen zurückführen läßt. Indem er sich auf Galenus bezieht, vertritt

Stalpart den Standpunkt, daß Menschen ihren Appetit verlieren können, weil sie durch eine Erschlaffung oder Lähmung des Magenmunds kein Hungergefühl verspüren oder weil die Säure, die normalerweise das Hungergefühl hervorruft, durch schleimige oder fettige Substanzen »stumpf« geworden ist. Im Fall der Aaltje Kuyper war der Körper durch den Verzehr von Äpfeln und rohen Knollen mit einer »schleimigen Flüssigkeit und mit rohem Saft« gefüllt. Denn durch das viertägige Fieber wurden die rohen Früchte vom Körper nicht richtig verarbeitet, so daß diese Flüssigkeit sich mit ihrem Blut vermischte. Dadurch wurden Gifte ausgeschieden, wodurch auch die Magennerven nicht mehr gereizt wurden und sie keinen Appetit verspürte. Zur Unterstützung dieser Theorie verweist Stalpart auf Tiere, die einen Winterschlaf halten und durch die rohen, kalten, zähen Substanzen in ihrem Körper am Leben bleiben. Auch verschiedene Pflanzenarten kommen, ohne zu vertrocknen, einige Monate ohne Erde aus aufgrund ebensolcher Säfte. Neben dieser Ursache erwägt Stalpart die Möglichkeit, daß bei Aaltje die »Schweiß- und Entlüftungsöffnungen« nicht sehr weit geöffnet waren, wodurch weniger ausgeschieden wurde, denn mit einer Ab- oder Zunahme der Ausscheidung verringert oder steigert sich auch die Verarbeitung der Nahrung.

Die Nahrungsenthaltung der Aaltje Kuyper beruht also nach Stalpart auf natürlichen Ursachen. Im Grunde schreibt er ihre Eßstörungen einer falschen Ernährung zu, möglicherweise im Zusammenhang mit verengten »Schweiß- oder Entlüftungslöchern«. Aber derartige Erklärungen gab er erst ab, nachdem er das Einwirken Gottes oder Satans prinzipiell für möglich erklärt hatte. Weder Zwinger noch Reynolds noch Stalpart van der Wiel stritten also die Möglichkeit übernatürlicher Kräfte ab. Während Zwinger nach reiflicher Überlegung nur übernatürliche Ursachen erkannte, betonten Stalpart und Reynolds eher die natürlichen Ursachen. Die beiden Letztgenannten markieren den Übergang zu einem Entwicklungsstadium, in dem wissenschaftliche Theorien Gott und den Teufel verdrängten. Die metaphysischen Erklärungen wurden allmählich durch oftmals spekulative Theorien ersetzt.

Obwohl bereits im 16. Jahrhundert manch einer bezweifelte, daß Menschen jahrelang ohne Nahrung leben können, glaubten viele Ärzte im 18. Jahrhundert noch beharrlich an die »wundersame Nahrungsenthaltung«. Durch die sensationellen Berichte über die Entlarvung mehrerer Wundermädchen hatte zwar das Mißtrauen zugenommen, aber in weiten Kreisen wurde die Existenz dieses Phänomens noch nicht abgestritten. Die Auffassung, daß es sich hierbei um eine pathologische Erscheinung handelt, war noch keineswegs zum Gemeingut geworden, so daß die Wissenschaft sich vor die Aufgabe gestellt sah, eine alternative, annehmbare Erklärung zu finden (262). Aus der Beschreibung Stalpart van der Wiels geht bereits die verringerte Neigung hervor, bei der Erklärung des langfristigen Fastens auf übernatürliche Ursachen zurückzugreifen. Man hatte jedoch schon erheblich früher erkannt, daß natürliche Ursachen eine wichtige Rolle spielen konnten bei der langfristigen Nahrungsenthaltung. Verschiedene Fastenheilige nahmen medizinische Hilfe in Anspruch oder sahen sich gezwungen zu beweisen, daß ihr Fasten nicht irgendeinem körperlichen Leiden entsprungen war.

Zur Erklärung des Phänomens führte der Franziskanergelehrte Roger Bacon (1214–1294) andere Ursachen als göttliche Inspiration oder Teufelsbesessenheit an. Seine Theorie stützte sich auf die Feststellung vieler Hagiographen – und später mancher Autoren aus der frühen Neuzeit –, daß bei fastenden Frauen meistens die Ausscheidung und die Menstruation ausblieben. Bacon nahm an, daß die Substanzen, die sonst auf natürlichem Weg den Körper verließen, es dem Fastenden ermöglichten, so lange ohne Nahrung auszukommen. Eine andere Erklärung für die langfristige Nahrungsenthaltung fand Poggio Bracciolini (1380–1459). In seinem ›Liber Facetiarum‹ von 1450 berichtete der Humanist aus Florenz über einen gewissen Jacobus, der zwei Jahre weder aß noch trank. Die Beschreibung, so meint Poggio, wird dem Leser unglaubwürdig erscheinen, weil sie »der Natur widerspricht«. Er berichtet, daß die verschiedensten Geschichten über diesen Fall kursierten. Manche meinten, Jacobus sei vom Teufel besessen, doch andere behaupteten, die melancholische Art seiner Körpersäfte versorge ihn mit Nahrung (272). Trotzdem fanden derartige Auffassungen erst seit dem Beginn der Neuzeit Anklang. Nach und nach wurden immer mehr, manchmal recht spekulative Theorien geäußert, bei denen übernatürliche Kräfte keine Rolle mehr spielten. So meinten manche Ärzte, Tabak ermögliche es dem Menschen, lange Zeit zu hungern. Stalpart van der Wiel wies beispielsweise darauf hin, daß viele Schiffbrüchige sich eine ganze Weile mit Tabak am Leben hatten halten können. Tabak scheine eine »Unempfindlichkeit« des Magenmunds herbeizuführen oder veranlasse die Bildung von Schleim im Magen, von dem sich der Körper dann wieder eine Weile ernähren könne (278).

Eine andere, nicht weniger kuriose Erklärung für langfristiges Hungern stammt von dem Schweizer Arzt Johann Jacob Ritter (1714–1784). Im Jahre 1737 promovierte er an der Universität von Basel mit einer lateinischen Dissertation ›Über die Unmöglichkeit und die Möglichkeit der langfristigen Enthaltung von Speis und Trank‹ (274). Im Zentrum dieser Abhandlung steht das Schweizer Wundermädchen Christina Kratzer, das im Alter von achtundzwanzig Jahren anfing zu hungern und dies bis zu seiner Entlarvung 1728, drei Jahre später, beibehielt. Nach einer Lebensbeschreibung dieses Mädchens befaßt Ritter sich mit den verschiedenen Umständen, die ihm den Fastenbetrug ermöglichten. Er rechnet dem Leser vor, daß der Körper täglich eine bestimmte Menge fester und flüssiger Substanzen durch »Ausdünstung« verliert und dadurch ohne Nahrungszufuhr nicht sein Gewicht halten kann, was bei Christina der Fall war. Überraschenderweise erörtert Ritter zum Schluß die Frage, ob es nicht doch möglich sei, ohne Nahrung zu leben. Aufgrund aller möglichen Fälle der langfristigen Nahrungsenthaltung bei Tieren kommt er zu dem Schluß, daß dies auch bei Menschen nicht auszuschließen sei. Im Fall der Christina Kratzer berücksichtigt Ritter das Ausbleiben ihrer Menstruation als eine mögliche Erklärung. Die Frau ernährt den Fetus mit ihrem eigenen Blut. Da ihre Menstruation ausblieb, könnte Christina sich doch auch selbst mit dem Blut ernährt haben? Der Körper könnte es wieder absorbieren und ihm die nötigen Nahrungsstoffe entziehen. Mit dieser Auffassung lebte die Theorie Roger Bacons aus dem 13. Jahrhundert wieder auf.

Eine der häufigsten Erklärungen für den »wunderbaren« Nahrungsverzicht beruhte jedoch auf dem Gedanken, daß Menschen von den nahrhaften Bestandteilen der Luft leben könnten. Die Wurzeln dieser Auffassung finden wir bereits in der Antike. Schon Aristoteles berichtete von einer Person, die weder aß noch schlief und nur von Luft lebte. Plinius zufolge lebten am Ganges Menschen, die Astoni, die keinen Mund hatten und sich nur von Düften ernährten. Eine Überlieferung besagt, daß Demokrit (um 300 v. Chr.) einhundertneun Jahre alt geworden sei und sich lange Zeit von dem Duft von Honig und warmem Brot »ernährte«. In der frühen Neuzeit wurden diese Geschichten wieder hervorgeholt und mit eigenen Beobachtungen ergänzt. Heimgekehrt aus fernen Ländern, berichteten die Reisenden von Völkern, deren einzige Speise der Duft von Blumen und Kräutern war. Derartige Gerüchte, zusammen mit Beobachtungen an Tieren im Winterschlaf, die nichts aßen und »also« nur von Luft lebten, bildeten die wichtigste Quelle für Spekulationen, auch der Mensch könne sich von Luft ernähren.

Bereits im Jahre 1551 verfaßte der Neapolitaner Portio einen Bericht über den zweijährigen Nahrungsverzicht eines nicht mit Namen genannten Wundermädchens, in dem er sich ausgiebig mit der Frage beschäftigt, ob Menschen nur von Luft leben könnten (180). Nach ihm sollten sich noch viele Autoren ernsthaft mit dieser Möglichkeit befassen. Pieter Nielen, ein unbekannter holländischer Arzt, schrieb 1775 ein ausführliches Werk über die langfristige Nahrungsenthaltung anläßlich der siebenjährigen Fastenzeit von Maria van Dijk (238). Er weist in diesem Werk darauf hin, daß »Krankstoffe« aus der Atmosphäre über die Lunge Infektionen hervorrufen und daß langes Riechen an einer geistigen Flüssigkeit zu »Leichtsinn« oder »Erheiterung« führen könnten. Auf dieselbe Art und Weise könnten sogenannte »Nährstoffe« durch die Luft aufgenommen werden, entweder als Dampf oder als Rauch, und ins Blut gelangen. Aber auch über »offene Mündchen« in der Haut könnten solche Nährstoffe aus der Luft in den Organismus eindringen. Denn schließlich würde man ja auch betrunken, wenn man die Glieder eine Weile in Branntwein tränkte …

Im selben Zeitraum, in dem Nielen seine kuriosen Ansichten niederschrieb, fanden auf diesem Gebiet bahnbrechende Entwicklungen statt. Unabhängig voneinander, jedoch praktisch gleichzeitig entdeckten der englische Geistliche und Physiker Joseph Priestley (1733–1804) und der schwedische Apotheker Carl Scheele (1742–1786) ein besonderes Gas: Sauerstoff. Auf den Ergebnissen ihrer Pionierarbeit baute der französische Chemiker Antoine Lavoisier (1743–1794) seine eigenen Forschungen auf. Experimentell bewies er, daß die Funktion eines lebendigen Organismus auf einem Verbrennungsprozeß beruht. Im Körper werden Bestandteile der Nahrung mit Hilfe von Sauerstoff verbrannt, wodurch die daraus entstehende Energie als Wärme frei wird. Diese Entdeckung führte zum fundamentalen Durchbruch in der Theorie zur Funktion der Verdauung, des Kreislaufs und der Atmung. Die weitreichenden Erkenntnisse beendeten jedoch noch nicht die Theorie über die Luft als ernährendes Element. Dieser Auffassung blieben manche Ärzte treu, um damit das langfristige Fasten der Wundermädchen zu erklären.

Um 1800 konnte der deutsche Arzt Ludwig Schmidtmann (1764–1840) berichten, daß die zweijährige Hungerzeit der Anna Maria Kienker aus Osnabrück angesichts der gründlich durchgeführten Untersuchungen unmöglich ein Betrug sein konnte. Seines Erachtens ernähre sie ihren Körper, indem sie der Atmosphäre elementare Teilchen entzöge (190, 191). Ein anderes Fastenwunder, bei dem die »Luft-als-Nahrung-Theorie« geäußert wurde, ist Ann Moore aus Tutbury. Von 1806 an gelang es ihr, viele Beobachter von ihrer Nahrungsenthaltung zu überzeugen, bis sie 1813 als Betrügerin entlarvt wurde. Aber zuvor, im Jahre 1808, war ein Betrug ausgeschlossen worden. Damals blieben den Ärzten zwei Möglichkeiten: Sie konnten entweder an der Zuverlässigkeit der Untersuchung zweifeln oder an die Ergebnisse glauben. Wer die zweite Möglichkeit wählte, sah sich vor die Aufgabe gestellt, das langfristige Hungern rational zu erklären. Ein gewisser Dr. Bourne versuchte es mit einer Erklärung, die sehr der von Schmidtmann gleicht: Ann Moore bekäme ihre Nahrung in der Form von elementaren Teilchen aus der Atmosphäre, über die Atmung und vielleicht auch über die Haut. Ihre Behauptung, sie sei ganz verrückt nach frischer Luft, und die Tatsache, daß sie ständig das Fenster offen haben wollte, verstärkten diesen Eindruck (253). Später stimmte Benjamin Granger, der 1813 zwei Artikel über die berühmte »fasting woman of Tutbury« veröffentlichte, Bournes Theorie zu (259, 260).

Solche Auffassungen über Absorption der Nahrung aus der Luft über die Haut und die Lungen waren während der ersten Hälfte des 19. Jahrhunderts keine Ausnahmen. Als die Italienerin Anna Garbero 1827 nach gut zwei Jahren des Nahrungsverzichts starb, erklärte Dr. Osella, daß sie während der ganzen Zeit anderen Menschen bestimmte Substanzen über die Luft entzogen habe. Deshalb sei ihre Schwester, die bei ihr schlief, stark abgemagert ... Zu einer ähnlichen Erklärung griff man sogar noch hundert Jahre später. Nach Dr. Kröner entzog die langfristig hungernde Mystikerin Therese Neumann mit Hilfe magnetischer Kräfte den Umstehenden Nahrungsstoffe (267)! Merkwürdigerweise äußerte 1948 Carl Gustav Jung (1875–1961), der bekannte Psychiater und ehemalige Schüler Freuds, die Vermutung, daß beim wundersamen Fasten des Nikolaus von der Flüe die Ernährung dadurch stattfand, »daß zum Beispiel lebende Eiweißmoleküle von einem Körper in den anderen hinüberwanderten« (265). Aber, wie bereits gesagt, vertraten im 19. Jahrhundert immer mehr Ärzte die Auffassung, daß ein ganz normales Leiden statt eines Wunders Gottes oder der Natur die Erklärung für derartige Erscheinungen sei. Obwohl die genaue Dauer ein Streitpunkt blieb, wurde man sich darüber einig, daß jahrelange Nahrungsenthaltung unmöglich und nur auf eine hysterische Form des Betrugs zurückzuführen sei. Mit der Entlarvung der Fastenwunder und den neuen, wissenschaftlich fundierten Erkenntnissen der Medizin war das Rätsel gelöst. Damit wurde am Ende des vergangenen Jahrhunderts die Ära der wunderbaren Nahrungsenthaltung abgeschlossen.

Die heilsame Wirkung der Nahrungsenthaltung

Der langfristige Nahrungsverzicht fand unter einem weiteren Aspekt schon früh das ärztliche Interesse. Man betrachtete die Nahrungsenthaltung einerseits als Symptom, später auch als Naturwunder und sogar als Heilmittel. Im Grunde ist die Geschichte der Diät so alt wie die Medizin selbst. Die Regulierung der Nahrungsaufnahme ist eine der ältesten Therapien, die Ärzten zur Verfügung standen (38). Um nicht in einer so langen und verzweigten Geschichte umherzuirren, werden wir uns auf die Hauptlinien beschränken.

Am Anfang der jahrtausendealten Anwendung von medizinischen Diäten stand Hippokrates. Sein umfangreiches Werk aus dem 4. beziehungsweise 5. Jahrhundert vor Christus enthält eine reichhaltige systematische Darstellung einer Diätetik, die sowohl für die Erhaltung der Gesundheit, Prävention, als auch für die Heilung von Krankheiten, Therapie, vorgesehen ist. Seiner Auffassung nach entstanden Krankheiten durch eine verkehrte Mischung der Körpersäfte. Die Diät sollte zum natürlichen Heilungsprozeß beitragen, indem sie diese Säfte reinigte. Die Hippokratische Diät reicht von dem Verzicht auf bestimmte Speisen bis hin zum völligen Fasten. Je nach körperlicher Verfassung des Patienten, der Art und dem Verlauf der Krankheit wurde eine bestimmte Diät verordnet. In Hippokrates' Fußstapfen propagierten auch andere angesehene Mediziner der griechisch-römischen Antike Ernährungsvorschriften als wichtige Therapieform. Die verschiedenen Schulen der antiken Medizin waren sich allerdings nicht in allen Punkten einig über die Prinzipien der Diätlehre. Plinius berichtet von Ärzten, die Kranken eine so strenge Diät verordneten, daß diese sie an den Rand des Hungertodes brachte. Andere wiederum verabreichten den Kranken zuviel Nahrung als Heilmittel. Gemäß dem Geist des Hippokrates erkannten die antiken Ärzte auch die Wichtigkeit der Ernährung für ein langes, gesundes Leben. Athenaeus beschreibt in einem Bericht aus dem 3. Jahrhundert eine Vielfalt von Diäten, die im alten Rom hierfür angewandt wurden. Vielleicht um ihre ungezügelten Eßgewohnheiten zu kompensieren, hielten sich manche an Diäten von

Milch, Wasser und Feigen oder verzichteten bei den Mahlzeiten auf Getränke.

Die unterschiedlichsten Ansichten zur Art der Diät gab es auch noch in späteren Jahrhunderten, obgleich man sich über ihre heilsame Wirkung einig blieb. Sir Francis Bacon (1561–1626), der berühmte englische Philosoph und Staatsmann, vertrat in der Nachfolge antiker Ärzte die Auffassung, die Medizin könne zwar Krankheiten heilen, doch nur eine Diät könne das Leben verlängern. Diese Ansicht folgt deutlich dem einflußreichen Werk von Luigi Cornaro (1475–1566) mit dem vielsagenden Titel ›Die sichere und garantierte Methode, um ein langes, gesundes Leben zu erreichen‹. Dieser venezianische Autor unterwarf sich selbst einer immer strengeren Diät und aß nach einer Weile nur noch ein Ei am Tag. Die Überzeugungskraft seiner Methode wurde durch Cornaros hohes Alter verstärkt. Er veröffentlichte sein Buch 1558, als er bereits dreiundachtzig Jahre alt war, und er wurde sogar über neunzig Jahre alt. Im selben Zeitraum empfahl der Astrologe, Prophet und Arzt Michel Nostradamus (1503–1566) eine regelmäßige Fastenkur, um den Körper zu entgiften und auf diese Art zu erfrischen: »Gesundheit und Jugend stehen in direktem Zusammenhang mit dem Fasten« (249). Auch als Mittel gegen verschiedenartige Leiden wurde die Diät in der frühen Neuzeit weiterhin angewandt. Noch im 18. Jahrhundert befürworteten große Mediziner wie William Cullen (1710–1790), Friedrich Hoffmann (1660–1742) und Herman Boerhaave (1668–1738) eine angemessene Form der griechisch-römischen Diätlehre.

Trotzdem hatte die Diät als Therapie seit dem 17. Jahrhundert – mit dem abnehmenden Einfluß der antiken Medizin – einen Teil ihrer Beliebtheit zugunsten der medikamentösen Behandlungen eingebüßt. Am Ende des 18. Jahrhunderts gelangte die Diätetik an einen Tiefpunkt. Die führenden Reformer wie der Schotte John Brown (1735–1788) und der Franzose François Joseph Victor Broussais (1772–1838) konnten auf diesem Gebiet nichts anderes als die Hungerkur bieten. Für Brown hingen Krankheiten hauptsächlich mit – übermäßiger oder geringer – Reizung des Organismus zusammen, während Broussais alles auf einen »gereizten Magen« zurückführte. Eine kombinierte Diät würde bei Krankheiten nicht viel ausrichten, aber eine mehrtägige gänzliche Nahrungsenthaltung sollte Wunder wirken. Besonnenere Ärzte schreckten derartig übertriebene Formen der Therapie ab, und sie griffen auf die alte Diätlehre des Hippokrates und deren Varianten zurück.

Dieser Zeit der Stagnation wurde in der zweiten Hälfte des 19. Jahrhunderts ein Ende gesetzt. Wichtige Entdekkungen auf dem Gebiet des Stoffwechsels und der Nahrungslehre belebten das Interesse für den heilsamen Einfluß einer Diät erneut und führten zu einer Neubewertung der Diät als Mittel, um Krankheiten vorzubeugen und zu heilen. Obschon die Wichtigkeit der richtigen Nahrung für den Menschen von jeher betont wurde, erwarb man erst im vergangenen Jahrhundert wissenschaftlich fundierte Erkenntnisse über deren Zusammensetzung und Auswirkungen auf den menschlichen Körper. Lavoisiers Entdeckung, daß die Atmung durch einen Verbrennungsprozeß bedingt wird, ermöglichte die Quantifizierung der Nahrung nach ihrem Verbrennungswert – in Kalorien. Statt der alten Theorien zur Verdauung als mechanischem Vorgang oder als Form der Verfaulung wuchs im Laufe des 19. Jahrhunderts auch die Erkenntnis, daß es sich hierbei um einen chemischen Vorgang handelt. Außerdem erwarb man zur selben Zeit erste Kenntnisse über Grundelemente in Nahrungsmitteln wie Kohlenhydrate, Fette, Proteine, Mineralstoffe und – zu Anfang dieses Jahrhunderts – Vitamine. Natürlich blieb die Diätlehre von diesen Entwicklungen nicht unberührt. Sie führten zu den ersten wissenschaftlich verantworteten Diäten in der Geschichte. Besonders beschränkte, spezielle Diäten für verschiedene Leiden wurden oft angewendet. Diese waren vor hundert Jahren sehr beliebt gewesen, als vielversprechende Entdeckungen auf dem Gebiet der Bakteriologie vorerst noch kaum praktisch anwendbare Ergebnisse erbrachten.

Zu derselben Zeit, in der die Hungerkünstler Aufmerksamkeit erregten und die Anorexia nervosa einen Platz in der medizinischen Literatur erhielt, unterzogen sich zahlreiche Menschen langfristigem Nahrungsverzicht in der Hoffnung, auf diese Art von bestimmten Krankheiten zu genesen. Um die Jahrhundertwende war das »Heilfasten«

fast zur Mode geworden. An dem Tag, an dem der amerikanische Arzt Henry Tanner sein Hungerexperiment begann, begann auch Agnes Dehart, ebenfalls aus Amerika, eine einunddreißigtägige Fastenkur, um ein Magengeschwür zu heilen. Andere übertrafen noch die Dauer ihrer Fastenkur und wollten wie die Hungerkünstler vierzig Tage oder länger fasten. Der erwähnte Tanner und der amerikanische Schriftsteller Upton B. Sinclair (1878–1968) gehörten zu den Befürwortern dieser »heilsamen« Hungerkuren (277). Beide hatten die heilsame Wirkung am eigenen Körper gespürt. Sinclair litt an Verdauungsstörungen, Kopfschmerzen, Erkältungen, Schlaflosigkeit und anderem, und die üblichen Behandlungsmethoden richteten bei ihm nichts aus. Ein Buch seines Landsmannes Horace Fletcher (1849–1919), der richtiges Kauen der Nahrung empfahl, lehrte Sinclair, daß seine körperliche Verfassung die Folge überflüssiger und unverdauter Nahrung war, die der Körper in Gifte umsetzte. Obschon er sich Fletchers Rat, langsam und bescheiden zu essen und richtig zu kauen, zu Herzen nahm, verringerte dies nicht seine Leiden. Als er schließlich einer Dame begegnete, die nach einer mehrtägigen Hungerkur all ihre Leiden verloren hatte, entschloß auch er sich dazu. Die Hungerkur hatte bei Sinclair dieselbe heilsame Wirkung, und obschon er davor warnte, das Hungern zum Sport zu machen, verbarg er seine Begeisterung über das Wundermittel kaum: »Indem man rechtzeitig fastet, schützt man sich vor vielen Unpäßlichkeiten, die die Folge von Giften sind, die durch nicht sofort verdaute oder ausgeschiedene Nahrung entstehen, und man erhöht seine Widerstandskraft gegen Krankheiten, die durch andere Ursachen bedingt sind. Durch die körperliche Ausgeglichenheit, die durch die Fastenkur wiederhergestellt wird, hat sie wirklich die Wirkung, die man manchmal voll der Ironie bestimmten Bädern zuschreibt: Sie macht zu dicke Menschen dünner und zu dünne Menschen dicker.«

Zu Anfang dieses Jahrhunderts rechtfertigte ein amerikanischer Physiologe ein derartiges Heilverfahren, indem er darauf hinwies, daß die Verstopfung der natürlichen Ausscheidung die Ursache aller Krankheiten sei. Eine Krankheit sei nichts weiter als ein Kampf des Organismus, sich von bestimmten zurückgebliebenen Stoffen zu befreien; dieser natürliche Reinigungsvorgang dürfe nicht von neuen Unreinheiten nachteilig beeinflußt werden, die über die Nahrung in den Körper eindringen können. Angesichts derartiger Begründungen ist es nicht erstaunlich, daß strenges Fasten als Heilverfahren bis heute auf allen Gebieten der alternativen (»Natur-«)Medizin erhalten geblieben ist. Die Schulmediziner haben sich mittlerweile von diesem Heilverfahren abgewendet. Mildere und selektivere Ernährungsvorschriften bei Störungen wie Zuckerkrankheit bis hin zu psychosomatischen Leiden gehören allerdings immer noch zu den üblichen Behandlungsmethoden. Obgleich die uralten Hungerkuren in der heutigen Medizin nicht mehr üblich sind, werden sie von zahlreichen Menschen häufiger als je zuvor angewandt. Für viele ist die Diät nicht länger ein Heilverfahren, sondern ein wichtiger Bestandteil eines häufig fanatischen Strebens nach Schlankheit. Damit ist der Kreis geschlossen. Die Medizin spielte nicht nur eine wichtige Rolle bei der Medizinalisierung der Selbstaushungerung, sie lieferte für ein »neues« Leiden auch die wichtigste Methode: die Diät, den Motor der Magersucht.

Der übermäßig lange Nahrungsverzicht war jahrhundertelang den Fastenheiligen, den Wundermädchen und den Hungerkünstlern vorbehalten, wurde jedoch seit Beginn der Neuzeit langsam zu einem medizinischen Problem umgewandelt. Obgleich es den Ärzten erst im Laufe der Zeit gelang, sich dieses Phänomens zu bemächtigen, gehörte das weniger extreme Fasten von jeher zu ihrem Arbeitsgebiet. Sobald sich die ersten Anzeichen der Nahrungsverweigerung ankündigten, wurde auch bei vielen Fastenheiligen und Wundermädchen medizinische Hilfe in Anspruch genommen. Erst wenn das medizinische Eingreifen keinerlei Wirkung zeigte und die Nahrungsenthaltung von unerahnt langer Dauer war, machte man übernatürliche Kräfte dafür verantwortlich. Wenn es sich um leichten Appetitmangel oder Nahrungsverzicht handelte, hielt man dies für eine Störung mit einer natürlichen Ursache, bei der eine medizinische Behandlung angebracht und zweckmäßig schien. Die besser Bemittelten holten sich Rat bei den anerkannten Ärzten, während sich die Durchschnittsbevölkerung an Volksheiler wandte. Im Vergleich zur »wundersamen Nahrungsenthaltung« waren leichte Eßstörungen verständlicher, regten die Phantasie weniger an und boten demzufolge keinen Anlaß für metaphysische Spekulationen. Traten zu den Eßstörungen noch Komplikationen hinzu, die von anderen Krankheitsbildern her bekannt waren, dann lag eine natürliche Ursache auf der Hand.

Seit der Antike waren Eßstörungen – und das Abnehmen – für die Mediziner von Bedeutung, da sie als Zeichen oder Symptom auf eine bestimmte Krankheit hinweisen konnten. Im Werk des Soranus von Ephesus (Anfang des 2. Jahrhunderts), das uns von Caelius Aurelianus (5. Jahrhundert) überliefert wurde, ist die Abneigung gegen Nahrung beispielsweise als Symptom für chronische Kopfschmerzen, Epilepsie, Phthisis und Magenbeschwerden angeführt (284). Vor allem für letztere werden Eßstörungen auch in den Werken anderer antiker Schriftsteller als Symptom aufgezählt (287). In diesem Rahmen können wir uns nicht näher damit befassen. Wir beschränken uns hier auf die Störungen oder Krankheitsbilder, bei denen eine somatische Ursache für die Eßstörungen und das Abnehmen nicht überdeutlich vorliegt: Atrophia nervosa, Hysterie, Melancholie, Liebeskrankheit und Bleichsucht. Bevor wir uns mit diesen Störungen befassen, erörtern wir kurz die Anorexia oder den Appetitmangel. Obwohl viele Ärzte diesen zunächst für ein Symptom verschiedener Leiden hielten, wird er auch als eigenständiges Problem mit einer eigenen Ätiologie dargestellt. Natürlich darf in einem Buch wie dem unsrigen die historische Information zu gerade diesem Begriff nicht fehlen, der sich, obwohl er als ›Anorexia nervosa‹ falsch angewendet wird (siehe Kapitel 1), in der modernen Terminologie zur Magersucht beharrlich aufrechterhält.

Anorexia

Eßstörungen wurden von den Ärzten seit jeher mit verschiedenen Begriffen bezeichnet, die jedoch nicht sehr konsequent gebraucht wurden. Gerade in der frühen Neuzeit gab es verschiedene Bezeichnungen für den Nahrungsverzicht, wie »Abneigung gegen Nahrung«, »Appetitmangel« und ähnliches. Eine davon war der griechische Begriff »anorexia« mit seinem lateinischen Äquivalent »inappetentia«. Obwohl Hippokrates sich mehrmals mit der Nahrungsenthaltung befaßt, kommt die Anorexia in seinen umfangreichen Werken nicht vor. Der Begriff wird erstmals, im erweiterten Sinne als »Mangel an Begierde« – anorexis –, in einer pseudo-platonischen Schrift aus dem 1. Jahrhundert verwendet. Wenig später benutzt Galenus den Begriff in der eingeschränkten Bedeutung »fehlender Appetit«. In einem Kommentar zum ersten Buch von Hippokrates' ›Epidemien‹ schreibt Galenus: »Diejenigen, die Nahrung ablehnen und nichts zu sich nehmen, werden von den Griechen ›anorektous‹ und ›asitous‹ genannt, das heißt ›sie, die keinen Appetit haben und sich der Nahrung enthalten‹; jedoch diejenigen, die nach der Aufnahme von Nahrung eine Abneigung dagegen entwickeln und sich davor ekeln, (nennen sie) ›apositous‹.« Nach einer Passage über das Erbrechen meint er: »Dies ist häufig eindeutig feststellbar bei denjenigen, die eine Abneigung gegen Nahrung haben (apositon); wenn sie zum Essen gezwungen werden, haben sie nicht die Kraft zu schlucken, und auch wenn sie sich dazu zwingen, können sie die Nahrung nicht bei sich halten, sondern müssen diese unverzüglich wieder ausbrechen.« Galenus befaßt sich jedoch in seinem Werk ausführlicher mit der Nahrungsenthaltung bei verschiedenen Krankheiten (312).

Einen guten Überblick der Auffassungen zur Anorexia in der antiken Medizin verschafft das Werk der byzantinischen Kompilatoren. Obwohl sich mehrere unter ihnen mit der Anorexia befaßten, werden wir uns hier auf die recht ausführliche Beschreibung von Alexander von Tralles (oder Trallianus; 525–605) beschränken. Dieser griechische Arzt stützte sich mehr als in der byzantinischen Medizin üblich auf eigene Erfahrungen, obwohl auch sein Werk noch erheblich auf die Schriften des Galenus zurückgreift. Sein Kapitel ›peri anorexias‹ – ›Über den Appetitmangel‹ – fängt folgendermaßen an: »Es muß als bekannt vorausgesetzt werden, daß auch der Appetitmangel entweder auf einer Dyskrasie (eine fehlerhafte Zusammensetzung der Körperflüssigkeiten) oder auf einer Anhäufung von Säften im Magen beruht« (281). Seine Abhandlung konzentriert sich auf diese Säfte: Deren Zusammensetzung sei zu beeinflussen, oder sie seien durch Erbrechen oder mit dem Stuhlgang auszuscheiden. Zur Herbeiführung des Erbrechens rät er von der Anwendung von Brechmitteln – »vomitoria« – ab und empfiehlt statt dessen feuchte Speisen und Getränke sowie lauwarmes Wasser. Bei zu starkem Erbrechen sei ein Abführmittel angebracht, für das Alexander von Tralles verschiedene Rezepte angibt. Wenn die Anorexia durch zähe Säfte bedingt ist, dann verordnet er je nach Art der Beschwerden verdünnende oder reinigende Mittel, während die verschiedenen Formen der Dyskrasie – heiße oder kalte – seines Erachtens außer mit Medikamenten mit bestimmten Nahrungsmitteln wie Taubenbouillon oder Rosinen bekämpft werden sollen. Die klassische Auffassung der Anorexia, wie Alexander von Tralles sie darstellt, geht auch aus dem spätmittelalterlichen ›Boec van medicinen in Dietsche‹ hervor. Dort wird das Kraut Menta-

Almente zur Anregung des Appetits empfohlen, wenn dieser durch kalte Säfte oben im Magen gestört ist. Eine Salbe aus Minze, Zimt, Pfeffer und Essig soll Wunder wirken (305). Nicht nur die Ursache der Anorexia, sondern auch sämtliche Bestandteile der Salbe sind in der Beschreibung Alexanders von Tralles zu finden.

In der frühen Neuzeit, als die antike Medizin als Leitfaden galt, verwendeten die Mediziner weiterhin den Begriff »Anorexia«. Um 1700 erscheinen sogar sehr viele Veröffentlichungen mit dem Titel ›De Anorexia‹. Es handelt sich hierbei um lateinische Dissertationen von verschiedenen Fakultäten in Europa. Diese Werke enthalten viele Erklärungen für den Appetitmangel: »Causae sunt multae« (es gibt zahlreiche Ursachen), schreibt Jacobus Willerus im Jahre 1715 (370). Im Anschluß an die antiken Quellen werden vor allem die körperlichen (Magen-)Beschwerden als Ursache der Anorexia zur Sprache gebracht, obgleich auch psychische Faktoren nicht vernachlässigt werden. Ein Beispiel ist die Abhandlung aus dem Jahre 1703 des Arztes Harderus, der den Magen als wichtigste Quelle allen Übels bezeichnet (322). Harderus vertritt die Auffassung, daß ein Defekt der Magennerven oder eine fehlerhafte Zusammensetzung der Körpersäfte aufgrund zahlreicher Faktoren die Anorexia bedingen könnten. Seines Erachtens spielt dabei auch die »animus pathemata« eine Rolle, womit er speziell die schädlichen Auswirkungen der Angst und der Trauer auf die Körpersäfte und somit auf den Magen meint. Besonders Gelehrte sollten sich vorsehen, da übermäßiges Studieren und Grübeln die allerverderblichsten Einflüsse auslösen könnten! Die Anorexia bei Geisteskranken schreibt Harderus einer Unempfindlichkeit des Gehirns gegenüber den Signalen aus der Magengegend zu.

Obwohl der Einfluß der antiken Medizin im 18. Jahrhundert zurückging, weisen noch in dieser Zeit viele Beschreibungen der Anorexia Spuren dieser Tradition auf. Ein Beispiel dafür enthält ›Zedlers Großes Vollständiges Universal Lexikon‹. In diesem umfangreichen Nachschlagewerk aus der ersten Hälfte des 18. Jahrhunderts steht unter dem Stichwort »Hunger«: »Die würckende Ursache des Hungers ist die Seele: Denn es ist bekannt, daß Traurigkeit, Furcht, Schreckniss, tieffe Gedancken, u. d. a. den Appetit verringern oder sogleich vertreiben können.« Beim Lemma Anorexia – »verlohrner Appetit oder Unlust zum Essen« –, der von einem verringerten Appetit bis hin zur tiefen Abneigung gegen Nahrung reichen kann, fehlen diese psychischen Faktoren: »Es entstehet aber diese Kranckheit 1.) entweder von dem Mangel oder verhinderten Einflusse der Lebens-Geister in den Magen, 2.) oder von dem Mangel des Magen-Saffts oder dessen allzugroßen Flüssigkeit, 3.) oder von zehen schleimigten Unreinigkeiten des Magens, 4.) oder von scharffen sauren, oder gallichten Cruditaeten, 5.) oder von unverdauten Speisen, 6.) oder der Magen hat sich entzündet, 7.) oder fänget allbereits an zu schwären, 8.) oder es halten sich Würmer darinnen auf« (373). Ähnliche Beschreibungen der Anorexia finden wir in einem Werk des bekannten holländischen Arztes Herman Boerhaave (292), in der berühmten ›Encyclopédie‹ von Diderot und d'Alembert (307), in dem vielgelesenen medizinischen Handbuch von Christian Gottlieb Selle (1748–1800) (356) und in verschiedenen Lexika aus dem 18. Jahrhundert (292). Die Anorexia, die aus einer Störung der Magenfunktion entsteht, kommt auch in verschiedenen Werken der sogenannten »Nosographen« vor, die wie der bekannte schwedische Botaniker Carl Linné (1707–1778), der die Pflanzenwelt ordnete, versuchen, alle existierenden Krankheiten zu klassifizieren. Einer der bedeutendsten unter ihnen war François Boissier de Sauvages (1706–1767). In seiner ›Nosologia Methodica‹ befaßt er sich auch mit der Anorexia, die er zu den »Anepithymiae« zählt, einer Gruppe von Störungen, bei denen die Begierde – wie Geschlechtstrieb oder Hunger – ganz oder teilweise erlischt (293). Unter »Anorexia« versteht Boissier eine Krankheit, deren wichtigstes Symptom vermindertes oder verschwundenes Hungergefühl ist, häufig zusammen mit Abneigung gegen Nahrung. Der französische Arzt und Botaniker unterscheidet nicht weniger als dreizehn Formen der Anorexia. Neben denjenigen, die mit Störungen wie der Melancholie zusammenhängen, und speziellen Formen wie der langfristigen Nahrungsenthaltung, Anorexia mirabilis, werden die meisten Formen einer Magenstörung zugeschrieben.

Gegen Ende des 18. Jahrhunderts veröffentlichte auch

der französische Arzt Philippe Pinel (1745–1826), ein Wegbereiter in der Geschichte der (Anstalts-)Psychiatrie, ein Klassifizierungssystem für Krankheiten. Pinel, dessen Name unzertrennlich mit seinem Kampf für eine humanere Behandlung der Geisteskranken oder Wahnsinnigen verbunden ist, wollte mit seiner ›Nosographie Philosophique‹ (1798) zu einer besseren Klassifizierung von Krankheiten beitragen, was seines Erachtens für den Patienten sehr nützlich war. In seinem einflußreichen Werk berichtet Pinel ausführlich über die »névroses«, eine Gruppe von Krankheiten, bei denen neben physischen auch psychische Faktoren eine Rolle spielen. In einem Kapitel befaßt er sich mit den »névroses de la digestion«, den Neurosen der Verdauung, zu denen er unter anderen die Bulimie, Pica und Anorexie zählt (346). Pinel zufolge ist die letztgenannte eine Neurose des Magens, die »außerordentlich häufig« vorkommt. Bemerkenswert ist allerdings, daß er dabei die Ursachen dieses Leidens außer Betracht läßt, während er sich systematisch mit den Symptomen und den Ursachen anderer »névroses de la digestion« beschäftigt. Pinel beschränkt sich auf eine kurze Fallbeschreibung, die er – ohne Quellenangabe – einem Buch von Georg Ernst Stahl (1660–1734) entnommen hat. Eine dreißigjährige Frau »mit einem lymphatischen und melancholischen Temperament« litt zwei Tage lang an Übelkeit und Erbrechen. Als letzteres nachließ, bekam sie ihren Appetit nicht wieder. Die wenige Nahrung, die sie noch zu sich nahm, verursachte eine leichte Abneigung gegen Essen: »Verfärbung« und allgemeines Siechtum waren die Folge. Pinel schließt seinen Abschnitt über die Anorexia mit einem Verweis auf eine damals vielzitierte – jedoch von ihm mit Skepsis betrachtete – Geschichte über ein Volk in der Nähe von Moskau, das angeblich alljährlich einen Winterschlaf hielt, und er weist schließlich noch auf die ›Elementa Physiologiae‹ von Albrecht von Haller (1708–1777) hin, die seines Erachtens glaubwürdigere Beispiele für langfristigen Nahrungsverzicht enthält.

Ausführlicher als sein Zeitgenosse Pinel beschäftigt sich der Nosograph Erasmus Darwin (1731–1802) mit der Anorexia. Der Großvater des berühmten Charles Darwin (1809–1882) veröffentlichte gegen Ende des 18. Jahrhunderts ein Buch mit dem Titel ›Zoonomia‹, das ein ausführliches Klassifizierungssystem für alle möglichen Störungen enthält. Unter der Klasse »diseases of sensation«, Krankheiten der Empfindung, findet sich eine kurze Betrachtung der Anorexia, die deutlich die physiologische Orientierung Erasmus Darwins verrät. Seiner Meinung nach sind manche alten Leute durch »fermented liquors«, gegärte Flüssigkeiten, gefährdet, den Appetit auf tierische Nahrung zu verlieren. Er schreibt dies einem Mangel an Magensäure und einem allgemeinen Rückgang der körperlichen Verfassung zu. Manchmal werde der Appetitmangel auch durch die üble Ausscheidung von faulenden Zähnen verursacht, was die Geschmacksorgane und die Verdauung angreife. Da alle Kraft schließlich der Menge der verdauten Nahrung entzogen werde, führe Appetitmangel häufig zu allgemeiner Schwächung, meint Erasmus Darwin. Bemerkenswert ist jedoch seine nachstehende Feststellung: »Bei manch einer jungen Dame habe ich beobachtet, wie sie dieser vollständigen Schwächung verfiel, jedoch nur gerade so weit, daß sie umhergehen konnte, was ich manchmal ihrem freiwilligen Fasten zugeschrieben habe, wenn sie sich für zu mollig hielt, und die auf diese Weise ihre Gesundheit und ihre Schönheit durch allzu starke Enthaltung eingebüßt hat, was niemals mehr rückgängig gemacht werden konnte« (306). Bei einer bestimmten Form, der »Anorexia epileptica« ging der Appetitmangel mit der »Fallsucht« einher und wurde durch Opiumgaben behandelt.

Opium war also eines der Heilmittel, mit denen die Anorexia bekämpft wurde. Der berühmte Stadtarzt Johann Schenck von Grafenberg (1530–1598) aus Freiburg brachte einen Patienten zum Essen, indem er kräftig in dessen Ringfinger kniff und drohte, den Finger zu brechen, wenn er seine Suppe nicht aufäße. Derselbe Arzt berichtet von einer Frau, die durch eine ernsthafte Mahnung von ihrem Nahrungsverzicht geheilt wurde (188). Hauptsächlich wurden jedoch orthodoxe Behandlungsmethoden angewandt. Je nach Art der diagnostizierten Ursache wurden zahlreiche Heilverfahren empfohlen: eine Diät, körperliche Betätigung, Wein und Mohnsaft, außerdem Aderlaß und Medikamente wie Analeptika, Stomachia und Vomitoria. In ›An Essay of Health and long Life‹ (1724) plädiert der schottische Arzt George Cheyne (1671–1743), der mit seinem Buch über ›The English Malady‹ bekannt wurde, jedoch für die Zurückhaltung der Ärzte. Er fand es außer bei »heftigen und traurigen langfristigen Leiden« kaum vertretbar, mit Medikamenten den Appetit anzuregen. Im allgemeinen sollten das Hungern, regelmäßiger Stuhl und Körperbewegung den verringerten Appetit immer anregen, meint Cheyne (300).

Die Versuche der angesehenen Nosographen, der Anorexia einen eigenen Platz innerhalb der medizinischen Nomenklatur einzuräumen, fanden zu Anfang des 19. Jahrhunderts bei weitem nicht immer Anklang. Im einflußreichen ›Dictionnaire de Médecine‹ wird der Auffassung, die Anorexia sei eine eigenständige Form, sogar ausdrücklich widersprochen. Dort betrachtet ein gewisser Blache die »Anorexie« als Appetitmangel, wobei jedoch nicht die Rede ist von Abneigung gegen oder Ekel vor Nahrung (291): Blache zufolge tritt die Anorexie in unterschiedlicher Ausprägung auf – vom einfachen verringerten Appetit bis hin zur gänzlichen »inappétence« – und geht mit chronischen, aber vor allem mit akuten Beschwerden einher. Insbesondere bei den verschiedenen Magenbeschwerden ist sie eines der häufigsten Symptome. Der diagnostische Wert der Anorexie ist allerdings nicht sehr groß, da sie lange Zeit existieren kann, ohne daß später bei der Autopsie eine bestimmte Magenstörung entdeckt wird, wobei jedoch auch der umgekehrte Fall möglich ist. Blache bestreitet die Anorexie als eigenständiges Krankheitsbild, das zu einer Gruppe von Neurosen gezählt werden muß. Er leugnet nicht, daß der Appetit, beispielsweise bei Hypochondrie und nervösem Erbrechen, oft gestört, verdorben, vermehrt oder manchmal etwas verringert ist. Seines Erachtens verschwindet der Appetit bei diesen Beschwerden jedoch selten gänzlich, vorausgesetzt, es liegt keine »autre lésion pathologique« vor. Da vollständige Anorexie als Symptom anderer nervöser Magenbeschwerden selten vorkommt, hält Blache die »essentielle Anorexie« – Appetitmangel, der nicht durch eine andere Störung bedingt ist – für noch viel seltener, so daß er der einschlägigen Literatur wenig Beachtung schenkt.

Dementsprechend hält Blache die Behandlung der

Krankheiten, bei denen die Anorexie als Symptom auftritt, für die beste Therapie. Der Appetitmangel ist seines Erachtens auch ein Zeichen dafür, daß der Magen nicht in der Lage ist, Nahrung aufzunehmen. Er sollte demnach auch als Warnung der Natur betrachtet werden, sich der Nahrung zu enthalten. Medikamente verschlimmern die Beschwerden nur. Dem Patienten ist eher mit wohlschmekkenden süßen Speisen und mäßiger körperlicher Betätigung an der frischen Luft, mit bitteren und leicht kohlensäurehaltigen Getränken, kurz, mit allen Mitteln, die den Ernährungsvorgang wieder in Gang bringen, geholfen. Ähnliche Mittel sind zu verordnen, wenn die Anorexie aufgrund von Erschöpfungszuständen durch sexuelle Ausschweifungen oder Masturbation auftritt. Ist der Appetitmangel durch intellektuelle Arbeit, zu wenig körperliche Betätigung, »lebhafte Leidenschaften« oder tiefe Trauer bedingt, sind der Abbruch jeglicher intellektueller Arbeit und ansonsten angenehme Ablenkung wie Reiten und »Tapetenwechsel« empfehlenswert. Außerdem sollte man sofort auf alle lauwarmen Getränke und alle Opiate verzichten, wenn für die Anorexie keine andere Ursache vorliegt als der Mißbrauch dieser Substanzen, meint Blache.

Atrophia nervosa

Seit dem Anfang unseres Jahrhunderts erscheint in nahezu allen historischen Übersichten der Anorexia nervosa der Name Richard Morton (1637–1698). Seine Beschreibung der Atrophia nervosa oder Phthisis nervosa von 1689 gilt häufig als eine der ersten detaillierten medizinischen Beschreibungen der Anorexia nervosa (338). Für viele Autoren beginnt die Geschichte dieses Syndroms darum auch mit dem Werk Mortons. Wie es für die medizinische Wissenschaft zu seinen Lebzeiten üblich war, hat Morton die Begriffe »Atrophia« und »Phthisis« der klassischen griechisch-römischen Medizin entnommen.

In diesem Zusammenhang ist das Werk des Aulus Cornelius Celsus (30 v. Chr.–45 n. Chr.) von besonderer Bedeutung. In ›De Re Medica‹, einer Kompilation der griechischen Medizin, beschreibt Celsus »tabes«, was soviel wie »Schwindsucht« oder »Siechtum« bedeutet (299). Er unterscheidet drei Formen. Bei der ersten wird der Körper nicht ausreichend ernährt, weil er durch die Ausscheidung immer Substanzen verliert, während aus der Nahrung keine neuen aufgenommen werden. Extreme Magerkeit ist die Folge, und wenn die Krankheit nicht behandelt wird, verläuft sie tödlich. Nach Celsus nannten die Griechen diese Art von tabes »Atrophia«: »Sie hat gewöhnlich zwei Ursachen. Entweder nimmt jemand aus zu großer Furcht zu wenig oder aus allzu großer Gier mehr, als er sollte, zu sich, und der Körper wird so entweder durch Stoffmangel geschwächt oder der im Übermaß vorhandene Stoff geht in Verderbnis über.« Handelt es sich um zu geringe Nahrungsaufnahme, dann rät Celsus dem Kranken, allmählich immer mehr Speise zu sich zu nehmen, denn wenn der entwöhnte Körper plötzlich mit einer großen Menge Essen belastet wird, treten Verdauungsstörungen auf. Wer jedoch gewohnt ist, mehr zu essen, als ihm guttut, sollte einen Tag lang fasten, dann ein wenig essen und danach jeden Tag etwas mehr, bis die richtige Menge erreicht ist. Ansonsten rät Celsus diesen Kranken unter anderem, Spaziergänge zu unternehmen, Gymnastik zu betreiben, sich salben und massieren zu lassen, Bäder zu nehmen und Wein und leicht verdauliche, nahrhafte Speisen zu sich zu nehmen.

Die zweite Form von tabes, berichtet Celsus, nennen die Griechen »Kachexia«. Der Kranke ist in einer sehr schlechten Verfassung, wodurch alle Nahrungsstoffe verderben. Die Kachexia, meint Celsus, komme vor allem bei Patienten vor, deren Körper durch eine chronische Krankheit geschwächt ist, die verkehrte Medikamente oder ungewohnte oder verdorbene Nahrung zu sich genommen haben oder die lange Zeit die wichtigsten Lebensmittel entbehren mußten. Neben starkem Gewichtsverlust ist manchmal die Haut entzündet, weil sich ständig Pusteln und Geschwüre bilden. Außerdem schwellen manchmal einzelne Körperteile an. Als Maßnahme gegen diese Krankheit sollte zunächst gefastet werden. Danach werden Klistiere – Einläufe – angewendet, und danach sind Nahrung, Bewegung, Salbungen, Massagen, Wein, Bäder und gegebenenfalls Aderlaß erforderlich.

Die dritte Form von tabes, von den Griechen »Phthisis« genannt, ist Celsus zufolge bei weitem die gefährlichste. Die Krankheit beginnt im Kopf und greift von dort aus die Lungen an, wobei Fieber, starker Husten, das Auswerfen von Eiter und manchmal blutigem Schleim vorkommt. Höchstwahrscheinlich handelt es sich hierbei um dieselbe Krankheit, die heute (Lungen-)Tuberkulose heißt. Obwohl Celsus sich mit der Therapie bei Phthisis am ausführlichsten befaßt, werden wir diese hier außer Betracht lassen. Wichtiger für unser Thema sind zwei andere Formen von tabes. Bemerkenswert ist, daß Celsus die Atrophia abgrenzt von einer anderen Störung, die durch Krankheit, die Aufnahme von schädlichen Stoffen und anderes Unheil entsteht. Offensichtlich erkannte er eine Form der Abmagerung, bei der derartige somatische Ursachen keine bedeutende Rolle spielen. Die Ursachen, die er für die Atrophia anführt, sind psychischer Natur – »zu große Furcht oder Gier« –, aber werden von Celsus nicht weiter erläutert (27).

Bevor wir uns mit Richard Mortons Beschreibung der Atrophia befassen, sei hier sein Leben kurz skizziert. Den entscheidenden Wendepunkt bildete das Jahr 1662. Er mußte damals seinen Beruf als Prediger aufgeben aufgrund der strengen Forderungen, die den Dienern der anglikanischen Kirche auferlegt wurden. Der fünfundzwanzigjährige Morton beschloß daraufhin, sich der Medizin zu widmen, die ihm vermutlich nicht ganz fremd war. Zu seinen Lebzeiten praktizierten die Geistlichen in dörflichen Gemeinden neben ihrer Aufgabe als Seelenhirt häufig als Ärzte. Auf Antrag des jungen holländischen Prinzen Wilhelm III. erhielt er im Jahre 1670 in Oxford die Doktorwürde der Medizin. Danach wuchs sein Ruhm schnell. In London eröffnete er eine gutgehende Praxis, und im Jahre 1679 wurde er zu dem illustren College of Physicians zugelassen. Die Krönung seiner Arbeit war die Ernennung zum Leibarzt Wilhelms III., der inzwischen König von England geworden war. Erst einige Jahre vor seinem Tod fing Morton an zu veröffentlichen. Den größten Ruhm erwarb er mit der ›Phthisiologia seu Exercitationes de Phthisi‹ von 1689. Mit dieser Abhandlung, die dem ihm zugetanen Wilhelm III. gewidmet war, festigte Morton seinen Ruf für mehr als ein Jahrhundert im In- und Ausland. Die ›Phthisiologia‹ wurde in verschiedene Sprachen übersetzt und in zahlreichen Auflagen herausgegeben – bis 1780 gab es mindestens siebenundzwanzig. Das Werk gilt als eine der ersten systematischen und ausführlichen Abhandlungen der Phthisis oder Schwindsucht, einer Krankheit, der zu Mortons Lebzeiten viele Menschen erlagen. Nicht so sehr wegen seiner Therapiemethoden, sondern mehr aufgrund seiner scharfen Beobachtungen und klaren Beschreibungen der Krankheit verdient Morton einen festen Platz in der Geschichte der Tuberkulose.

Morton wäre aber in der Geschichte der Anorexia nervosa unerwähnt geblieben, hätte er mit dem Begriff »Phthisis« lediglich die Schwindsucht bezeichnet. Für ihn umfaßte dieser Begriff das Siechtum als Folge von Krankheiten wie chronische Gelbsucht, Gicht, Wechselfieber und »nervöse Ursachen«. Unter Phthisis verstand er »das Dahinsiechen von Muskelteilen des Körpers«. Er unterschied dabei zwei Grundformen: die ursprüngliche und die symptomatische Phthisis. Letztere, die Ähnlichkeit aufweist mit Celsus' Kachexia, wird durch eine andere Krankheit verursacht. Eine ursprüngliche Phthisis entstammt hingegen einem bestimmten Zustand des Blutes oder des Nervensystems und wird nicht durch eine bestimmte Krankheit kompliziert. Diese Form der Phthisis läßt sich wiederum in Lungenphthisis und Atrophia einteilen, was ebenfalls der Klassifizierung von Celsus entspricht. Die Atrophia kann durch einen Mangel an oder einen Verlust von Nahrungssäften entstehen oder von »nervöser« Art sein. Gerade Mortons Beschreibung der letzten Variante, der »Atrophia nervosa«, ist hier besonders beachtenswert.

Morton beschreibt die Atrophia nervosa – die er auch »Phthisis nervosa« oder »nervous consumption« nennt – folgendermaßen: »Dahinsiechen des Körpers ohne nennenswertes Fieber, Husten oder Atemnot; aber sie geht mit Appetitmangel und schlechter Verdauung einher, gefolgt von einer erschlaffenden Schwächung des Körpers, der jeden Tag mehr Fleisch verliert« (339). Wie sich diese Krankheit auf die Geschlechter verteilte, erwähnt Morton nicht. Wohl bemerkt er, daß die Atrophia nervosa »manchmal« in England auftauchte, aber rätselhafterweise war sie unter den Repatrianten aus Virginia am häufigsten vertreten. Über den Verlauf der Krankheit berichtet er, daß der Körper am Anfang aufgedunsen wirkt, der Magen nur Flüssiges verträgt, der Urin die Farbe wechselt, das Gesicht blaß und der Kranke bereits geschwächt ist, bevor er anfängt abzunehmen, und daß er beinahe ständig das Bett hüten muß. Der Mediziner hält die Krankheit für chronisch und schwer heilbar, außer wenn rechtzeitig ein Arzt einschreitet. Doch dies ist aufgrund der tückischen Art der Krankheit höchst selten. Im letzten Stadium der Krankheit, wenn der Körper stark anschwillt und Atemnot einsetzt, gibt es wenig Hoffnung für den Patienten. Dem Arzt bleibt dann nichts mehr zu tun, als das Leiden zu mildern und dadurch das Leben um einige Tage zu verlängern. Die unmittelbare Ursache der Atrophia oder Phthisis nervosa ist nach Morton »ein im Nervensystem auftretender unnatürlicher Zustand der ›animal spirits‹ und ein Verlust der Nervenspannung«. Dies beeinträchtigt die Funktion des Magens, den Appetit und die Verdauung.

Mortons Auffassung der Atrophia nervosa, die nahezu einen »psychosomatischen« Charakter hat, zeigt sich in der von ihm empfohlenen Behandlung. Erstens empfiehlt er eine Reihe von Medikamenten für die Nerven, den Magen und den Appetit. Da außerdem die Funktion des Magens beeinträchtigt ist, verordnet er auch wohlschmeckende und abwechslungsreiche Nahrung. Auch frische, saubere und »sehr gute« Luft würde den Nerven und den »spirits« des Kranken guttun. Obwohl eine eher psychologisch orientierte Behandlungsweise nur kurz erwähnt wird, befaßt Morton sich auch damit. Der Patient soll ermutigt werden, alle Trauer und alle Sorgen abzuschütteln: »Ablenkung verschaffen und den Geist erheitern durch körperliche Betätigung und Unterhaltung mit Freunden« sind in diesem Fall die angebrachten Methoden.

Nach dieser allgemeinen Ausführung über die Atrophia nervosa beschließt Morton sein Kapitel mit zwei interessanten Krankengeschichten. Die zweite dieser beiden Fallbeschreibungen der Atrophia nervosa handelt von einem Jungen: »Der Sohn des ehrenwerten Predigers Mr. Steele, eines guten Freundes von mir, verfiel in seinem sechzehnten Lebensjahr allmählich einem vollständigen Mangel an

Appetit als Folge des übermäßigen Studierens und der Leidenschaften seines Geistes und daraufhin einer allgemeinen Atrophie, wobei er in zwei Jahren immer mehr hinsiechte, ohne Husten, Fieber oder irgendein anderes Symptom irgendeiner Krankheit seiner Lungen oder eines anderen Organs.« Da keine erkennbare Ursache vorlag, mußte diese seines Erachtens »nervöser« Art sein. Zunächst verabreichte er dem Jungen verschiedene Medikamente, aber als diese keine Wirkung zeigten, suchte er andere Mittel. Hieraus geht eindeutig hervor, daß Morton den psychischen Faktor für weit weniger wichtig hielt. Erst nachdem die medikamentöse Behandlung versagt hatte, riet er dem Jungen, sein Studium aufzugeben, die Landluft aufzusuchen, zu reiten und eine langfristige Milchdiät – vorzugsweise mit Eselsmilch – zu halten. Hierdurch erholte sich der Junge schon bald, obwohl er nie mehr völlig gesund wurde. Das Ergebnis dieser Behandlung sei noch nicht völlig absehbar, so schließt Morton.

Trotz der Übersetzungen und der vielen Neuauflagen von Mortons Werk in verschiedenen europäischen Ländern während des 18. Jahrhunderts fand seine präzise Beschreibung der Atrophia nervosa keine große Anerkennung in medizinischen Kreisen. Auf dieses Kapitel aus der ›Phthisiologia‹ wird nicht häufig verwiesen. Das Werk des bereits erwähnten Boissier de Sauvages und die erste Ausgabe der ›Encyclopaedia Britannica‹ von 1771 enthalten aber Beschreibungen der Atrophia nervosa, die sich eindeutig auf Mortons Werk stützen (293, 308). Dasselbe gilt für eine Abhandlung über die ›Phthisis nervosa‹ in Selles beliebtem medizinischen Handbuch von 1781 (356). Ausführlicher und origineller wird die Atrophia nervosa in einer Arbeit von Robert Whytt (1714–1766), dem Leibarzt des Königs in Schottland und ehemaligen Schüler von Boerhaave, beschrieben. Im Jahre 1764 veröffentlichte er sein magnum opus: ›Observations on the Nature, Causes, and Cure of those Disorders which have been Commonly called Nervous, Hypochondriac or Hysteric; To which are prefixed some Remarks on the Sympathy of the Nerves‹ (368). Ein siebenseitiges Kapitel über »nervous atrophy«, in dem Whytt übrigens nicht auf Morton verweist, fängt folgendermaßen an: »Ein Marasmus oder erhebliches Siechtum des

Körpers, nicht begleitet von Schweißausbrüchen, irgendeiner bedeutenden Zunahme der Fäkalienausscheidung, einem erhöhten Puls oder fiebriger Hitze, darf ›nervös‹ genannt werden.«

Auch Whytts Veröffentlichung machte die Atrophia nervosa nicht zu einem bekannten Syndrom. Erst nachdem die Anorexia nervosa schon einige Jahrzehnte einen festen Platz in der medizinisch-psychiatrischen Literatur hatte, kam die Atrophia nervosa wieder zur Sprache. Im Jahre 1902 veröffentlichte Samuel Jones Gee (1839–1911) ein Buch, das ein Kapitel über die ›Nervous Atrophy (Atrophia nervosa; Anorexia nervosa)‹ enthält (314). Wie der Titel bereits sagt, setzt Gee die Atrophia nervosa mit der Anorexia nervosa gleich. Von letzterer gibt er ein klares Bild, wie es der Kenntnis um die Jahrhundertwende entsprach, doch vorzugsweise bezeichnet er das Krankheitsbild mit dem Begriff »Atrophia nervosa«. Nicht so sehr, weil er der ursprünglichen Bedeutung dieses Begriffs bei Morton und Whytt noch viel Wert beimißt, sondern vor allem, weil er den Begriff im engen Wortsinn für adäquater hält. Durch die Verwendung einer Bezeichnung wie »Anorexia« wurde seines Erachtens der Verlust des Appetits unverhältnismäßig stärker betont als der Gewichtsverlust. Gee meint, die Krankheit sei nicht die Folge des Appetitmangels oder der Anorexie, was sich ja zeige, sobald der Patient wieder Nahrung zu sich nimmt, aber dennoch nicht wieder gesund wird, da Symptome wie Siechtum, Konstipation, Amenorrhoe und Niedergeschlagenheit weiterhin bestehen. Sein Versuch, den Begriff »Atrophia nervosa« einzuführen, war aber vergebens, und damit gehörte dieser endgültig der Vergangenheit an.

Hysterie

Mit der Hysterie erreichen wir ein umfassendes und komplexes Kapitel in der Geschichte der Psychiatrie. Im Mittelpunkt der Beschäftigung mit dieser Krankheit stand von jeher die Gebärmutter, griechisch: »hystéra«. Von der klassischen ägyptischen Medizin an bis weit ins 19. Jahrhundert wurde dieses Organ für eine Vielzahl von Symptomen verantwortlich gemacht. Hippokrates wies auf die schädlichen Auswirkungen von Gebärmutterbewegungen hin und führte dafür den Begriff »Hysterie« ein. Seiner Überzeugung nach trat das Phänomen der »wandernden Gebärmutter« vor allem bei erwachsenen Frauen ohne jegliche sexuelle Kontakte auf. Die Gebärmutter sollte dadurch austrocknen und zu verschiedenen Organen aufsteigen, wo sie dann Unheil anrichten und zahlreiche Störungen auslösen könnte.

Hippokrates' Theorie hatte großen Einfluß, und die Werke von verschiedenen antiken Autoren weisen seine Spuren auf. Diesen Einfluß zeigen auch die Werke des Galenus. Dennoch verwarf er – ebenso wie sein Zeitgenosse Soranus von Ephesus – die Hippokratische Theorie von der umherirrenden Gebärmutter. Seines Erachtens blieb die Gebärmutter an ihrem Platz und erzeugte ein Sekret, das dem Sperma des Mannes entsprach. Die fehlende Möglichkeit, dieses Sekret auszuscheiden – wegen sexueller Abstinenz –, und in gewissem Maße auch das Ausbleiben der Menstruation führten zum Verderben des Blutes und damit zur Hysterie. Auch Männer konnten dieser Krankheit verfallen durch Ausbleiben der Ejakulation. Ein solcher Zustand konnte unter anderem Verzweiflung und Trauer auslösen, wobei die Patienten aufgrund ihrer »Abneigung gegen Nahrung eine schlechte Verdauung entwikkeln«. Die Behandlungsmethode für diese Krankheit entsprach in der antiken Medizin der angenommenen Ursache. Für diejenigen, die ihren Samen bei sich behielten, sollte die Ehe heilsam sein, und Verheirateten wurde häufiger Geschlechtsverkehr empfohlen. Das Ausbleiben der Menstruation mußte medikamentös behandelt werden. Eine aufsteigende Gebärmutter sollte wieder an ihren Platz gebracht werden mit Hilfe eines üblen Geruchs in der Nase und eines wohlriechenden in der Scheide. Die Auffassungen von Hippokrates und Galenus bildeten die Grundlage für die Theorie zur Hysterie. Ihre Erkenntnisse sollten jahrhundertelang in zahlreichen Varianten wiederkehren.

Wenn wir uns auf die »Großen« in der Geschichte der Hysterie beschränken, fällt auf, daß mehrere – genau wie Galenus – Eßstörungen als eines der Symptome aufzählen. Trotula von Salerno, die im 13. Jahrhundert lebte und zu den bekanntesten Frauen in der Geschichte der Medizin gehört, widmete in einem Buch über Frauenkrankheiten eine Passage der Hysterie. Aus dieser geht hervor, daß sie Galenus' Theorien über die Zurückbehaltung des Samens teilte. Gleichzeitig hielt sie es für möglich, daß die Gebärmutter aufstieg, was unter anderem Ohnmacht, Blind- und Stummheit und Appetitverlust auslösen konnte. Aus der frühen Neuzeit sollte das Werk von Thomas Sydenham beachtet werden. Wo andere Besessenheit annahmen, konzentrierte er sich auf natürliche Ursachen. Sydenham, den Zeitgenossen als den »englischen Hippokrates« bewunderten, distanzierte sich von den klassischen Auffassungen. Er schrieb die Hysterie in erster Linie einer Funktionsstörung der »animal spirits« zu, aber er war der Meinung, daß die tieferen Ursachen psychischer Art waren. Obwohl diese Meinung zu seinen Lebzeiten unterschätzt wurde, war sein Beitrag ein Meilenstein in der Geschichte der Hysterie. Die Krankheit wurde als psychosomatisches Leiden erkannt. Langfristige Hysterie konnte nach Meinung Sydenhams in Kachexia, Anorexia und Chlorosis ausarten (367).

Der italienische Arzt Giorgio Baglivi (1668–1706), ein großer Bewunderer Sydenhams, beließ es nicht dabei (286). Er wies darauf hin, daß zahlreiche körperliche Beschwerden psychischen Ursprungs seien und daß die Hysterie durch geistige Leidenschaften bedingt sei. Wie viele seiner Zeitgenossen vertrat Baglivi die Meinung, daß Geistesstörungen sich über kurz oder lang in Magen- und Darmbeschwerden manifestieren müßten. Appetitverlust und eine gleichgültige Einstellung dem Essen gegenüber sollten die Ursachen dafür sein. Beide Symptome kamen häufig bei Frauen vor, deren Liebe nicht erwidert wurde. Die Werke von Sydenham und Baglivi zeigen bereits, daß man sich im 17. Jahrhundert nicht mehr auf die antiken Krankheitstheorien beschränkte. Von dieser Zeit an distanzierte man sich allmählich von den klassischen Auffassungen. Die Theorie, derzufolge die Gebärmutter die Ursache der Hysterie sein sollte, wurde zunehmend angezweifelt, wobei sich die Aufmerksamkeit immer mehr auf das Gehirn als »Hauptsitz« hysterischer Störungen konzentrierte. Dennoch wurden in verschiedenen Werken aus dem 18. und 19. Jahrhundert Eßstörungen zum hysterischen Symptom erklärt. Albrecht von Haller, der Begründer der experimentellen Physiologie, folgerte nach einer Diskussion der verschiedenen Fälle von wundersamem Fasten, daß unter ihnen auch Hysteriker seien (320). Auch andere deuteten einen Zusammenhang zwischen Eßstörungen und Hysterie an.

Der relativ unbekannte französische Arzt Joseph Raulin (1708–1784) geriet nicht in Vergessenheit durch eine originelle Abhandlung von 1758 über die Hysterie. Er verwarf die klassischen Auffassungen über die Rolle der Gebärmutter und war der Meinung, daß auch Männer an »affections vaporeuses« leiden könnten. Interessant ist folgende Feststellung: »Manchmal treten Magenbeschwerden, Appetitmangel und Abneigung gegen Nahrung auf, die so erheblich sind, daß sie den Patienten für die gesamte Dauer der Krankheit daran hindern, auch nur das Geringste zu essen. Dennoch nehmen diese Kranken nicht ab, und meistens behalten sie eine natürliche Farbe« (348). Ein Zeitgenosse und Landsmann Raulins, Jean Astruc (1684–1766), stellte in seinem geschätzten ›Traité des Maladies des Femmes‹ von 1761 fest, daß die Hysterie nahezu immer mit Menstruationsstörungen einhergeht. Aus diesem Grund, meint Astruc, sei es nicht erstaunlich, daß bei der Hysterie auch Symptome von Menstruationsstörungen auftreten wie Abneigung gegen Nahrung, Formen eines gestörten Appetits und eine schlechte Verdauung (283). Das bereits erwähnte Werk von Philippe Pinel aus dem 18. Jahrhundert soll hier wiederum zitiert werden. Seine ›Nosographie Philosophique‹ von 1798 enthält einige bemerkenswerte Abschnitte über die Hysterie (346). Ebenso wie die zuvor diskutierte Anorexie zählt er diese Krankheit zu den Neurosen, allerdings zu den »névroses de la génération«. Bei der Beschreibung der Hysterie berücksichtigt Pinel die psychogene Art der Krankheit – unter anderem »starke und wiederholte Gefühlsausbrüche« – und die wichtige Rolle der Sexualität – zum Beispiel einen »Mangel an den Genüssen der Liebe«.

In einem der Fälle von Hysterie, die Pinel selbst beobachtet hatte, äußerte sich die Eigenständigkeit der Krankheit seines Erachtens besonders deutlich. Es handelte sich hierbei um ein starkes, gesundes Mädchen von siebzehn

Jahren, das ohne erkennbare Ursache in eine Art Manie verfiel. Sie führte Selbstgespräche, sprang umher, riß sich die Kleider vom Leib und warf sie ins Feuer. Durch Ablenkung und mehrere Reisen verschwanden diese Symptome. Kurz darauf menstruierte sie erstmals. Als einige Monate später die Menstruation jedoch ausblieb, bekam sie jeden Monat einen hysterischen Anfall. Zuerst wandte sie sich vom Alltag ab, weinte grundlos und war bedrückt und schweigsam. Kurz darauf erstarrte ihr Körper, sie war nicht mehr in der Lage zu sprechen und konnte aufgrund von Krämpfen den Mund nicht mehr öffnen. Sie hatte ein Gefühl, als würde sie erwürgt und klagte unter anderem über Verstopfung. Diese Symptome hielten drei bis vier Tage an, in denen sie sich aller Nahrung enthielt. Nach dieser Zeit bekam sie häufig einen außerordentlichen Freßanfall, und danach erholte sie sich. Meistens traten die Anfälle nach einer guten Woche erneut mit derselben Heftigkeit auf. Das Ausbleiben der Menstruation behandelte Pinel erfolgreich, aber das Mädchen blieb weiterhin bedrückt und schweigsam, weigerte sich, das Bett zu hüten, und lehnte alle Nahrung mit Ausnahme von in Wein und Zukker getränktem Toast ab. Gegen diese Störungen verordnete Pinel ihr regelmäßige Ausflüge »à la campagne« in einem offenen Wagen. Dies trug zu ihrer vollständigen Genesung innerhalb von wenigen Tagen bei. Pinel schließt diesen Fall ganz im Sinne Hippokrates' ab: »Um einen Rückfall zu vermeiden, habe ich ausdrücklich auf die Notwendigkeit einer Eheschließung im nächsten Winter hingewiesen; eine ausreichende Genesung ist erst dann beendet, wenn der Wunsch der Natur erfüllt ist« (365).

Aufgrund dieser Fallbeschreibung – die der Verfasser als ein typisches Beispiel bezeichnet – sieht es so aus, als hielte Pinel die Nahrungsverweigerung für ein grundlegendes Symptom der Hysterie. Dennoch ist eine solche Folgerung nicht ganz berechtigt, denn in einem kurzen Abschnitt mit der Überschrift ›Allgemeine Beschreibung der Hysterie‹ werden Eßstörungen nicht erwähnt. Dies charakterisiert die Stellung, welche die Eßstörungen lange Zeit im Gesamtbild der Hysterie einnahmen. Sie gehörten nicht zu den wesentlichen Merkmalen der Krankheit, aber dennoch zählten verschiedene hervorragende Gelehrte aus der Geschichte der Hysterie sie als Bestandteil einer langen Reihe von Symptomen auf. Vor dem 19. Jahrhundert ist uns nur eine Veröffentlichung bekannt, in der der Nahrungsenthaltung als Symptom der Hysterie eine wichtige Rolle eingeräumt wird. Es handelt sich um eine Fallbeschreibung aus dem Jahre 1789 von einem Arzt, dessen Name nicht nur in den Annalen der Hysterie fehlt, sondern auch in den medizinisch-historischen Biographien nicht erwähnt wird. Von diesem großen Unbekannten, Charles (?) Naudeau, ist nicht viel mehr bekannt, als daß er in Saint-Etienne-en-Forez wohnte, »docteur en médicine« an der Universität von Montpellier und Korrespondent der königlichen Gesellschaft der Medizin in Paris war. Durch einen Beitrag von kaum vier Seiten Länge, ›Observation sur une maladie nerveuse, accompagnée d'un dégoût extraordinaire pour les aliments‹, ist er nicht ganz in Vergessenheit geraten. In vielen historischen Übersichten der Anorexia nervosa wird dieser Beitrag erwähnt (341).

Naudeau beschreibt eine fünfunddreißigjährige Frau »d'un tempérament délicat et sensible«, die im August des Jahres 1787 plötzlich starke Schmerzen in der Magengegend bekam, die sich kurz danach über den ganzen Körper ausbreiteten. Aufgrund dieses Leidens wurde sie so schwach, daß sie den Appetit völlig verlor. Ein eilig herbeigeholter Landarzt wollte sie zur Ader lassen, ihr ein Abführ- und dann ein Brechmittel verabreichen, was die Frau jedoch ablehnte. Sie hatte eine übermäßige Abneigung gegen Medikamente und feste und flüssige Nahrung, war aber durch die Unterernährung so erschöpft, daß sie fast ohnmächtig wurde. Um sie bei Kräften zu halten, versuchte der Arzt sie dazu zu bewegen, Milch zu trinken. Sie wurde wieder ein wenig kräftiger, doch seitdem erbrach sie häufig dicken, klebrigen Schleim. Als ihre körperliche Verfassung von Tag zu Tag schlechter wurde, rief man Naudeau herbei. Er fand sie ängstlich und unruhig vor, mit einem schwachen, unregelmäßigen Puls. Eine erkennbare Ursache für ihr Leiden konnte er nicht feststellen. Aufgrund der »grande mobilité du genre nerveux et la constitution vaporeuse de cette femme« folgerte Naudeau, daß die Störung einer »affection histérique« zuzuschreiben sein müsse. Er verordnete ihr Medikamente und riet ihr, den ganzen Körper mit Tüchern abzureiben und in kaltem Wasser zu baden. Besonders der letzte Rat trug seiner Meinung nach zu ihrer raschen Erholung bei: »Durch diese Behandlung wurde sie in physischer und moralischer Hinsicht wieder ausgeglichen; die Kranke, die ihre Medizin folgsamer einnahm, bewegte ich dazu, Limonade zu trinken, und ich schloß die Behandlung mit klarer Molke, mit Brunnenkresse angereichert, ab.«

Erst gegen Ende des 19. Jahrhunderts, nach der Einführung der Anorexia nervosa in die Fachliteratur, wurde dieser Beitrag von Naudeau aus der Vergessenheit geholt. Obwohl seine Beschreibung zunächst nicht beachtet und fast hundert Jahre lang nirgends erwähnt wurde, brachten auch andere Verfasser zu Beginn des 19. Jahrhunderts die Nahrungsverweigerung mit der Hysterie in Verbindung. Verschiedene Quellen berichten im Anschluß an Haller davon, daß sich unter den langfristig Hungernden Hysteriker befanden. So beschrieb der unbekannte deutsche Arzt von Rein einen Fall von Hysterie, bei dem Nahrungsverzicht zu den wichtigsten Symptomen gehörte (349). Es geht dabei um ein neunzehnjähriges Mädchen, »Karoline M. aus K.«, das 1829 Kopf- und Bauchschmerzen bekam. Diese Beschwerden waren aufgetreten, nachdem sie, um an einem Tanzfest teilnehmen zu können, ihre Menstruation erfolgreich durch die Einnahme von Essig unterdrückt hatte. Daraufhin war die Menstruation nicht wiedergekommen. Zu Anfang des Jahres 1832 wurde sie von krampfartigen Bauchschmerzen, einem trockenen Husten, Druck auf der Brust, Ohnmachtsanfällen, Aufstoßen, globulus hystericus – »Kloß im Hals« – und Appetitmangel geplagt. Ihr Zustand verschlechterte sich rapide, und keine Therapie war erfolgreich. Im April 1832 aß sie nichts mehr: Krämpfe im Hals und in der Speiseröhre machten ihr außerdem das Schlucken unmöglich. Von Rein zufolge litt sie an einer Form von Hysterie, verbunden mit erhöhter Reizbarkeit des gesamten Nervensystems. Die absichtlich unterdrückte Menstruation hatte eine Verhärtung und dadurch Schwellung der Milz und der Eierstöcke bewirkt, ein wichtiger Faktor für die Auslösung der Krämpfe. Für die Nahrungsenthaltung, die er mit dem klassischen Begriff »inedia« bezeichnet, gab er eine für jene Zeit nicht ungewöhnliche

Erklärung: Es handele sich dabei um eine von der Natur ausgelöste Hungerkur als Reaktion auf die Verhärtung der Milz und der Eierstöcke. Man solle ihr darum kein Essen aufdrängen, denn das wäre schädlich und überflüssig gewesen, was ja aus der Tatsache, daß sie nicht abmagere, hervorginge.

Trotz der von Rein angewandten magnetischen Behandlung verschwanden die Beschwerden nicht. Die Kranke verweigerte auch weiterhin alle Nahrung: »Sie sah es aber gern, wenn andere aßen, und verlangte, daß die Essenden sich nahe zu ihr hinsetzten. Sie schien sich an dem Geruche der Speisen zu laben.« Anfang Mai konnte sie allerdings kein Essen mehr sehen oder riechen, während auch heftige Schmerzen in der Brust einsetzten. Obwohl von Rein nicht den geringsten Anlaß sah, sie des betrügerischen Fastens zu verdächtigen, wurde sie, um dies »formell festzustellen«, vom 27. bis zum 30. Mai ständig von Ärzten bewacht. Ein Betrug wurde nicht ermittelt. Im Juli fing die Patientin an, Blut zu husten, und es wurde eine Entzündung an der rechten Lunge festgestellt. Je weiter sich diese entwickelte, desto mehr ließen die Krämpfe und der Nahrungsverzicht nach. Sie magerte jedoch sichtbar ab, bekam Fieber und hustete jetzt auch Eiter aus. Am 23. August tat sie ihren letzten röchelnden Atemzug. Bei der Autopsie zeigte sich, daß eine Lunge viele kleine »Tuberkel« enthielt.

In einer nachfolgenden Betrachtung befaßt sich von Rein ausgiebig mit der Nahrungsenthaltung. Überraschenderweise läßt er dabei jedoch die Frage, ob die Tuberkulose der Auslöser dafür war, außer Betracht. Nach einer Darlegung der Art und Weise, in der Tiere im Winterschlaf und Menschen in scheintotem Zustand am Leben bleiben, weist er darauf hin, daß »inedia« außer bei den Asketen auch bei Maniekranken und Melancholikern vorkommt. Er schreibt dies unter anderem einer Überaktivität des Gehirns oder eines Teils des Nervensystems, einem gestörten Selbstbewußtsein oder Allgemeingefühl, aber auch einer Schädigung im Magen- oder Darmkanal zu. Außerdem bemerkt er, daß bei Tieren in der Brunst der Geschlechtstrieb stärker ist als der Hunger: »Dieser Zustand kann nun auch beim Menschen zur Zeit des Eintrittes der Pubertät unter stürmischer Entwicklung der Geschlechtsorgane oder auch im reiferen Alter bei erhöhter Reizbarkeit des Sexualsystems, bei Hysterie und Hypochondrie vorkommen.« Der Zustand von höchster Sensibilität ermöglichte es dem Mädchen, sich auf besondere Art zu ernähren. Die der Luft entzogenen Substanzen sollen durch die Lungen und die Haut auf unnormale Weise aufgenommen worden sein und so Essen und Trinken ersetzt haben. Darum reichte in den ersten Wochen schon der Geruch der Speisen aus, sie zu stärken.

Von Reins Beitrag enthält verschiedene Elemente, die bereits zuvor in ähnlichem Zusammenhang genannt worden waren: die mehrtägige Beobachtung, um einen Betrug aufzudecken, der Vergleich zwischen langfristig Hungernden und Tieren im Winterschlaf und die Hypothese über die Ernährung durch Luftbestandteile. Diese Kombination von uralten Themen und der Diagnose einer Hysterie leitete eine neue Entwicklung ein. Von Rein war damit der Wegbereiter für eine bedeutende Evolution in der zweiten Hälfte des 19. Jahrhunderts, in deren Verlauf der Nahrungsverzicht zu einem bekannten Symptom – insbesondere – bei Hysterie wurde. Mit der Einführung des Begriffs der »anorexie hystérique« im Jahre 1873 erreichte die Geschichte des hysterischen Hungerns einen Höhepunkt, aber zugleich auch ihr Ende.

Melancholie

Ein viertes Leiden, zu dessen Symptomen von jeher Abmagerung und Eßstörungen gehört hatten, ist die Melancholie. Diese Krankheit war ursprünglich mehr in der Physiologie verwurzelt als in der Psychologie und ist mit der heutigen Depression verwandt. In der Antike galt die Melancholie – »melas« heißt schwarz, »chole« bedeutet Galle – als eine Krankheit, die durch schwarze Galle verursacht wurde, eine der vier Körperflüssigkeiten – neben Blut, Schleim und gelber Galle –, die die Griechen als ausschlaggebend für Krankheit und Gesundheit ansahen: Ein Übermaß an schwarzer Galle im Blut führte zu Melancholie, wobei direkt oder indirekt das Gehirn angegriffen wurde. In der klassischen Literatur werden drei Formen der Melancholie unterschieden. Diese Einteilung stammte von Rufus von Ephesus zu Anfang des 2. Jahrhunderts, wurde aber hauptsächlich von Galenus verbreitet (351). Bei der ersten Form ist der ganze Körper voll von schwarzgalligem Blut, während bei der zweiten nur das Gehirn von der schwarzen Galle angegriffen ist. Die dritte Form beginnt in der »hypochondria« – der Gegend unterhalb der Rippen – und erzeugt üble Dämpfe, die in das Gehirn steigen – »melancholia hypochondriaca«.

Der weitreichende Einfluß der schwarzen Galle äußerte sich in vielen Symptomen von unterschiedlicher Art. Melancholie ging mit Trübsinn, Ängsten, Unruhe, Schlaflosigkeit, einer Neigung zur Menschenscheu – Misanthropie –, Wahnbildern und Magen-Darm-Beschwerden einher. Als weiteres Symptom der Melancholie erwähnt Soranus von Ephesus Gewichtsverlust, während Hippokrates und Rufus von Ephesus Abneigung gegen Nahrung hinzuzählen (284, 325). Aretaeus von Kappadokien stellte Mitte des 2. Jahrhunderts bei Melancholikern folgendes fest: »Sie sind gefräßig, aber welk an den Gliedern, denn kein Schlaf hält bei ihnen Speise und Trank zusammen, sondern die Nahrung wird durch die Schlaflosigkeit nach außen getrieben und zerstreut« (282).

Da man sich bis in die frühe Neuzeit auf diese Größen berief, wurden derartige Beschreibungen oft wiederholt. Eine Kombination von Symptomen, die den klassischen Werken entstammen, übernahm die blühende arabische Medizin des Mittelalters. Der islamische Arzt Ishaq ibn Imran aus Bagdad hielt Gewichtsverlust für ein Merkmal der drei Varianten der Melancholie. Die Form, bei der nur das Gehirn angegriffen ist, war ihm zufolge gekennzeichnet durch Schlaflosigkeit und »Heißhunger oder, im Gegenteil, durch Appetitverlust«. Charakteristisch für den hypochondrischen Typ der Melancholie war unter anderem das Aufstoßen eines sauren, schwarzen, galleähnlichen Safts. Ein berühmter arabischer Mediziner, der mit seinem Werk ›Liber Canonis‹ bis ins 17. Jahrhundert Einfluß ausübte, war Avicenna oder Ibn Sina (980–1037). Er erwähnte unter anderem Wahnbilder und Appetitmangel als Symptome der Melancholie (331). Als Beispiel führt er einen jungen Prinzen an, der sich einbildete, daß er sich in eine Kuh verwandelt hätte. Ständig rief er: »Tötet mich, damit aus meinem Fleisch eine gute Speise bereitet werden kann!« Er verweigerte mehrere Tage lang die Nahrung und schwand dahin, wogegen niemand ihm zu helfen vermochte. Im Auftrag des Königs mußte Avicenna – der damals Erster Minister war – sich mit dem melancholischen Prinzen befassen. Er übermittelte seinem Patienten unverzüglich die erfreuliche Nachricht, daß der Fleischer vorhabe, ihn bald zu schlachten! Danach begab er sich zum Lager des Prinzen, der über seine Botschaft recht glücklich war. Avicenna tat so, als wolle er den Prinzen tatsächlich schlachten. Wie ein Metzger legte er seine Hand auf die Seite des Prinzen und sagte: »Ach, was für eine magere Kuh! Es lohnt sich nicht, sie zu töten. Man soll ihr Gras geben, damit sie fett wird.« Daraufhin wurden dem Prinzen verschiedene Speisen und Medikamente verabreicht, wobei die Diener immer sagen mußten: »Iß, damit du bald fett wirst.« Avicennas Anweisungen wurden befolgt, und innerhalb eines Monats war der Prinz wieder bei Kräften (357).

Natürlich ist dies ein Ausnahmefall und eine Ausnahmebehandlung – die man heute als »paradoxe Therapie« bezeichnen würde. Die traditionelle Therapie bei Melancholie war auf das vermutete Übermaß an schwarzer Galle ausgerichtet. Um das Gleichgewicht zwischen den Körperflüssigkeiten wieder herzustellen, waren Aderlaß, Brech- und Abführmittel, Diäten, Massagen, warme Bäder, körperliche Betätigung und Ablenkung jahrhundertelang die am häufigsten praktizierten Methoden. Auch als die Auffassungen über die Melancholie sich immer mehr von denen der Antike lösten, blieben diese Therapieformen weiterhin üblich. Eine Wende in der Theorie zur Melancholie fand im späten 17. Jahrhundert statt. Anstelle der Lehre über die Körperflüssigkeiten entwickelten Wissenschaftler, von mechanischen Lehrsätzen angeregt, Theorien über einen gestörten Kreislauf des Blutes, der Lymphe oder der Nervenflüssigkeit. Die Melancholie war in jener Zeit zu einer recht beliebten Krankheit geworden. Sie galt als Zeichen der intellektuellen und moralischen Erhabenheit oder gar Genialität. Magerkeit und Eßstörungen waren regelmäßig auftretende Symptome.

Im Jahre 1621 veröffentlichte Robert Burton (1557–

1640) eine ausführliche Übersicht über die herkömmlichen Theorien in seinem Buch ›The Anatomy of Melancholy‹. Er erkannte, daß Melancholiker häufig mager waren, aber indem er sich auf Aretaeus bezog, bemerkte er, daß sie dennoch viel äßen. Die dritte Form, »the windy or hypochondriacal melancholy«, ging auch mit Magerkeit einher, aber je nach dem Organ, das in erster Linie betroffen war, konnten Erbrechen, wenig, kein oder übermäßiger Appetit auftreten (297). Der bereits erwähnte Professor aus Leiden, Herman Boerhaave, lehnte die traditionelle Lehre über die Körperflüssigkeiten ab. Er faßte den menschlichen Körper als Maschine auf, in der mechanische Gesetze galten. Diese Auffassung veranlaßte ihn, die Ursache der Melancholie im Kreislauf und der Zusammensetzung des Blutes zu vermuten. Die drei klassischen Formen der Melancholie betrachtete er als drei Phasen von nur einer Krankheit. Als Symptome der ersten Form nennt er unter anderem herabgesetzten Appetit und Magerkeit (331). Wie bereits dargestellt, beschreibt ein anderer großer Gelehrter aus diesem Jahrhundert, Albrecht von Haller, in seinen ›Elementa Physiologiae‹ eine Reihe von Fällen der langfristigen Nahrungsenthaltung. Seiner Ansicht nach handelte es sich dabei neben Hysterikern um Melancholiker (320). Der bekannte Nosograph François Boissier de Sauvages erkannte ausreichende Gründe, um eine Form der Anorexie als »Anorexia melancholica« zu bezeichnen (293).

Als im 17. Jahrhundert der Zusammenhang zwischen Melancholie und schwarzer Galle langsam als falsch erkannt wurde, entwickelte sich aus ihrer hypochondrischen Variante eine neue Krankheit: die Hypochondrie. Im 18. Jahrhundert wurde diese geradezu eine Modekrankheit, vor allem in England – »English malady«. Sie war die meistverbreitete Krankheit oder, besser gesagt, die häufigste Diagnose in jener Zeit, ein beliebtes Thema in zahlreichen Essays, Büchern und Briefen, sowohl für Mediziner als auch für Laien. Trotz des regen Interesses war sie nicht klar definiert. Heute versteht man unter »Hypochondrie« übertriebene Besorgnis um die eigene physische Verfassung, wobei der Betroffene davon überzeugt ist, an einer schlimmen Krankheit zu leiden, obwohl bei zahlreichen medizinischen Untersuchungen nichts festgestellt werden kann. In der Vergangenheit waren der Status und die Bedeutung der Krankheit allerdings anders. Manche Ärzte hielten sie für ein Vorstadium der Melancholie, ein Synonym für Melancholia hypochondriaca oder für die traditionelle Hysterie. Von Einstimmigkeit über die Ursachen und Merkmale konnte keine Rede sein. Diejenigen, die die Hypochondrie für ein eigenständiges Krankheitsbild hielten, vermuteten eine Störung im Nervensystem oder einem der hypochondrischen Organe wie Milz, Magen oder Darm als Ursache. Grosso modo ähnelte sie noch am meisten der klassischen Melancholie. Als typische Merkmale der Hypochondrie wurden im 18. Jahrhundert viele der melancholischen Symptome, die bereits Aretaeus beschrieben hatte, genannt. Dabei spielten auch Magen- und Darmbeschwerden eine wichtige Rolle, wie bei der hypochondrischen Form der klassischen Melancholie: Verstopfung, Durchfall, Blähungen, Bauchschmerzen, Übelkeit und Aufstoßen. Es ist deshalb auch nicht verwunderlich, daß manche Mediziner Appetitmangel – teilweise verbunden mit Freßsucht oder Bulimie – als Symptom der Hypochondrie ansahen, während andere den Eßstörungen nur geringe oder gar keine Bedeutung beimaßen. Erst in der Mitte des 19. Jahrhunderts, als die Hypochondrie ihre gegenwärtige Definition bekam, erschien zum ersten und letzten Mal eine Beschreibung, in der Eßstörungen im Krankheitsbild eine wichtige Rolle spielten.

Obwohl die Hypochondrie teilweise die Merkmale der Melancholie aufwies, blieben auch zu Anfang des 19. Jahrhunderts Magerkeit und Eßstörungen eng mit der Melancholie verbunden. So nannte Johann Christian Heinroth (1773–1843) Appetitmangel und Gewichtsverlust als Merkmale einer beginnenden Melancholie, wobei die beste Behandlung darin bestand, den Patienten auf Reisen zu schicken (323). In seiner Betrachtung der langfristigen Nahrungsenthaltung wies Léon Rostan (1790–1866) darauf hin, daß die Krankheit, die langfristiges Fasten am besten verträgt, mit Sicherheit »la mélancolie« ist (350). Einen anderen Hinweis auf den Zusammenhang zwischen Magerkeit, Eßstörungen und Melancholie enthält das Werk einer einflußreichen Persönlichkeit aus der Geschichte der Psychiatrie: Jean-Etienne-Dominique Esquirol (1772–1840). Ebenso wie sein Lehrer Pinel, war er ein Verfechter einer humaneren Behandlung von Geisteskranken. Ein Beweis für seine scharfe Beobachtungsgabe ist ›Des Maladies Mentales‹ von 1838, eine Bilanz des klinischen Unterrichts, den er über mehr als zwanzig Jahre lang erteilt hatte (309).

In diesem Lehrbuch diskutiert Esquirol die »lypémanie« oder »mélancolie«, für die er verschiedene Beispiele anführt. Eines handelt von Mademoiselle M., die im Jahre 1812 im Alter von dreiundzwanzig Jahren in das berühmt-berüchtigte Hospital Salpêtrière in Paris eingewiesen wurde. Neben Anzeichen von Lypémanie litt sie unter anderem an unregelmäßiger Menstruation und hartnäckiger Verstopfung, und man entdeckte Skorbutnarben an ihren Beinen. Sie lehnte jegliche Bewegung ab und wollte im Bett bleiben. Nachdem verschiedene Versuche, sie zum Essen zu bewegen, gescheitert waren, gelang dies schließlich durch eine Behandlung mit kaltem Wasser. Hin und wieder lehnte sie noch Nahrung ab, aber nicht mehr so beharrlich wie zuvor. Wohl mußte man ihr das Essen bringen und sie drängen zu essen. Während der vier Jahre, die sie in Salpêtrière verbrachte, sprach sie kaum ein Wort. Esquirol folgerte daraus, daß sie von Ängsten beherrscht wurde, zumal Soldaten sie in der Vergangenheit einmal fast zu Tode erschreckt hatten. Esquirol schließt seine Beschreibung folgendermaßen: »Nie ist es gelungen, das Schweigen dieser Frau zu brechen, auch von ihrer Abneigung gegen Bewegung konnte man sie nicht abbringen. Nie hatte sie einen Tobsuchtsanfall. Sie starb an Phthisis im Alter von neunundzwanzig Jahren.« Wie diese Fallbeschreibung zeigt, spielten Niedergeschlagenheit und Ängste eine viel wichtigere Rolle im Krankheitsbild der Melancholie als Eßstörungen und Magerkeit. Dennoch gehörten diese beiden von jeher zu den vielen Randsymptomen der Melancholie. Auch die Einführung der »Anorexia nervosa« in die moderne Medizin, fünfunddreißig Jahre nach Esquirols Beschreibung, konnte diesen Zusammenhang nicht zerstören, auch dann nicht, als die Melancholie der »modernen« Depression weichen mußte.

Da Trübseligkeit und Liebeskummer nah beieinanderliegen, ist es nur ein kleiner Schritt von der Melancholie zur »Liebeskrankheit«. Liebe, eine unerschöpfliche Inspirationsquelle für Künstler, ist auch in medizinischen Abhandlungen vergangener Zeiten ein wichtiges Thema. Seit der Antike wurde auf die Schattenseite der Liebe und ihre nachteiligen Auswirkungen für Körper und Geist hingewiesen. Manchmal sollen die krankhaften Züge der Liebe sogar ein solches Ausmaß angenommen haben, daß ärztliche Hilfe eingeholt werden mußte. Über die Natur der »mal d'amour« bestanden jedoch sehr unterschiedliche Meinungen. Das »Leiden« konnte reichen von unschuldiger Verliebtheit und Verzweiflung bei unerwiderter Liebe bis hin zur unersättlichen – sexuellen – Wollust.

Eine bekannte Liebesgeschichte aus der Antike, bei der ein Arzt eine entscheidende Rolle spielte, ereignete sich am Hof von Seleucus I., König von Syrien (um 358–280 v. Chr.). Wir folgen hier der Beschreibung von Plutarch (um 50–125) (347). Einer Überlieferung zufolge verliebte sich Prinz Antiochus in seine junge Stiefmutter Stratonice, die bereits ein Kind von Seleucus hatte. Antiochus war sehr unglücklich, und weil die Lage ihm hoffnungslos erschien, beschloß er, sich das Leben zu nehmen. Er vernachlässigte seine Gesundheit, wollte nicht mehr essen und täuschte eine geheimnisvolle Krankheit vor, die ihn nach und nach aller Kräfte beraubte. Sein Arzt, der berühmte Erasistratus, erkannte aber, daß er verliebt war, doch er hatte keine Ahnung, wem seine Leidenschaft galt. Um dieses Rätsel zu lösen, hielt er sich tagelang im Krankenzimmer auf. Es ereignete sich nichts Besonderes, außer wenn Stratonice ihn besuchte. Dann zeigte Antiochus alle Merkmale, die die Dichterin Sappho (um 600 v. Chr.) in einer ihrer Oden beschrieb: Stottern, Erröten, düsterer Blick, Schweißausbrüche, unregelmäßiger Herzschlag, Unruhe, Ängste, Zitteranfälle und Gesichtsblässe. Außerdem, so folgerte Erasistratus, würde er sich nicht bis in den Tod weigern, darüber zu sprechen, wenn er in jemand anderes verliebt wäre. Der Arzt erzählte Seleucus, daß die Liebe seinem Sohn zum Verhängnis geworden war, eine Liebe, die weder erwidert noch geheilt werden konnte. Da der König eine Erklärung verlangte, antwortete Erasistratus: »Weil er sich in meine Frau verliebt hat.« Daraufhin bat der König den Arzt, seinem Sohn den sehnlichsten Wunsch zu erfüllen. Jetzt fragte Erasistratus ihn, ob er bereit wäre, seine eigene Frau seinem Sohn zu geben. Als der König ihm versicherte, daß er für seinen Sohn sogar sein Königreich opfern würde, meinte Erasistratus, daß der König seinen Sohn dann ja selbst retten könne. Kurz darauf äußerte der König den Wunsch, daß Antiochus und Stratonice sich vermählen sollten, und so geschah es auch.

Galenus beschreibt einen ähnlichen Fall aus seiner Praxis (312). Diesmal ist die Verliebte eine Frau. Durch ihren unruhigen Puls, wenn der Name des Tänzers Pylades erwähnt wurde, fand er heraus, daß die Frau sich in diesen verliebt hatte. Galenus hielt die Liebe für die wichtigste Ursache ihrer Krankheit und wies darauf hin, daß Verliebte mager, bleich und fiebrig werden und außerdem an Schlaflosigkeit leiden könnten. Andere Ärzte vor ihm hätten dies auch schon festgestellt. Die älteste überlieferte Abhandlung über die Liebeskrankheit als eigenständiges Leiden ist die von Oribasius von Pergamon (325–403) (342). Er beschreibt neben Symptomen wie Niedergeschlagenheit und Schlaflosigkeit, daß der oder die Liebende trotz eines geschwächten Körpers von Wollust erfüllt scheint. Magerkeit oder Nahrungsverzicht werden als Merkmale nicht erwähnt. Das Werk eines anderen byzantinischen Arztes, Paulus von Aegina (625–690), enthält eine nahezu identische Beschreibung der Liebeskrankheit (345).

Die arabischen Ärzte im Mittelalter bezogen sich größtenteils auf die Werke dieser byzantinischen Ärzte. Dennoch gab es Unterschiede. Neben übermäßiger Liebe führten sie auch körperliche Ursachen wie einen Samenstau beim Mann oder einen Stau von Menstruationsblut bei der Frau an. Sie betonten die Notwendigkeit einer geeigneten Behandlung, da das Leiden sonst in eine Manie, Melancholie oder Siechtum ausarten könnte. Anders als die byzantinischen Ärzte beschreibt beispielsweise Ad Damîrî in einer ausführlichen Studie über die Liebeskrankheit, daß die Liebesangelegenheit den oder die Verliebte so in Anspruch nimmt, daß sie ihn oder sie am Essen und Trinken hindert. In Westeuropa stellten Arnaldus von Villanova und Bernard von Gordon aus Montpellier gegen Ende des 13. Jahrhunderts dasselbe fest. Als Therapie empfahlen die Ärzte in der Antike und im Mittelalter unter anderem Aderlaß, Medikamente, Ablenkung und häufigen Geschlechtsverkehr mit einer anderen als der geliebten Person. Die Menschen in der direkten Umgebung sollten über den oder die Geliebte lästern und schimpfen und den unverbesserlichen Liebeskranken sogar peitschen. Blieb dies erfolglos, so konnte man immer noch versuchen, den Kranken mit der geliebten Person zu vereinigen. In der frühen Neuzeit berief man sich zwar auf die klassischen Quellen, aber dennoch verlagerte sich die Symptomatologie. War es zuvor meist um die platonische Liebe gegangen, so bekam die Krankheit nun allmählich einen sexuellen Charakter. Neben Tobsucht und Epilepsie wurden dem Bild der Liebeskrankheit auch unbefriedigte Wollust, Obszönität und Aufdringlichkeit hinzugefügt. Außerdem entwickelte sich die Krankheit nun immer mehr zu einem ausschließlichen Frauenleiden. Doch damit war das Wesen der Liebeskrankheit unklar geworden.

Bereits im Mittelalter wurde die Krankheit gelegentlich als eine Art der Melancholie dargestellt – so hielt der große arabische Arzt Avicenna die Liebeskrankheit für eine nahe Verwandte der melancholischen Krankheit. Dieser Ansicht stimmte im Westen unter anderen Bernard von Gordon zu. Zahlreiche Ärzte aus der frühen Neuzeit folgten seinem Beispiel. Bekannte Mediziner wie André du Laurens (1560?-1609), Daniel Sennert (1572–1637) und Thomas Willis (1621–1675) erwähnten die Liebeskrankheit in ihren Werken über Melancholie. In Robert Burtons ›The Anatomy of Melancholy‹ ist ein Viertel der »love-melancholy« gewidmet. Klassische Symptome wie Nahrungsverzicht, Magerkeit und Gesichtsblässe kennzeichneten auch die melancholische Form der Krankheit. Vom 18. Jahrhundert an, als das Interesse an dieser Krankheit nachließ, festigte sich neben der »Melancholia amatoria« der Begriff »Erotomanie«. Damit kehrte die platonische Liebe in die medizinische Literatur zurück.

Im 19. Jahrhundert blieb die Liebe weiterhin ein interessantes Thema in psychiatrischen Veröffentlichungen. Außer für eine Geisteskrankheit hielt man sie für einen wichtigen Faktor beim Entstehen einer Tuberkulose. Die Verbindung zu der klassischen Liebeskrankheit wurde immer verschwommener. Der letzte angesehene Arzt, der die Krankheit so beschrieb, daß ihre Wurzeln in der Vergangenheit sichtbar wurden, war der Franzose Esquirol (309). Er löste die Erotomanie wieder von der klassischen Melancholie und ordnete sie der »Monomanie« zu. Das Krankheitsbild mit Merkmalen wie Gesichtsblässe und Appetitmangel änderte sich aber kaum. Nach Esquirol betonten manche Ärzte weiterhin den platonischen Charakter der Krankheit, während andere sie als eine Art Hypersexualität verstanden. Viele Mediziner des 19. Jahrhunderts beachteten die Erotomanie jedoch überhaupt nicht. Immer mehr wurde angezweifelt, daß die Liebesprobleme tatsächlich eine eigenständige klinische Erscheinung bildeten. Schließlich erhielt die Erotomanie einen bescheidenen Platz am Rande der psychiatrischen Literatur als Leidenschaftswahn, beschrieben von Gaétan Gatian de Clérambault (1872–1934). Heute versteht man unter der Erotomanie, auch »de Clérambault-Syndrom« genannt, eine seltene Psychose ohne depressive Merkmale, bei der Frauen beharrlich meinen, irgendein Mann sei heftig in sie verliebt.

Die Melancholie war nicht die einzige, geschweige denn die wichtigste Störung, in der die Liebeskrankheit aufging, bis sie schließlich still verschwand. Diese Rolle kam vielmehr der neu aufkommenden »Chlorosis« oder Bleichsucht zu. Diese Krankheit erhielt in der frühen Neuzeit erstmals ihren Namen, breitete sich im 18. und 19. Jahrhundert rasch aus, fiel um die Jahrhundertwende plötzlich drastisch ab und verschwand dann auf rätselhafte Weise. Der bekannte Arzt Johannes Lange oder Langius (1485–1565) gab 1554 die erste klare Beschreibung der Bleichsucht, die er als »Morbus virgineus« oder »Jungfrauenkrankheit« bezeichnete. Er nennt als Kennzeichen unter anderem Gesichtsblässe, eine Abneigung gegen Nahrung und das Ausbleiben der Menstruation. Wie es zu seinen Lebzeiten nicht unüblich war, gab er als Ursache das Unterdrücken der Menstruation und die Ausbreitung von unreinem Menstruationsblut an, welches das Gehirn angriff.

Der Franzose Ambroise Paré (1517–1590), der Urvater der modernen Chirurgie, pflichtete Langes Beobachtungen größtenteils bei. Die Krankheit betraf seines Erachtens hauptsächlich Mädchen, die verliebt waren und bei denen die Menstruation einsetzte, deren Ehe jedoch zu lange hinausgeschoben worden war. Auch Paré hielt die Ehe für die Lösung des Problems. Obwohl er die Bedeutung der ausbleibenden Menstruation bei Bleichsucht nicht unterschätzte, schrieb er die Ursache der weiblichen »Saat« zu, die in der Gebärmutter zurückbleibt. Dieses Leiden führt zu tiefem Grübeln, Appetitverlust, Schlaflosigkeit, Gesichtsblässe und in extremen Fällen schließlich zum Tode. Man schrieb es den Lebensbedingungen zu, daß junge Damen aus der Stadt diese Krankheit häufiger bekamen als Mädchen vom Lande, die ein ärmliches und fleißiges Leben führten. Parés Beschreibung zeigt, daß die Bleichsucht nicht nur mit der Liebeskrankheit in Zusammenhang steht, sondern auch mit der Hysterie, die ja angeblich durch das »Aufsteigen der Gebärmutter« ausgelöst werde (344).

Der Namensgeber der Chlorosis, Jean Varandal (Jean Colliot de Varanda oder Varandaeus; um 1563–1617) aus Montpellier, fügte beiden Beschreibungen wenig hinzu. Interessant ist allerdings seine Bemerkung über die Gesichtsblässe der Chlorotiker. Er hielt die Bleichsucht für eine Krankheit der schönen jungen Mädchen aus gutem Hause. Sie waren ja der Meinung, die Blässe mache sie schöner und attraktiver, wozu sie auch verschiedene »künstliche Mittel« anwandten. Der französische Arzt zielte mit dieser Bemerkung wahrscheinlich auf die Kosmetik, aber möglicherweise meinte er damit auch die Pica. Bei dieser Eßstörung handelt es sich um die Einnahme von ungenießbaren Substanzen wie Kalk, Lehm, Holz und ähnlichem, womit der Appetit gebremst werden sollte. Jedenfalls erwähnen verschiedene Zeitgenossen Varandals die Pica als häufig angewandte Methode, um die gewünschte Blässe und die damit verbundene Attraktivität zu erzeugen. Mit den Beschreibungen von Lange, Paré und Varandal war das klassische Bild der Bleichsucht für lange Zeit grob skizziert. Bis ins 19. Jahrhundert erinnerten die Beschreibungen und Erklärungen an diese ersten Werke.

Trotz (oder dank?) der unklaren Definition der Bleichsucht entwickelte die Krankheit sich vor allem seit dem 18. Jahrhundert zu einer »Modekrankheit«. Das zeigen die vielen großen Namen aus der Medizin, die sich mit dem Problem befaßten, und die zahlreichen Dissertationen über dieses Thema. Aber ebenso wie der Liebessucht, die zum Teil in der Chlorosis dahinschwand, war auch der Bleichsucht kein ewiges Leben vorbestimmt. Zu Anfang des 19. Jahrhunderts, als die Anzahl der Bleichsuchtfälle immer noch stieg, wurde die ausbleibende Menstruation als Ursache diskutiert. Zugleich entstanden zahlreiche Alternativtheorien. Manche Mediziner meinten, möglicherweise durch die Lehre von Broussais beeinflußt oder aufgrund der Rolle der Eßstörungen im Krankheitsbild, die Bleichsucht könne durch eine Magenfunktionsstörung bedingt sein. Andere machten Funktionsstörungen in anderen Organen – wie Herz, Leber oder den Geschlechtsorganen –, ein gestörtes Nervensystem, Verstopfung, psychische Faktoren – zum Beispiel Überarbeitung oder Angst vor der Sexualität –, schlecht gelüftete und unreine Räume usw. für die Krankheit verantwortlich. Alle diese recht spekulativen Theorien waren jedoch nicht so stark vertreten wie die Auffassung, bei der Bleichsucht handele es sich ganz einfach um Eisenmangel, das heißt um nichts weiter als Anämie oder Blutarmut. Obwohl bereits in den dreißiger Jahren des 19. Jahrhunderts auf Chlorosis infolge einer Veränderung in der Zusammensetzung des Blutes hingewiesen wurde, dauerte es noch einige Jahrzehnte, bis diese Auffassung sich durchsetzte.

Wichtige Entwicklungen im 19. Jahrhundert auf dem Gebiet der Hämatologie (der Wissenschaft vom Blut) wie die Möglichkeit, den Hämoglobingehalt zu bestimmen, trugen zu präziseren Erkenntnissen auf dem Gebiet der Blutzusammensetzung bei. Dennoch konnte auch damit die Frage, ob ein verändertes Blutbild die Ursache oder eine Folge der Chlorosis sei, nicht beantwortet werden. Diese Unklarheit geht auch daraus hervor, daß die Bleichsucht in Frankreich noch lange Zeit für eine Neurose in Kombination mit Blutarmut gehalten wurde. Um 1890 wurde dann in breiten Kreisen anerkannt, daß es zwei Ursachen für die Chlorosis gab: Blutarmut und eisenarme Ernährung. Die Bleichsucht wurde daraufhin endgültig der Anämie gleichgesetzt. Eine Blutuntersuchung wurde zum diagnostischen Kriterium und die Verordnung von Eisenpräparaten die meistpraktizierte Therapie. In den Beschreibungen der Bleichsucht verlagerte sich die Aufmerksamkeit jetzt auf die zur Blutarmut passenden Symptome: Müdigkeit, Atemnot und Herzklopfen. Weniger betont wurden die Zeichen, die von jeher die Chlorosis gekennzeichnet hatten, aber nicht so recht zur Anämie paßten: Pica, Appetitmangel und das Ausbleiben der Menstruation. Diese Einschränkung der Bleichsucht leitete das Ende ein, obwohl es zunächst nicht so schien. Gerade gegen Ende des 19. Jahrhunderts erreichte die Chlorosis ihren Höhepunkt, ging aber kurz darauf bemerkenswert zurück. Bereits in den dreißiger Jahren dieses Jahrhunderts war die Bleichsucht so selten geworden, daß die einst so populäre Krankheit zu den medizinischen Raritäten gezählt werden mußte und als Diagnose vollkommen bedeutungslos geworden war. Die möglichen Ursachen für das merkwürdige Verschwinden dieser alten Krankheit wollen wir in Kapitel 11 ansprechen.

8. Wer »entdeckte« die Anorexia nervosa?

Im 19. Jahrhundert bildeten sich die Grundlagen der modernen Medizin, und die Psychiatrie entwickelte sich zu einer eigenständigen medizinischen Disziplin. Die Lehren und Traditionen der vergangenen Jahrhunderte wurden allerdings nicht ganz aufgegeben. Viele der alten medizinischen Ansichten spielten auch weiterhin eine Rolle, doch sie verloren allmählich ihren Einfluß. Begriffe wie »Hysterie«, »Melancholie« und »Hypochondrie« lebten jedoch weiter, als wären sie Reliquien eines uralten medizinischen Erbes. Die zuweilen recht farbigen Theorien, die sich hinter diesen Begriffen verbargen, konnten sich gegen den naturwissenschaftlichen Charakter der Medizin im 19. Jahrhundert allerdings nicht behaupten. Rationalismus und Empirie galten jetzt bei den Medizinern als unverzichtbar. Alles mußte sorgfältig beobachtet und verglichen werden. In der Fachliteratur mehrten sich detaillierte Beschreibungen, häufig verbunden mit einer leidenschaftlichen Diskussion über die richtige Diagnose. Zahlreiche neue Syndrome wurden entdeckt, die zumeist mit einem griechischen oder lateinischen Neologismus bezeichnet wurden. So wurden sowohl der »Entdecker« als auch die »Neuheit« mit einem selbst erdachten Begriff verewigt, der dann seinen Platz im immer komplizierteren Klassifizierungssystem der Krankheiten bekam. So sollte es auch den ungewöhnlichen Formen des Abnehmens oder des Fastens ergehen. Ausdrücklicher denn je machten sie ihren Einfluß im Pantheon der Medizin geltend.

Die »Entdeckung« der Anorexia nervosa ist mit Sicherheit eine Tatsache von kulturhistorischer Bedeutung. Dennoch müssen wir diese Entwicklung zuerst in die Tradition der medizinischen Gedankenwelt einfügen.

Bereits die Griechen – an erster Stelle Plato – beschäftigten sich mit der Frage, wo im menschlichen Körper die Seele wohne. So bekam die Seele einen Platz zwischen dem Zwerchfell und dem Herzen zugeteilt. Beide wurden mit dem griechischen Begriff »phren« bezeichnet, der auch ein Synonym wurde für »Geist« oder für die Gesamtheit der geistigen Fähigkeiten, über die der Mensch verfügt. Nachdem sie fast den ganzen Körper durchwandert hatte, wurde die Seele oder Psyche schließlich – vom Anfang des 19. Jahrhunderts an – im Gehirn lokalisiert. Die Ansicht, daß die verschiedenen psychischen Funktionen je ein spezifisches Teil des Gehirns beanspruchen, wurde von Franz Joseph Gall (1758–1828) zu einer neuen Wissenschaft, der zerebralen Lokalisationslehre, gemacht. Er war davon überzeugt, daß ein direkter Zusammenhang bestehe zwischen der Schädelform und einigen typischen Charakterzügen eines Menschen. Gall nannte seine Lehre »Kraniologie« oder »Kranioskopie«. Die Theorie wurde unter dem Namen »Phrenologie« populär, einer Bezeichnung, die sich Galls Schüler Johann Caspar Spurzheim (1776–1832) ausdachte. Es wirkt heute eigenartig, wenn in Phrenologiebüchern eine Abbildung des menschlichen Schädels gezeigt wird, auf dem alle menschlichen Stärken und Schwächen – von der Vaterlandsliebe bis hin zur Eifersucht – ordentlich lokalisiert sind. Dennoch lag der Phrenologie die Auffassung zugrunde, daß zwischen dem Körper und dem Geist ein enger Zusammenhang bestehe. In der Architektur des menschlichen Körpers offenbare sich die Struktur des menschlichen Geistes. Auf der wissenschaftlichen Ebene gab die Phrenologie der Hirnforschung und der physiologischen Psychologie einen wichtigen Impuls. Indirekt wurde hierdurch auch der psychosomatischen Medizin allgemein und insbesondere der »Entdeckung« der Anorexia nervosa der Weg bereitet.

Propheten einer »neuen« Krankheit

Während der ersten Hälfte des 19. Jahrhunderts war die Phrenologie in Frankreich sehr beliebt. Gall war aus Wien nach Paris ausgewandert, und der angesehene Physiologe Broussais entpuppte sich mit seinem phrenologischen Lehrbuch als sein fanatischer Anhänger. Broussais wurde jedoch viel bekannter durch seine Verteidigung der physiologischen Medizin, die – anstatt lauter Symptome zu suchen und zu ordnen – nach den Ursachen der pathologischen Phänomene forschte. Broussais faßte alle Krankheiten, auch Geisteskrankheiten, als Funktionsstörung in einem Organ auf, die von einem physiologischen »Entzündungsvorgang« ausgelöst wurde. Dabei hielt er die Magen-Darm-Entzündung (Gastro-enteritis), die praktisch der Schlüssel zu allen pathologischen Störungen sein sollte, für besonders wichtig. In therapeutischer Hinsicht befürwortete er deshalb die Hungerkur. Obwohl seine Lehrmeinungen damals nicht nur großen Beifall, sondern auch scharfe Kritik auslösten, ist Broussais' Werk typisch für die medizinische Denkweise zu Anfang des vergangenen Jahrhunderts, vor allem im Hinblick auf die Geisteskrankheiten – und insbesondere für die Hysterie. Einerseits suchte man ihren Ursprung in bestimmten organischen Störungen – »periphere« Theorien –, während andererseits den Hirnfunktionen immer mehr Bedeutung beigemessen wurde – »zentrale« Theorien. Die letztere Auffassung setzte sich durch und entwickelte sich zur physiologischen Psychiatrie, die vor allem der Deutsche Wilhelm Griesinger (1817 bis 1869) begründete und verteidigte. Die Neuropsychiatrie im 19. Jahrhundert folgte ganz Griesingers Leitsatz »Geisteskrankheiten sind Gehirnkrankheiten«.

In diesem Zusammenhang muß das Werk des französischen Arztes Fleury Imbert (1795–1851), eines praktisch unbekannten Physiologen und Phrenologen, betrachtet werden. Er war hauptsächlich in Lyon tätig, wo er Arzt des Hôtel-Dieu und Direktor der Charité-Klinik wurde. Er war Mitglied der örtlichen Académie des Sciences, Belles-Lettres et Arts de Lyon. Im Jahre 1834 veröffentlichte er eine neurophysiologische Studie über das Hunger- und Durstgefühl, und noch im selben Jahr erschien von ihm ein historisch-phrenologisches Buch über Descartes und Napoleon. Imbert verteidigte den Status der Medizin als eigenständige Wissenschaft, die nicht mit der Metaphysik, der Philosophie, dem Spiritualismus oder dem Vitalismus verbunden ist. Die medizinische Praxis, von der Beobachtung bis hin zum Experiment, werde von der physiologischen Theorie gestützt, nach der das Gehirn von zentraler Bedeutung ist. Im Gehirn sah er alle vegetativen, intellektuellen, affektiven, moralischen und psychischen Funktionen oder Fähigkeiten verankert. Demnach führen die anderen Körperorgane nur Befehle aus, die sie vom Gehirn bekommen.

Krankhafte Einflüsse des Geistes können sich auch nur über das Gehirn auswirken. Darum sollte das Wort »Seele« eigentlich durch den Begriff »Gehirn« ersetzt werden, so lautete Imberts Überzeugung.

Im Jahre 1840 erschien Imberts Buch ›Traité Théorique et Pratique des Maladies des Femmes‹ (408). Darin äußert er sich unter anderem zu den »Neurosen des Magens« und insbesondere zu drei Eßstörungen: Anorexie, Bulimie und Pica. In einem ausführlichen Kapitel über die erste Störung unterscheidet Imbert zwei Arten von Anorexie, nämlich »anorexie gastrique« und »anorexie nerveuse«. Die zweite Art nennt Imbert auch »primaire« oder »idiopathique«, womit er ausdrücken will, daß die Störung ihren unmittelbaren Ursprung im Gehirn hat – Imbert verwendete auch Begriffe wie »sécondaire« und »sympathique«. Angesichts der unterschiedlichen Lokalisierung der Störung sollte die Medikation entsprechend variieren. Bei der »anorexie gastrique« sei der Magen zu behandeln, während bei der »anorexie nerveuse« Medikamente zu verordnen seien, die die Hirnfunktionen beeinflussen würden. Typisch für Patienten mit »anorexie nerveuse« sei Appetitverlust – der Appetit würde vom Gehirn nicht mehr angeregt. Sie verweigerten also häufig die Nahrung und magerten infolgedessen ab. Außerdem zeigten diese Patienten verschiedene neurotische Symptome, insbesondere eine »altération dans les idées«, wodurch sie melancholisch würden und nicht selten Wut und/oder Angst empfänden. All diese Symptome entstammten einer Dysfunktion der grauen Hirnzellen. Andere organische Störungen – zum Beispiel im Magen – lägen nicht vor. Auffälligerweise – es handelt sich ja hier um ein Buch über Frauenkrankheiten – erwähnt Imbert keine Menstruationsstörungen bei diesen Patientinnen.

Genau wie Broussais versuchte auch Imbert, die Physiologie und die Phrenologie zu integrieren, wodurch schließlich eine positivistisch-naturwissenschaftliche Medizin entstand, die die Funktion des menschlichen Geistes auf Stoffwechselvorgänge im Gehirn zurückführte. Auf die Fragen, wie das Gehirn seinen direkten oder indirekten Einfluß ausüben konnte und warum manchmal bestimmte organische Störungen auftraten und manchmal nicht, gab es in jener Zeit noch keine Antwort. Merkwürdig ist jedoch, daß Imbert in seiner Beschreibung von Eßstörungen die Hysterie nicht erwähnt. Die Verbindung eines Symptoms – »anorexie« – mit einer nicht spezifizierten Hirndysfunktion – »nerveuse« – war um die Mitte des 19. Jahrhunderts recht ungewöhnlich. Wahrscheinlich fand Imberts Feststellung der »Anorexie nerveuse« allein aufgrund dessen keinen Anklang, und sein Werk geriet vollkommen in Vergessenheit, auch noch, als die französischen Ärzte fünfzig Jahre später den Begriff »anorexie mentale« einführten. Imbert war jedoch nicht der einzige, der ein Interesse für Eßstörungen zeigte und in Vergessenheit geriet.

Louis-Victor Marcé (1828–1864) wurde zwar viel bekannter als Imbert, aber auch er geriet gegen Ende des vergangenen Jahrhunderts größtenteils in Vergessenheit. Während seiner kurzen Laufbahn als Psychiater war er dennoch überaus aktiv (456). Nachdem er 1856 seinen Doktortitel der Medizin an der Universität von Paris erworben hatte, wurde er schon bald darauf gebeten, die Leitung einer Anstalt für Geisteskranke zu übernehmen. Im Jahre 1858 veröffentlichte er sein ›Traité de la Folie des Femmes Enceintes, des Nouvelles Accouchées et des Nourrices‹, ein Buch, das heute zu den Klassikern gezählt wird, weil es die erste ausführliche Beschreibung der Wochenbettpsychose enthält. Vier Jahre später erschien sein wichtigstes Werk, ein umfangreiches Handbuch in der Tradition der großen französischen Psychiatrie. Mittlerweile war er auch am Ferme Sainte-Anne und in der Bicêtre-Klinik tätig, führte eine gutgehende private Praxis, hielt Vorlesungen und medizinische Vorführungen für Studenten ab, schrieb außerdem zahlreiche Beiträge und gehörte zur Hauptredaktion des ›Dictionnaire de Médicine et Chirurgie‹. Wahrscheinlich trug seine Überaktivität dazu bei, daß seine vielversprechende Laufbahn vorzeitig endete, als er 1864 im jungen Alter von sechsunddreißig Jahren starb.

In einer neuen historischen Studie über Anorexia nervosa wurde die Aufmerksamkeit auf einen vollkommen vernachlässigten Beitrag gelenkt, den Marcé 1860 veröffentlichte und von dem noch im selben Jahr eine verkürzte englische Übersetzung erschien. Marcé beschreibt eine besondere Form des hypochondrischen Wahns, der hauptsächlich durch Nahrungsverweigerung gekennzeichnet ist und vor allem bei Mädchen im Pubertätsalter vorkommt. Der Verfasser hatte verschiedene Patienten mit dieser Störung beobachtet, die sechs Monate oder länger von extrem wenig Nahrung lebten. Einige hatte er auch wortwörtlich den Hungertod sterben sehen, und er beschrieb präzise ihren Zustand extremer Auszehrung: Jede Spur von Fettgewebe ist verschwunden; es sind nur noch Gerippe, bei denen die Bauchdecke so eingefallen ist, daß sie die Wirbelsäule berührt; der Puls ist kaum fühlbar, und die Kranken sind so schwach, daß sie nur mit größter Anstrengung einige Schritte gehen können, ohne gleich in Ohnmacht zu fallen. Besonders typisch ist jedoch, daß die Kranken ihre ganze übriggebliebene intellektuelle Energie auf die Wirkung ihres Magens konzentrieren: »Nicht in der Lage, die geringste Arbeit zu verrichten oder die leichteste Konversation frei von ihren Wahngedanken durchzuhalten, wenden die Unglücklichen nur ein wenig Energie auf, um sich den Versuchen, sie zum Essen zu bringen, zu widersetzen. Sehr häufig mußte der Arzt vor ihrem hartnäckigen Widerstand kapitulieren« (418).

Marcé zufolge konnte die Krankheit nicht mit den traditionellen Behandlungsweisen vieler Ärzte geheilt werden, die sich seines Erachtens zu sehr auf den Magen konzentrierten und auf eher banale Weise verschiedene Medikamente, körperliche Betätigung und Hydrotherapie empfahlen. Wenn der Kranke sich schon im fortgeschrittenen Stadium befinde, seien diese Maßnahmen zwecklos, da es sich nicht um eine Magenkrankheit handle, denn dieses Organ leide nur unter dem Nahrungsmangel. Der Arzt sollte sich nicht auf den Magen konzentrieren, meinte Marcé ausdrücklich, sondern auf die Wahnvorstellung, die in diesem Fall den Ausgangspunkt sowie den Kern der Krankheit bildet; die Kranken sind nicht magenkrank, sie sind wahnsinnig. Marcé plädierte dafür, die Kranken nicht bei der Familie zu lassen, sondern sie anderswo unterzubringen. Die Familie sei dann von ihrem hartnäckigen Widerstand und ihrem unendlichen Klagen über Magenschmerzen befreit, während der Arzt unbefangen einschreiten kann, um die notwendige moralische Überlegenheit zu bekommen. Daraufhin sollte er sich mit aller Macht darauf konzentrieren, den Patienten wieder zur Nahrungsaufnahme zu bewegen. Dabei sollten zunächst kleine Mengen verabreicht werden, die dann allmählich größer werden. Verweigert die Kranke weiterhin die Nahrung, dann scheut Marcé nicht davor zurück, Einschüchterung, Gewalt und als letztes Mittel »la sonde oesophagienne« anzuwenden. Die unmittelbare Lebensgefahr verlange schließlich rigorose Maßnahmen, meinte Marcé. Der Beitrag wird mit zwei recht ausführlichen Fallbeschreibungen abgeschlossen: Mademoiselle A. B., zwölf Jahre alt, und Mademoiselle X., vierzehn Jahre alt.

Mademoiselle A. B. war ein verwöhntes Kind, das im Alter von acht Jahren Typhus bekam und dabei verschiedene Magenbeschwerden hatte, die sie auch später noch plagten. Als sie zwölf Jahre alt war, wurde sie krank und entwickelte eine Abneigung gegen Nahrung. Sie war sehr niedergeschlagen und verzweifelt und drohte mit Suizid – obwohl es nie einen Versuch dazu gegeben hat. Sie aß immer weniger und nahm stark ab. Ein Jahr später, im Oktober 1857, hatte sie fünfunddreißig Pfund abgenommen, und im darauffolgenden Winter verschlechterte sich ihre Verfassung so sehr, daß man um ihr Leben bangte. Jede Mahlzeit ging mit Gewaltszenen und Selbstmorddrohungen einher, wobei eine Menge Geschirr das Zeitliche segnete. Ratlos beschloß man schließlich, sie von zu Hause fortzuschaffen und bei Fremden unterzubringen, die »une certaine autorité morale« auf sie ausüben könnten. Im Juli 1858 wurde Marcé um Rat gebeten, und dieser fand sie in einem extrem ausgezehrten Zustand vor; sie wog kaum fünfzig Pfund und sah aus wie ein lebendes Gerippe. Noch am selben Tag handelte Marcé. Er öffnete ihr gewaltsam den Mund und steckte ihr eine mit Bouillon gefüllte Saugflasche hinein, wobei er ihr die Nase zuhielt, um zu verhindern, daß sie alles sofort wieder ausspuckte. Seine »Therapie« war erfolgreich: »Auf diese Art nahm sie einige Schlucke von der Flüssigkeit zu sich, und schon bald bat ihn die Kranke, die von diesem unerwarteten und unsanften Kampf deutlich beeindruckt und eingeschüchtert war, den Rest der Bouillon selbst austrinken zu dürfen.« In den nächsten Tagen gelang es, sie trotz ihres Widerstands zum Essen zu bringen. Einen Monat später nahm sie vier Mahlzeiten am Tag zu sich. Außerdem war sie nicht mehr so sehr mit ihrer Krankheit beschäftigt. Nach einigen Monaten wog sie wieder vierundachtzig Pfund und aß ohne Zwang. Dennoch legte sie bei jeder Mahlzeit eine deutliche Abneigung gegen die Nahrung an den Tag, und es gelang ihr häufig auf erfinderische Weise, Nahrung in ihrer Kleidung zu verstecken. Sie erholte sich aber schnell, und als sie sich 1859 wieder heimwärts begab, war ihre physische und geistige Verfassung »tadellos«, obwohl ihre Menstruation weiterhin ausblieb. Ein Jahr später, sagt Marcé, war sie immer noch vollkommen gesund, obwohl noch strengstens darauf geachtet werden mußte, daß sie ihre regelmäßigen Mahlzeiten einhielt.

Die zweite Fallbeschreibung, Mademoiselle X., handelt von einem vierzehnjährigen Mädchen, das kurz nach seiner ersten Menstruation eine Abneigung gegen Nahrung entwickelte. Sie aß immer weniger und nahm schließlich nur noch einige Löffel Suppe mit Widerwillen und Protest zu sich. Als im Juni 1858 Marcé konsultiert wurde, zeigten sich schon Anzeichen von Abmagerung, aber außer der hartnäckigen Nahrungsverweigerung lag keinerlei »trouble intellectuel« vor. Marcé gelang es zunächst, sie zum Essen zu bringen, aber nach einigen Monaten gab sie sich mit äußerst wenig Nahrung zufrieden. Im März 1859 fand Marcé sie ausgemergelt vor. Sie sah schlecht aus, konnte sich kaum auf den Beinen halten und fror ständig. Ihre Nahrung bestand aus einigen Löffeln Suppe, während sie bei jeder Mahlzeit eine »foule de manies« an den Tag legte. Die Patientin war sich klar über ihren Zustand, glaubte aber, nicht in der Lage zu sein, die Abneigung gegen Nahrung zu überwinden. Jedes Versprechen, das man ihr unter moralischem Zwang abnehmen konnte, blieb erfolglos, sobald sie sich wieder in Gegenwart ihrer Mutter und ihrer Familie befand. Wahrscheinlich holte Marcé das Mädchen aus diesem Grund aus seiner häuslichen Umgebung heraus und stellte es unter die Aufsicht einer Person, die darüber wachte, daß die ärztlichen Vorschriften eingehalten wurden. Allmählich gelang es, das Mädchen dazu zu bewegen, daß es mehr aß, auch Speisen, vor denen es sich zuvor geekelt hatte. Ende Mai 1859 war das Mädchen wieder größtenteils bei Kräften, und, nicht länger von seiner Manie besessen, blühte es auf. »Aber in Gegenwart ihrer Familie, in der es an moralischer Führung mangelt, legt Fräulein X. . . immer noch beim Essen ein unberechenbares und bizarres Verhalten an den Tag, und ich kann nicht garantieren, daß sie nicht doch rückfällig wird« (418).

Marcés treffende Beschreibung geriet vollkommen in Vergessenheit und wurde auch von seinen Zeitgenossen nicht beachtet. War bei Imbert noch unklar gewesen, auf welchen Patiententyp er zielte, so enthält die Beschreibung Marcés eine ungemein treffende Schilderung des Verhaltens. Für die moderne Diagnostik ist dieser Fall wohl eindeutig: Hier handelt es sich um Anorexia nervosa. Daß der Beitrag keinerlei Anklang fand, ist um so merkwürdiger angesichts der Tatsache, daß Marcé nicht nur bei der Beschreibung der Störung, sondern auch in therapeutischer Hinsicht nahezu wortwörtlich dieselben Akzente setzt wie die »Entdecker« der Anorexia nervosa über zehn Jahre später! Man könnte dies der unglücklichen Wahl des Begriffs »hypochondrisches Delirium« als Bezeichnung für das von Marcé entdeckte Syndrom zuschreiben. Wäre ihm vielleicht mehr Beachtung zuteil geworden, wenn er von »Hysterie«, dem psychiatrischen Leiden des 19. Jahrhunderts, gesprochen hätte? Vermutlich nicht, denn ein Jahr zuvor war eine Studie über »hysterische Gastralgie« auch unbeachtet geblieben. Der Verfasser war Pierre Briquet (1796–1881), dessen Werk als Meilenstein in der Hysterieforschung galt, aber dennoch relativ schnell in Vergessenheit geriet. Sein Name ist den Psychiatern der heutigen Zeit wieder geläufig. Er wurde nämlich wiederentdeckt, merkwürdigerweise von einer Gruppe amerikanischer Psychiater, die eine Form der Hysterie mit verschiedenen körperlichen Beschwerden als »Briquet-Syndrom« bezeichneten.

Briquet war kein Psychiater, sondern ein Internist, der sich jahrelang mit der Erforschung und der Prävention von Epidemien – insbesondere Cholera – befaßt hatte. Eher zufällig kam er mit hysterischen Patienten in Berührung, als ihm die Leitung einer Abteilung des Hôpital de la Charité in Paris übertragen wurde. Wahrscheinlich brachte sein epidemiologisches Interesse ihn dazu, Störungen und Krankheitsbilder nach ihren verschiedenen Komponenten zu beobachten, um sie daraufhin in sachlicher Ziffernsprache wiederzugeben. Jedenfalls entstand aus seiner empirischen Vorgehensweise ein für seine Zeit höchst ungewöhnliches Buch: ›Traité Clinique et Thérapeutique de l'Hystérie‹, erschienen im Jahre 1859. Sowohl in stilistischer als auch in inhaltlicher Hinsicht ist diese monumentale Veröffentlichung ein merkwürdiges, aber »modern« wirkendes Werk. Anstatt nur die klassischen Auffassungen zu wiederholen und sich in theoretischen Überlegungen zu ergehen und diese mit erläuternden Fallbeschreibungen zu versehen, hat Briquet mit Hilfe von zahlreichen Mitarbeitern in zehn Jahren systematisch Informationen über vierhundertdreißig hysterische Patienten gesammelt. Erst beobachten, dann Schlüsse ziehen, so lautete Briquets Devise. Und schon bald stellte er fest, daß die Hysterie, wenn er diese zahlenmäßig analysierte, erheblich von der traditionellen Anschauung abwich – von der »antiken Theorie«, wie Briquet selbst es nannte –, die seit Hippokrates und Galenus als unanfechtbar gegolten hatte. So bewies Briquet mit Zahlenangaben unwiderlegbar, daß die Hysterie auch Männer befallen konnte, wenn auch nur in einem Verhältnis von 1:20 gegenüber den Frauen, die als »besonders beeinflußbar« bezeichnet wurden. Hieraus sowie aus anderen Beobachtungen folgerte Briquet, daß die Hysterie ihren »Sitz« nicht in der Gebärmutter haben könne, wie man jahrhundertelang angenommen hatte, sondern im »affektiven Teil des Gehirns« – als Gegenstück zum intellektuellen Teil – verankert sein mußte.

Briquet war der erste, der sich explizit von der bis dahin verbreiteten Theorie, nach der frustrierte Sexualtriebe oder unbefriedigte erotische Bedürfnisse eine entscheidende Rolle beim Entstehen der Hysterie spielen, distanzierte. Wiederum belegte Briquet seine Auffassung mit »harten« Zahlen. Er fand heraus, daß die Hysterie kaum bei Nonnen auftrat, während die Pariser Prostituierten sehr häufig davon befallen wurden. Charcot und später auch Janet schlossen sich Briquets Auffassungen an und verwarfen die Ansicht, derzufolge es sich bei der Hysterie um eine sexuelle Neurose handele. Dennoch sollte diese Auffassung niemals gänzlich verschwinden. Nach 1860 schienen die meisten Neurologen dazu bereit, sich der Meinung Briquets und

Charcots anzuschließen, während die Gynäkologen noch lange Zeit an der sexuellen Psychogenese der Hysterie festhielten. Die Psychoanalytiker, angeführt von Freud, sollten übrigens letztere Auffassung in allen möglichen Varianten der »gehemmten sexuellen Äußerung« verbreiten.

Im zweiten Teil seines Buchs beschrieb Briquet eine ganze Reihe von Symptomen bei Hysterie, darunter Überempfindlichkeit der Verdauung und insbesondere die Gastralgie (381). Er betonte, daß bei Hysterikern sehr häufig verschiedene Magenbeschwerden auftreten. Oft ist dies sogar das erste Symptom bei Frauen, bei denen sich die Hysterie allmählich entwickelt. Nicht selten ist dieses Symptom schon vor Erreichen des dreizehnten Lebensjahrs, vor dem Einsetzen der ersten Menstruation, vorhanden. Bei mehreren jungen Mädchen, bei denen eine Menstruationsstörung im Zusammenhang mit einer Chlorosis auftrat, verringerte sich auch allmählich der Appetit. Mit der langsamen Entwicklung der Hysterie, so Briquet, tritt bei Frauen – und sehr selten bei Männern – die für die Hysterie typische Abneigung gegen normale Nahrung auf. Zuweilen entsteht ein recht bizarrer Appetit. Dies kann so weit gehen, daß die Kranken immer dann einen hysterischen Anfall bekommen, wenn sie eine bestimmte Speise zu sich nehmen. Dafür gibt Briquet einige anschauliche Beispiele wie das der Prinzessin von Neapel, die jedesmal in Ohnmacht fiel, sobald sie ein Stückchen Fleisch zum Munde führte. Wenn junge Menschen – und gerade sie leiden häufig an der »gastralgie capricieuse« – dann bei ihrer Nahrung sehr wählerisch werden, sieht man sie allmählich dahinschwinden. Sie verlieren ihre Kräfte, sie bekommen eine blasse Gesichtsfarbe und sind dazu vorbestimmt, als kränkelnde Frauen ihr Leben zu meistern und jung zu sterben.

Inwieweit die von Briquet beschriebenen Symptome vergleichbar sind mit der Anorexia nervosa, ist nicht so eindeutig wie bei Marcé. Es ist nicht unwahrscheinlich, daß er diese Krankheit meinte, aber sein Buch sollte in erster Linie eine umfassende Studie der Hysterie mit ihren verschiedenen Erscheinungsformen sein. In diesem Sinne war es nicht seine Absicht, »neue« Syndrome mit Hilfe von ausführlichen Fallbeschreibungen zu registrieren. Es scheint ganz so, als gehe er davon aus, daß denjenigen, die sich mit hysterischen Patienten befassen, die beschriebenen Eßstörungen bekannt seien. Sollte die von ihm beschriebene »hysterische Gastralgie« tatsächlich ein gesondertes Krankheitsbild gewesen sein, dann blieb dieses doch unbemerkt wie auch sein gesamtes Buch, das schon wenige Jahrzehnte später vom Werk Charcots überschattet wurde und dadurch schnell in Vergessenheit geriet. Als es hundert Jahre später auf der anderen Seite des Atlantischen Ozeans wiederentdeckt wurde, kannte jeder Psychiater bereits den neuen Begriff, der noch vor Briquets Tod geprägt wurde: »Anorexia nervosa«.

Gull und Lasègue

Es ist der eitle Traum vieler Mediziner mit akademischen Ambitionen, in die Geschichte der Medizin als Entdecker eines Syndroms einzugehen, das möglichst noch den glänzenden Namen des Entdeckers trägt, so daß dieser ewig unvergessen bleibt. Wenn allerdings mehrere Mediziner gleichzeitig die »Entdeckung« für sich beanspruchen, artet dies in einen Streit darüber aus, wer nun eigentlich der erste war. Der Zeitpunkt der Veröffentlichung in einer Fachzeitschrift wird dann meistens als entscheidendes Kriterium genommen. Im Fall der Anorexia nervosa gab es einen Kampf zwischen dem Engländer Gull und dem Franzosen Lasègue. Kulturelle Affinitäten und Sprachchauvinismus entscheiden oft darüber, wem die Ehre zukommen soll. So ist es verständlich, daß Lasègue kurz nach seinem Tod von seinen Landsleuten als Entdecker betrachtet wurde, während jenseits des Kanals das Primat für Gull beansprucht wurde. Bevor wir die Frage beantworten, wem von beiden die Ehre zuteil wird, als erster das Syndrom Anorexia nervosa in die medizinische Literatur eingeführt zu haben, stellen wir kurz die beiden »Rivalen« vor (461).

William Withey Gull (1816–1890) gehörte zu den prominentesten englischen Ärzten in der zweiten Hälfte des vorigen Jahrhunderts. Er muß in vielerlei Hinsicht ein außergewöhnlicher Mann gewesen sein. Er hatte den Ruf eines ausgezeichneten Mediziners mit einer scharfen Beobachtungsgabe. Aus seinen zahlreichen Veröffentlichungen geht hervor, welch große Bedeutung er der medizinischen Forschung beimaß, und das in einer Zeit, in der die Medizin sich immer deutlicher wissenschaftlich differenzierte. Gull war ein maßgebender, einflußreicher Mediziner, was die zahlreichen Ehrungen, die ihm zuteil wurden, belegen. Nachdem er während seines Studiums nahezu alle wichtigen wissenschaftlichen Preise gewonnen hatte, gelang ihm auch in akademischer Hinsicht eine schnelle Karriere. Sehr berühmt wurde Gull, als er 1871 bis 1872 vom britischen Hof konsultiert wurde wegen des »typhoid fever« des Prinzen von Wales – des späteren Königs Edward VII. Nach der Genesung des Prinzen wurde Gull von Queen Victoria in den Ritterstand erhoben. Später ernannte sie ihn erst zum »physician extraordinary« und danach noch zum »physician in ordinary«. Dieser Ruhm machte ihn schon bald zum »fashionable physician«, dessen Privatpraxis von jedem, der Rang und Namen hatte, besucht wurde. Dies ist übrigens ein besonderer Aspekt bei Gulls Leben. Seine medizinische Laufbahn begann mit einem Jahresgehalt von fünfzehn Pfund, doch als er starb, hinterließ er eine Erbschaft von dreihundertvierundvierzigtausend Pfund Sterling, eine Summe, wie sie noch kein britischer Arzt verdient hatte.

Gulls Name tauchte zehn Jahre später plötzlich im Zusammenhang mit der berüchtigten Affäre Jack the Ripper auf, der ungeklärten Reihe von Morden an fünf Prostituierten im Londoner East End im Jahre 1888. Diese Mordserie gehört zu den fesselndsten Mysterien in der Kriminalgeschichte. Als das englische Fernsehen im Jahre 1973 eine aufsehenerregende Serie über Jack the Ripper ausstrahlte, wurde in der letzten Folge der Geschichte eine ganz neue These vorgestellt, derzufolge der britische Hof zu Queen Victorias Zeiten an der ganzen Sache beteiligt gewesen sein soll. Der Journalist Stephen Knight ging der Geschichte auf den Grund und eröffnete in einem sensationellen Buch die »endgültige Aufklärung« des Mysteriums (452). Um einen Skandal aufgrund von Prostitutionskontakten von Prinz Eddy – Sohn des zuvor erwähnten Edwards und Enkel der Queen Victoria – zu vermeiden, habe der Hof über Beziehungen mit der einflußreichen Freimaurerloge ein geheimes Komplott unterstützt, durch das einige Prostituierte

»verschwinden« sollten. Daraufhin fand eine Reihe von entsetzlichen Ritualmorden statt, bei der Sir William Gull, so behauptet Knight, eine zentrale und äußerst morbide Rolle gespielt haben soll. Obwohl sich dies alles sehr unwahrscheinlich anhört, vermittelt Knights – übrigens sehr faszinierendes – Buch auch Angaben zu Gulls Persönlichkeit, die für unsere eigene »Detective story« von Bedeutung sein könnten: War nun Gull oder Lasègue der erste? Bevor wir diese Frage beantworten, schildern wir noch kurz das Leben des Opponenten.

Ernest-Charles Lasègue (1816–1883), im selben Jahr wie Gull geboren, wurde bei weitem nicht so berühmt. Obwohl er zusammen mit Bénedict-Augustin Morel (1809–1873) und Valentin Magnan (1835–1916), zu den größten französischen Psychiatern gezählt wurde, blieb Lasègue immer im Schatten des großen Jean-Martin Charcot (1825–1893), der am Ende seiner Laufbahn praktisch als größter Neurologe seiner Zeit galt. Obgleich Lasègue nicht so eine Koryphäe war wie Charcot und Gull, ist sein Werk keineswegs unwichtiger. Seine Liste der Veröffentlichungen ist beachtlich, und darunter sind Beiträge auf dem Gebiet der inneren Medizin, der Psychiatrie, der Neurologie und der Geschichte der Medizin. In seinen wichtigsten psychiatrischen Schriftstücken geht es unter anderem um Verfolgungswahn, Hysterie, Katalepsie, Folie à deux, Melancholie, verschiedene Beiträge über Alkoholismus und die erste psychiatrische Studie über den Exhibitionismus.

Auch aufgrund seiner Vorausbildung sollte Lasègue vor allem als Neuropsychiater oder Nervenarzt betrachtet werden. Im Jahre 1838 wurde der nagelneue Licencié-des-Lettre zum Suppléant de Philosophie am Lycée Louis-le-Grand. Der junge Professeur de rhétorique freundete sich schon bald mit Claude Bernard (1813–1878) an, dem bahnbrechenden Physiologen. Dieser konnte ihn zu einem Medizinstudium überreden, aber in seiner weiteren Laufbahn, wie groß auch Bernards Einfluß war, behielt Lasègue immer etwas von dem Philosophen zurück, der die Fundamente der Medizin kritisch in Frage stellt und dem jeglicher Dogmatismus, organizistisch oder psychologistisch, zuwider ist.

Ein wichtiges Merkmal hatte sein Werk sicher mit Gull

gemeinsam: die Beobachtung medizinischer Phänomene als Eckstein der wissenschaftlichen Arbeit. Lasègues akademische Laufbahn ging etwas langsamer voran. Als Gull bereits seit einigen Jahren Professor war, schloß Lasègue im Jahre 1853 seine medizinische Ausbildung mit einer Thèse d'Agrégation ab, und erst sechzehn Jahre später bekam er den angesehenen Lehrstuhl der klinischen Medizin an der Faculté de Médecine von Paris. Lasègue ging es nicht um Ehrenbezeigungen – er wurde zwar 1876 zum Mitglied der Académie de Médecine gewählt, aber er blieb weiterhin seiner Arbeit in der La Pitié-Klinik und seiner Stellung an der Universität von Paris ergeben. Obwohl er bereits schwer krank war, bestand er darauf, seine Aufgabe als Vorsitzender des Concours d'Agrégation de Médecine pflichtgetreu zu erfüllen. Einige Wochen später starb er an den Komplikationen der Zuckerkrankheit.

Um zu unserer Ausgangsfrage zurückzukommen: Von einer einzigen Ausnahme abgesehen (9), gibt es bis heute keine systematische Analyse der Veröffentlichungen Lasègues und Gulls, um festzustellen, wer nun eigentlich der erste war. Oft wird angenommen, daß der Fall eindeutig zugunsten von Gull entschieden ist, weil dieser bereits im Jahre 1868, also fünf Jahre vor Lasègues Beitrag, über ein »neues« Syndrom berichtet haben soll. Eine sorgfältige Analyse der jeweiligen Veröffentlichungen widerlegt diesen Schluß allerdings.

Es war immer noch eine große Ehre, wenn man gebeten wurde, den address in medicine, den Hauptvortrag auf der alljährlichen Versammlung der British Medical Association, zu halten. Im Jahre 1868 wurde William Gull diese Ehre zuteil, der seinen Vortrag in Oxford hielt, wo ihm bei dieser Gelegenheit ein Ehrendoktorat verliehen wurde. Seine Vorlesung erschien am 8. August desselben Jahres in der einflußreichen medizinischen Zeitschrift ›The Lancet‹. Es handelt sich dabei um eine feurige und gewandte – wenn auch zuweilen etwas ausschweifende – Verteidigungsrede für die klinische Medizin als Fundament der Krankenpflege. Eine sorgfältige Beobachtung der Patienten sollte der Stützpfeiler der Medizin sein, während Physik, Chemie und Physiologie nur dazu bestimmt seien, die Kenntnisse auf dem Gebiet der Krankheitsvorgänge zu erweitern. Gull entwickelt dann eine inzwischen »moderne« psychosomatische Ansicht, derzufolge eine pathogene Kraft im Gehirn verschiedene Störungen auslösen kann, und zwar anscheinend unabhängig von der eigentlichen Ursache. Bei einigen äußert sich dieser Einfluß des Gehirns als Epilepsie, bei anderen als Verdauungsstörung und bei Frauen beispielsweise als Menstruationsstörung. Danach befaßt er sich ausführlich mit einer Anzahl von Krankheiten – wobei Gull wiederholt seine eigenen, zuweilen recht spekulativen Auffassungen zum besten gibt – und äußert sich zum Schluß noch zur Wichtigkeit der klinischen Diagnostik. Gull betont, daß eine ideale Diagnose sich auf die pathologischen Kenntnisse stützen sollte, was jedoch in vielen Fällen – noch – nicht möglich sei, da die Ursache der Krankheit nicht bekannt sei. Meistens müsse man sich mit der Tatsache zufrieden geben, daß andere pathologische Vorgänge mit Sicherheit auszuschließen sind. In diesem Zusammenhang kommt Gull zu der berühmten Passage, in der erstmals das »neue« Syndrom erwähnt wird: »Im Moment geht unsere Diagnose zumeist auf unsere Kenntnis zurück, daß verschiedene Organe besonders empfänglich sind für spezifische Krankheiten. So vermeiden wir den Irrtum, bei jungen Frauen, die extrem abgemagert sind, aufgrund von hysterischer Apepsie (hysteric apepsia) eine Krankheit des Darms zu vermuten, dank unserer Kenntnis der erstgenannten Krankheit und weil anderswo keine tuberkulöse Erkrankung vorliegt« (403).

Kann diese knappe und eher unklare Umschreibung, eine halbe Zeile in einem ansonsten umfangreichen Vortrag, als erste Veröffentlichung eines »neuen« Krankheitsbildes gelten? Es erscheint uns eher als eine weitreichende Interpretation, die Gull selbst als wichtigsten Beweis seiner Priorität anführte. Zwischen 1868 und 1873 berichtete er übrigens über keine »Neuigkeit«.

Im April 1873 erscheint der Beitrag von Dr. Charles Lasègue, ›De l'anorexie hystérique‹, in den ›Archives Générales de Médecine‹, gewissermaßen das offizielle Sprachrohr der Pariser Medizinischen Fakultät. Der Verfasser erklärt explizit: »Mit dieser Arbeit möchte ich eine der Formen von Hysterie bekannt machen, die dem Magen entstammt, die häufig genug vorkommt, so daß die Beschreibung nicht, wie es schnell geschehen kann, die unzutreffende Verallgemeinerung eines besonderen Falls ist. Diese Erkrankung ist in ihren Symptomen ausreichend konsequent, so daß die Ärzte, die diese Form beobachtet haben, in der Lage sind, die Richtigkeit meines Berichts zu überprüfen, und so daß diejenigen, die dieser Form in der Praxis begegnen, nicht von ihr überrascht werden. Der Name ›Anorexie‹ könnte durch ›hysterische Unterernährung‹ (inanition hystérique) ersetzt werden, was die auffälligsten Phänomene besser bezeichnen würde. Ich habe jedoch die erstgenannte Bezeichnung gewählt, ohne diese auf andere Weise zu verteidigen, gerade weil es sich hier um eine weniger oberflächliche, einfühlsamere und eher medizinische Phänomenologie handelt« (413). Dann folgt eine bewundernswerte Beschreibung. Lasègue teilt mit, daß seine Arbeit auf acht Fällen, ausschließlich Frauen, basiert, von denen die jüngste achtzehn Jahre und die älteste zweiunddreißig Jahre alt ist. »Auch wenn es der Tatsachen nicht viele sind«, so gibt er bescheiden zu, »sie waren einander so ähnlich, daß ich bei den letzten Fällen hinsichtlich der Diagnose und der Prognose kaum gezögert habe und tatsächlich alles in der üblichen Form verlaufen ist.« Aus diesem Grund hatte er sich auch dazu entschlossen, statt jeden Fall einzeln zu beschreiben, eine Art schematisches Bild zu zeichnen. Schließlich ist noch nennenswert, daß Lasègue nirgends eine andere Quelle nennt und nur über seine eigenen Beobachtungen schreibt, die, wie er selbst sagt, viele Jahre in Anspruch genommen haben.

Der Beitrag von Lasègue muß sofort die Aufmerksamkeit der britischen Ärzte erregt haben, denn kaum fünf Monate später, am 6. und 27. September desselben Jahres 1873, erscheint eine zweiteilige englische Übersetzung in der ›Medical Times and Gazette‹ unter dem Titel ›On hysterical anorexia‹. Dies ist nicht so ungewöhnlich und zeigt, daß die englischsprachigen Mediziner, jedenfalls die akademisch oder wissenschaftlich tätigen, sich anscheinend noch nicht aufgrund der Sprachbarrieren vom europäischen Festland abgesondert hatten. Es wäre interessant zu wissen, wer die Initiative zur Übersetzung von Lasègues Beitrag ergriffen hat. Vermutlich handelte es sich dabei um eine wichtige Persönlichkeit, die vielleicht in der Redaktion der Zeitschrift tätig war. Merkwürdig ist, daß ein Kollege, möglicherweise aus den akademischen Kreisen, in denen Gull verkehrte – die Mitgliedschaft war häufig eine Ehre, die prominenten Akademikern zuteil wurde –, von Lasègues Beitrag gewußt hat, während der prominente Mediziner Gull behauptete, er wäre ihm unbekannt, und damit indirekt sagte, daß er keine Beziehung zur wichtigen französischen Medizin habe. Mehr noch, er behauptete außerdem, daß er zu der Zeit, zu der er seinen Vortrag über ›Anorexia hysterica‹ vorbereitete, nicht einmal von der englischen Übersetzung gewußt habe, bis ein gewisser Dr. Francis Webb ihn darauf aufmerksam machte. Eine merkwürdige Tatsache, daß ein Spitzenmediziner einen Monat, bevor er einen Vortrag halten muß, nicht einmal eine wichtige medizinische Zeitschrift liest oder – wenn er es doch getan hat – einen ausführlichen Beitrag über dasselbe Thema übersieht! Die ›Medical Times and Gazette‹ ist, wie der Name schon sagt, nicht nur eine Fachzeitschrift mit wissenschaftlichen Berichten. Sie war praktisch *die* medizinische Zeitung, ein alle zwei Wochen erscheinendes Magazin mit Neuigkeiten, Buchbesprechungen, Ankündigungen und Berichten – unter anderem einem kurzen Bericht über die Versammlung der Clinical Society von London, bei der Gull seinen erwähnten Vortrag von 1873 hielt. Sie war, mit anderen Worten, die ausgewiesene Quelle, sich über alle Ereignisse in der medizinischen Welt zu informieren. Und aus Gulls Behauptung müßten wir folgern, daß er sich diese Zeitschrift nicht regelmäßig ansah! Dies ist eine der vielen Ungereimtheiten in Gulls Geschichte.

Am 24. Oktober 1873, einen guten Monat nach der Veröffentlichung von Lasègues übersetztem Beitrag, hält Sir William Gull gleich zwei Vorträge auf der Versammlung der Londoner Clinical Society. Für unseren Zusammenhang ist jedoch nur der erste von Bedeutung, mit dem Titel ›Anorexia Hysterica (Apepsia Hysterica)‹. 1874 publiziert Gull dann einen Artikel, der sich größtenteils auf seinen Vortrag stützt.

Nachdem er zuerst sein eigenes Werk von 1868 ins rechte Licht gesetzt hat, erwähnt Gull die Arbeit des französischen Psychiaters Lasègue. Zuerst rechtfertigt Gull noch seine Wahl des Begriffs »Anorexia« – anstelle von »Apepsia« –, da die Nahrung, die diese Patienten zu sich nehmen, gut verdaut wird. Anschließend verweist der Redner auf Dr. Lasègue, der vor kurzem einen Kommentar zu diesem Zustand veröffentlicht habe, »den er ebenfalls ›Anorexia hysterica‹ nannte« (405). Aber, so fährt Gull fort, dieser scheint von dem früheren Hinweis auf dieses Krankheitsbild nicht gewußt zu haben, was die Beobachtungen Dr. Lasègues um so wertvoller mache, da sie objektiv angestellt wurden. Im Beitrag von 1874 formuliert er folgendermaßen: »Es ist klar, daß Dr. Lasègue und ich von derselben Krankheit sprechen, auch wenn die Formen unserer Fallbeispiele unterschiedlich sind. Dr. Lasègue verweist nicht auf meinen Vortrag in Oxford, und wahrscheinlich hat er davon nichts gewußt. Sein Beitrag ist darum um so bedeutsamer, weil unsere Beobachtungen unabhängig voneinander angestellt wurden. Wir haben beide dieselbe Bezeichnung für diese Erkrankung gewählt. In meinem Vortrag in Oxford gebrauchte ich den Begriff ›Apepsia hysterica‹, aber noch bevor ich den Beitrag von Dr. Lasègue zu Gesicht bekommen hatte, hatte ich mir auch überlegt, daß der Begriff ›Anorexia‹ angebrachter wäre« (406). Diesem Abschnitt steht die bereits als merkwürdig bezeichnete Verteidigung voran, bei der Gull wörtlich sagt: »Nachdem ich diesen Kommentar abgefaßt hatte, wurde Dr. Francis Webb auf den Beitrag von Dr. Lasègue aufmerksam . . .«

Zwanzig Jahre nach der Entdeckung scheint Gull seinem Vortrag in Oxford jedoch nicht mehr soviel Wert beizumessen. 1888 veröffentlicht er seinen letzten wissenschaftlichen Beitrag in ›The Lancet‹. Es handelt sich dabei um eine kurze Fallbeschreibung, die an sich nichts Neues enthält, jedoch recht bekannt geworden ist aufgrund des geschilderten Falles einer vierzehnjährigen Patientin in einem Zustand auffälliger Auszehrung. Diesem kurzen Beitrag wurde bemerkenswert viel Beachtung in der genannten Zeitschrift zuteil, und das zu einem Zeitpunkt, zu dem das Krankheitsbild schon recht bekannt war (455). Hierzu möchten wir bemerken, daß Gull am Schluß seines Aufsatzes kurz auf »meinen ersten Beitrag« hinweist, ohne eine Quelle anzugeben. Aus diesem Zusammenhang – Gull spricht von einem auffälligen Bewegungsdrang, trotz extremer Abmagerung der Patientin – geht allerdings hervor, daß er seinen Beitrag von 1874 meint. Obwohl er also nicht erwähnt, daß Lasègue diese merkwürdige und paradoxe Hyperaktivität bei Anorexiepatienten beschrieben hat, äußert sich Gull in dieser letzten Veröffentlichung auffällig bescheiden über seine frühere Arbeit. Ist es vielleicht das fortgeschrittene Alter, das ihn milde stimmt und ihm die Relativität seines Lebenswerks vor Augen führt? Oder war sein Ruf als »Entdecker der Anorexia nervosa« inzwischen gefestigt?

Wenn wir Gulls Aufsatz von 1888 außer Betracht lassen, verfügen wir über verschiedene Hinweise darauf, daß er allzu ausdrücklich die »Vaterschaft« der Anorexia nervosa für sich beanspruchte. Unsere Interpretation der Tatsachen kann in gewissem Maße von dem wenig sympathischen Eindruck, den die Person Gulls erweckt, beeinflußt sein. Sir William scheint ein Prototyp des ehrgeizigen Mediziners und erfolgreichen Akademikers zu sein. Seine Erscheinung strahlt großes Selbstvertrauen und Autorität aus – um nicht zu sagen Arroganz. Er war für seine unerbittliche Entschlossenheit bekannt, ein Mann von eigensinniger Durchsetzungskraft, von dem gesagt wurde, daß seine Ähnlichkeit mit Napoleon über die körperliche Erscheinung hinausging. Patienten gegenüber verhielt er sich dagegen überaus aufmerksam, geduldig und freundlich. Von dieser Seite zeigte er allerdings Kollegen gegenüber wenig, es sei denn, sie gehörten seinem akademischen Rang an oder konnten sich mit seinem Intellekt messen, denn von allen Leiden verachtete er die Dummheit am meisten. Nach seinem Tod wurde er vor allem für seinen brillanten Geist gepriesen: »Wenige haben ihn übertroffen in der Gründlichkeit und der Sorgfalt seiner Kenntnisse.« Kurz, sein Lebenswandel gleicht kaum dem Bibelwort, das seinen Grabstein in Thorpe-le-Soken (Essex) ziert: »What doth the Lord require of thee, but to do justly, and to love mercy, and to walk humbly with thy God?«

Einen starken Kontrast zu Gull bildet die Vorstellung, die wir von Lasègue bekommen. Dieser war ein unauffälliger Mann, der sich seine Worte sorgfältig überlegte. Er war sehr beliebt bei seinen Kollegen und Studenten. In wissenschaftlichen Kreisen war er als scharfsinniger Skeptiker bekannt, der nicht schnell neue Auffassungen propagierte. Er kannte sich in der Geschichte der Neuropsychiatrie gut aus und war mit der wichtigsten deutsch- und englischsprachigen Fachliteratur vertraut. Er blieb immer ein bescheidener Mann, auch in seinen Werken. Im Gegensatz zu Gull widmete Lasègue nur einen Beitrag der »anorexie hystérique«. Nichts weist darauf hin, daß er sich auf einen »Wettkampf« mit Gull über die »Vaterschaft« einer »neuen« Krankheit eingelassen hat.

Beantworten wir nun zum Schluß die Frage: Wer war denn eigentlich der erste, Gull oder Lasègue? Man könnte diese Angelegenheit außer Betracht lassen, indem man sie als irrelevant betrachtet, weil andere – insbesondere Morton und sicherlich auch Zeitgenossen wie Briquet, Imbert und Marcé – schon früher ein ähnliches Syndrom beschrieben haben. Aber die Veröffentlichungen dieser Autoren fanden keinen Anklang, während in den letzten Jahrzehnten des 19. Jahrhunderts – im Anschluß an Gull und Lasègue – das Phänomen ein außerordentliches Interesse weckte. In diesem Sinn beginnt die Geschichte des Anorexia-nervosa-Syndroms im Jahre 1873 mit der merkwürdigen unabhängigen, vollkommen gleichwertigen »Vaterschaft« von Sir William Gull und Dr. Charles Lasègue. Beide hatten bereits vor einigen Jahren ihren klinischen Blick auf diese besonderen Patientinnen gerichtet. Als kritische Kliniker hatten auch beide ein Weilchen gewartet, ehe sie ihre Erfahrungen wissenschaftlichen Kreisen eröffneten. Zu diesem Schritt entschlossen sie sich nahezu gleichzeitig, was den ehrgeizigen Gull dazu brachte, a posteriori die Priorität für sich zu beanspruchen. Wir wollen diese Kontroverse in den Annalen der »petites histoires« der Wissenschaftsgeschichte ruhen lassen. Schließlich kommt es viel mehr auf den Inhalt der genannten Berichte an als auf einen Streit über das »Urheberrecht« eines wichtigen Befunds.

9. Die Magersucht in den Händen der Medizin

Im Jahre 1873 erwarb die Anorexia nervosa eine anerkannte Stellung im Pantheon der Medizin. Obwohl fast zwei Jahrhunderte seit Mortons ›Phthisiologia‹ vergangen sind, fügen Lasègue und Gull dem, was ihr Vorgänger im 17. Jahrhundert bereits beschrieben hat, im Grunde nicht viel Neues hinzu. Die Art der Erkrankung wird zwar anders ausgelegt, und auch die Behandlung ist verständlicherweise ganz anders als bei Morton. Dies bedeutet jedoch nicht, daß sich die Mediziner im 19. Jahrhundert darüber einig waren. Das ist heutzutage ebensowenig der Fall!

Die Merkmale einer »neuen« Krankheit

Wenn man die Berichte von Morton, Gull und Lasègue einem Vergleich unterzieht, ist eine bemerkenswerte Übereinstimmung in der klinischen Beschreibung des Krankheitsbildes feststellbar:

1. Es tritt überwiegend bei Mädchen oder jungen Frauen auf – vor allem im Alter zwischen fünfzehn und zwanzig Jahren.
2. Körperlich findet eine auffällige Abmagerung oder Auszehrung (Kachexie) statt infolge der stark herabgesetzten Nahrungsaufnahme – und außerdem verschiedenen Symptomen der Kachexie – und meistens auch Konstipation (Verstopfung) und Menstruationsstörungen (Amenorrhoe).
3. In psychischer und geistiger Hinsicht fallen vor allem Bewegungsdrang und motorische Unruhe (Hyperaktivität) auf, außerdem fehlt jedes Krankheitsbewußtsein, und im Zusammenhang damit tritt häufig hartnäckiger Widerstand gegen die Behandlung auf.
4. Für die Symptome sind keine körperlichen Ursachen vorhanden, so daß das Krankheitsbild nervösen oder psychologischen Ursprungs sein muß.

Stilistisch gesehen gehen aus den Beschreibungen allerdings verschiedenartige Auffassungen hervor. Gull übernimmt die Rolle des sachlichen Beobachters in seinen Fallbeschreibungen, die häufig nur eine Aufzählung – im »Telegrammstil« – der wichtigsten Symptome und Befunde sind. Er bemerkt ganz richtig, daß typische Phänomene wie Amenorrhoe, ein träger Puls und langsame Atmung Folgen der Aushungerung sind. Gull stellt auch die auffällige Ruhelosigkeit fest, die Anorexiepatientinnen trotz ihrer extremen Abmagerung und körperlichen Schwäche zeigen. Über Miss A. schreibt er: »Die Patientin klagte nicht über Schmerzen, aber war ruhelos und aktiv. Im Grunde war dies eine auffällige Äußerung eines nervösen Zustands, weil es unwahrscheinlich ist, daß ein derartig ausgezehrter Körper diese Anstrengungen, die angenehm erschienen, aufbringen kann« (406). Neben diesem Bewegungsdrang stellt Gull auch fest, daß die Patienten sich meistens wohl fühlen und häufig eigensinnig und widerspenstig sind.

Lasègue beschreibt zwar dieselben Merkmale, doch viel ausführlicher und mit einem Sinn für prägnante Einzelheiten. Aus seinen Beiträgen spricht klar und deutlich der Psychiater, der in schönen französischen Vollsätzen ein lebhaftes Bild schildert. Lasègue erwähnt ausdrücklich die Hyperaktivität, was wahrscheinlich mit der bedeutsamen Tatsache zusammenhängt, daß er seine Beobachtungen von Anorexiepatienten zu einem Zeitpunkt anstellte, zu dem die Einwohner von Paris infolge der deutschen Belagerung im Winter 1870/1871 ausgehungert waren. So konnte er mit seinem medizinisch geschulten Auge gut den Unterschied zwischen Anorexiepatienten und gezwungenermaßen Hungernden erkennen. Bei den ersten fiel vor allem der Bewegungs- und Aktivitätsdrang auf, während die unfreiwillig Hungernden Mattigkeit und Bewegungsmangel zeigten. Lasègue erwähnt sogar die deutsche Belagerung von Paris in jenem Winter, indem er darauf hinweist, wie bemerkenswert der Körperhaushalt sich auf eine allmähliche Unterernährung einstellen kann. Aber sofort fügt er eine treffende Beobachtung bei Anorexiepatienten hinzu: »Eine andere, ebenfalls beobachtete Tatsache ist, daß die verringerte Nahrungsaufnahme keineswegs die Muskelkraft beeinflußt, sondern sogar die Beweglichkeit steigert« (413).

Obwohl Gull von einem Fall mit tödlichem Ausgang berichtet, ist er ebenso wie Lasègue recht optimistisch im Hinblick auf die Prognose. Dennoch warnen beide vor bestimmten Schwierigkeiten bei der Behandlung. Gull betont, daß der Bewegungsdrang schwer zu beherrschen ist, und er warnt vor einer zu nachgiebigen Einstellung des Arztes: »In den frühen, weniger schlimmen Stadien ist es nicht ungewöhnlich, daß der Arzt, als Reaktion auf die ängstliche Besorgnis der Eltern, rät: ›Gebt ihr ihren Willen. Drängt sie nicht zum Essen.‹ Früher hielt ich einen solchen Rat für annehmbar und angebracht, aber die Erfahrung hat mich gelehrt, wie gefährlich es ist, den Aushungerungsvorgang zu ignorieren« (406). Schon bald stellt Gull fest, daß die meisten Medikamente für den Appetit oder die Verdauung wirkungslos sind. Das einzige wirksame Mittel besteht seines Erachtens darin, dem Patienten nach und nach mehr Nahrung zu verabreichen, und zwar »unter moralischen Bedingungen«, die sich von ihren gewohnten Lebensumständen unterscheiden: »Die Patienten müssen zu regelmäßigen Zeiten gefüttert werden, in Gegenwart von Personen, die sie moralisch unter Kontrolle haben; Verwandte und Freunde sind dazu gewöhnlich am wenigsten geeignet« (406). Dieses Behandlungsprinzip brachte Gull dazu, manche Patienten daheim von einer Krankenschwester pflegen zu lassen statt von Familienangehörigen.

Die therapeutische Betrachtung von Lasègue ist, ebenso wie die Beschreibung der Erkrankung, der von Gull verblüffend ähnlich. Der französische Nervenarzt betont, daß die gesamte Auswahl an Medikamenten zur Stimulierung des Appetits und der Verdauung praktisch keine Wirkung hat. Er weist auch wiederholt auf den Widerstand seitens der Patienten hin, die keineswegs behandelt werden wollen. Sie verfügen hingegen über »unerschütterlichen Optimismus, an dem alle flehentlichen Bitten und alle Drohungen zerbrechen«. Scharfsinnig beschreibt Lasègue die zunehmende Hilflosigkeit der Familie und die extreme Manipulation durch den Patienten: »Der Familie bleiben nur zwei Mittel, die sie immer wieder anwenden muß: Flehen oder Drohen . . . Auf den Tisch kommen immer mehr Köstlichkeiten in der Hoffnung, daß dies den Appetit des Patienten anregt, aber mit der steigenden Besorgnis verringert sich die Nahrungsaufnahme. Angewidert probiert die Kranke die neuen Speisen, und nachdem damit der gute Wille demonstriert ist, betrachtet sie sich von der Verpflichtung mitzuwirken befreit. Man fleht, man bittet um die Gunst, um den allerhöchsten Liebesbeweis, daß die Kranke sich doch noch einmal dazu durchringe, ihre Mahlzeit, die sie als beendet betrachtet, noch um einen einzigen Bissen zu erweitern« (413). Dann folgt ein Ausspruch, der aufgrund seiner Prägnanz und zur Beschreibung von Lasègues Stil auf französisch zitiert werden muß: »L'excès d'insistance appelle un excès de résistance« – ein Übermaß an Insistieren löst ein Übermaß an Widerstand aus. Lasègue macht keine konkreten Behandlungsvorschläge. Wohl betont er, daß der Arzt eine gewisse Autorität besitzen müsse, ohne dabei autoritär zu werden; er müsse behutsam vorgehen und den Patienten nicht einschüchtern. Lasègue hält es für wesentlich, den Zusammenhang zwischen dem Verhalten des Patienten und dem Eingreifen der Umgebung zu erkennen: »Man hätte eine verkehrte Auffassung von der Krankheit, wenn man die Untersuchung nur auf den Patienten beschränken würde.« Obwohl Lasègue nirgends ausdrücklich eine »Parentectomie« – eine therapeutische Trennung zwischen dem Patienten und der Familie durch Einweisung in ein Krankenhaus – empfiehlt, ist dies doch die praktische Schlußfolgerung, die andere seinen Ansichten schon bald entnahmen (459).

Diese therapeutischen Ratschläge zeigen schon zum Teil, welche Auffassung Gull und Lasègue hinsichtlich der Entstehung des Krankheitsbildes vertraten. Ihre Erklärungen über die Ursache der Krankheit müssen natürlich im historischen Zusammenhang des medizinischen Denkens gesehen werden. Beide sind sich darüber einig, daß die Anorexie keine somatische Grundlage hat. Es handelt sich mit Sicherheit nicht, so meinen beide, um eine Funktionsstörung des Magens oder der Verdauung allgemein. Aus diesem Grund läßt Gull seine erste Bezeichnung »Apepsie« fallen und spricht lieber von »Appetitlosigkeit« – die wörtliche Bedeutung von »Anorexie«. Lasègues Gedankengang ist ähnlich, nur spürt er gleich, daß vielleicht der Begriff »inanition hystérique«, hysterische Unterernährung, präziser wäre. In seinen Äußerungen zur Ursache und zur Entstehung der Anorexia nervosa läßt Gull Vorsicht walten. Er spricht zunächst von einem »morbid mental state« und »mental perversity« und beschließt seine letzte Veröffentlichung mit dem nicht näher erklärten Ausspruch: »Perversions of the ›ego‹ being the cause and determining the course of the malady« – Perversionen des »Ichs« sind die Ursache und bestimmen den Krankheitsverlauf (407). Jedenfalls will Gull betonen – deswegen auch seine Vorliebe für den »allgemeineren« Begriff »Anorexia nervosa« –, daß er die Bezeichnung »hysterisch« lieber nicht verwendet: »Wir könnten den Zustand ›hysterisch‹ nennen, ohne uns an die etymologische Bedeutung des Wortes zu halten oder zu behaupten, daß die Patienten die üblichen Symptome der Hysterie zeigen« (406). Lasègue hingegen, der übrigens auch von einer »perversion mentale« und einer »perversion intellectuelle« spricht, bleibt konsequent bei der Bezeichnung »hysterische Patienten«. Nur im Hinblick auf die Lokalisierung der Hysterie – in diesem Fall eine »hystérie gastrique« – unterscheidet sich die »anorexie hystérique« von anderen Formen der Hysterie, so Lasègue.

Ein Jahrhundert nach Gull und Lasègue haben sich die wichtigsten Merkmale der Anorexia nervosa nicht wesentlich geändert. Vor allem in der französischen Literatur wurde aus Lasègues Beschreibung die bekannte Triade von Symptomen isoliert, die sogenannten »drei A's«: Anorexie, Abmagerung, Amenorrhoe, die für viele Generationen von Medizinstudenten eine Eselsbrücke sein sollten bei der Identifizierung des Syndroms. Es bleibt jedoch merkwürdig, daß das Krankheitsbild erst gegen Ende des 19. Jahrhunderts als eigenständige medizinische Entität akzeptiert wurde. Im Gegensatz zu früheren Beschreibungen eines ähnlichen Krankheitsbildes wurden nur die Veröffentlichungen von Lasègue und Gull beinahe sofort in medizinischen Kreisen akzeptiert.

Nervosa oder hysterica?

Gulls Vortrag von 1873 löste vielfältige Reaktionen bei den Zuhörern aus. Doch obwohl er einige Zuhörer skeptisch stimmte, zeugen die meisten Reaktionen von einem positiven Interesse für das neue Krankheitsbild, das einige Kollegen auch aus eigener Erfahrung kennen. Der wichtigste Diskussionspunkt ist die Erklärung der Ursache, und Gull scheint selbst mit der Bezeichnung »hysterisch« nicht zufrieden zu sein. Er ist nicht der einzige, dem dieser Begriff, der etymologisch eine Erkrankung der Gebärmutter – »Hystera« – bezeichnet, nicht zutreffend erscheint. Zwei Monate nach Gulls Vortrag widmet Dennis De Berdt Hovell dem »Mißbrauch« des Begriffs »Hysterie« eine bemerkenswert kritische Betrachtung (389). Er verweist dabei auf Gulls Rede und ist der Meinung, daß eine Bezeichnung wie »Anorexia puellaris« nicht nur richtiger wäre, sondern die Erkrankung auch von einer mystifizierenden Bedeutung befreien würde. Es handelt sich schließlich um einen »morbiden psychologischen Zustand«, so sagt Hovell, und dieser ist durch das Nervensystem und nicht durch die Gebärmutter bedingt. In Hovells Argumentation geht es um eine Neurose mit sowohl psychischen (»moral«) als auch somatischen (»physical«) Aspekten. Da letztere hauptsächlich mit Unterernährung zusammenhängen, muß in irgendeiner Weise dafür gesorgt werden, daß der Patient Nahrung zu sich nimmt – wenn es sein muß unter Zwang. Für die weitere Genesung ist dann Psychotherapie (»moral treatment«) notwendig. Hovell beschließt seine Betrachtung mit einem scharfen Angriff auf die Ärzte, die ständig von Hysterie sprechen, jedoch nichts davon verstehen und den Patienten falsch behandeln. Diese Ärzte sind vielleicht viel eher von einem »Morbus hystericus« betroffen als ihre Patienten, meint der Verfasser.

Aus zahlreichen Kommentaren, die in der nächsten Ausgabe von ›The Lancet‹ erscheinen, geht zwar hervor, daß nicht jeder mit der Abschaffung des Begriffs »Anorexia hysterica« einverstanden war, aber daß im Jahre 1888 die britischen Mediziner nicht mehr an der Existenz einer besonderen Krankheit, die demnächst »Anorexia nervosa« heißen sollte, zweifelten. In den fünfzehn Jahren nach den Beiträgen von Lasègue und Gull – dem Zeitraum von 1873 bis 1888 – wurde diese neue Krankheit jedoch in der britischen medizinischen Literatur kaum erwähnt. Nach der bekannten Geschichte der Sarah Jacob erschienen noch einige kurze und oftmals kritische Berichte über »fasting girls«, aber in keinem wurde ein Zusammenhang mit Anorexia nervosa angedeutet. Zwischen 1888 und 1900 wurden hingegen mehrere Fälle beschrieben. Der Strom der englischsprachigen Veröffentlichungen ist seitdem ständig gewachsen, und dasselbe war in der französischen medizinischen Literatur der Fall.

Lasègues Bericht wurde 1873 in der einflußreichen Zeitschrift ›Archives Générales de Médecine‹ veröffentlicht, deren Redaktion er selbst leitete. Wie erwähnt, wurde der Bericht schon bald ins Englische übersetzt. In Frankreich selbst erscheint schon ein Jahr später der erste Verweis auf Lasègues Bericht im ›Nouveau Dictionnaire de Médecine et Chirurgie Pratiques‹. In den folgenden Jahren wird nicht viel über das neue Krankheitsbild veröffentlicht. Wohl beschreibt L. S. Worthington 1875 in einem Buch über Adipositas (Fettleibigkeit) den interessanten Fall eines fünfzehnjährigen Mädchens, das sich zu dick fand und mit Hilfe einer Diät stark abnahm. Obwohl dies ganz nach einem typischen Fall von Anorexia nervosa aussieht, sind dem Autor die Veröffentlichungen von Gull und Lasègue anscheinend nicht bekannt. Der erste französische Bericht, der spezifisch von Lasègues Krankheitsbild handelt, erscheint erst 1878 in einer Schweizer Zeitschrift. Dr. Rist beschreibt recht ausführlich die Geschichte eines sechzehnjährigen Mädchens, das alle Verhaltensmerkmale aufwies, die Lasègue beschrieben hat. Aber, so betont Rist, »sie zeigte keine anderen Symptome von Hysterie, und ich kann keine Argumente dafür finden, sie als ›hysterisch‹ zu bezeichnen – deswegen meine Bezeichnung ›anorexie idiopathique‹«. Er fragt sich dann, ob das Mädchen, das sich zu dick fand, weniger aß, um abzunehmen. Jedenfalls handele es sich um »une véritable maladie mentale«, die nichts mit der Nahrungsverweigerung von wahnsinnigen, melancholischen oder hypochondrischen Patienten gemeinsam habe. Man könne es zwar als »syndrôme isolé« betrachten oder es doch mit Hysterie verbinden, aber eine solche Frage der Klassifizierung sei eigentlich nebensächlich, meint Rist (426).

In Frankreich beginnt der Strom der Veröffentlichungen zu diesem Thema erst 1883 richtig zu fließen – also immer noch fünf Jahre eher als in England. In historischen Übersichten wird des öfteren das Jahr 1883 als der Moment genannt, in dem der jetzt noch geläufige Begriff »anorexie mentale« eingeführt worden sein soll von Henri Huchard (1844–1910) in seiner Bearbeitung von Axenfelds ›Traité des Névroses‹ (379). Aber nirgends in diesem Buch wird der neue Begriff erwähnt. Huchard spricht nur von »anorexie hystérique« – und bezieht sich dabei auf Gull und Lasègue –, aber erwähnt ausdrücklich, daß diese Form vor allem durch »un état mental particulier« gekennzeichnet ist. Tatsächlich taucht der Begriff »anorexie mentale« erstmals in der Dissertation von L. Deniau 1883 auf. Dieser unterscheidet zwei Formen der Anorexie. Bei der »anorexie gastrique« handelt es sich um eine Verdauungsstörung, die sekundär den Appetit zerstört, wobei jedoch keine bemerkenswerte Abmagerung auftritt; bei der »anorexie mentale« handelt es sich hingegen nicht um eine Verdauungsstörung, sondern um »un trouble mental« (393). Da Deniau angibt, daß er diese Unterscheidung von seinem Lehrmeister Huchard übernommen hat, kann man letzterem doch die Urheberschaft für den Begriff »anorexie mentale« zuweisen. Die neue Terminologie wurde jedoch nicht sofort übernommen; erstmals 1895 erscheint der Begriff als Titel einer Veröffentlichung (430).

Der Zeitraum 1883–1895 wird von dem Werk Jean-Martin Charcots beherrscht, dessen Name in der Geschichte fest mit seinen Studien über Hysterie an der »Salpêtrière« verbunden ist. Dieser »Napoleon der Neurosen« gab durch sein Interesse für Hysterie und Hypnotismus dem Werk Sigmund Freuds wichtige Anregungen. Charcots wichtigster Beitrag über »anorexie hystérique« ist ein Plädoyer für die »Isolierung« des Patienten, seine Entfernung aus der Umgebung, der die Krankheit entsprungen ist, was er für den wichtigsten »côté moral ou psychique« der Behandlung hält (385). Und nicht ganz ohne Triumph belegt Charcot seine autoritäre Behandlung mit dem Beispiel einer Patientin, die ihm gestehen mußte: »Quand j'ai vu que vous étiez le maître, j'ai eu peur... – Als ich gesehen habe, daß Sie der Meister sind, bekam ich Angst, und trotz meines Ekels habe ich versucht zu essen, und das ist allmählich gelungen« – Charcot unterstreicht diese Worte sogar! Bemerkenswert ist allerdings, daß Charcot außer von »anorexie hystérique«, auch gelegentlich von »anorexie nerveuse« spricht. Zwei Jahre später, in einem poliklinischen Unterricht im Jahre 1887, scheint er sogar die zweite Bezeichnung zu verwenden, um eine ernste Form von anorexie hystérique zu bezeichnen, die er »anorexie nerveuse primitive« nennt (386).

Vielleicht ist diese Tendenz, mehrere Varianten der Anorexie zu unterscheiden – zusammen mit dem zunehmenden Zweifel, ob hier überhaupt von Hysterie gesprochen werden darf –, teilweise unter Einfluß von Charcots Schülern entstanden. Zu einer Zeit, als sein Lehrer noch lebte, äußerte Georges Gilles de la Tourette (1857–1904) bereits vorsichtige Kritik, indem er behauptete, daß ihm noch kein Fall von »purer« anorexie hystérique begegnet sei. In seinem Monumentalwerk ›Traité Clinique et Thérapeutique de l'Hystérie‹, von dem der dritte Teil zwei Jahre nach Charcots Tod erschien, sollte Gilles de la Tourette den Begriff »anorexie primitive« bevorzugen – die primäre Form der »anorexie hystérique« mußte von den sekundären Varianten unterschieden werden, wie der »anorexie gastrique« oder der Nahrungsverweigerung bei psychotischen oder melancholischen Patienten (402). Gilles de la Tourette wurde zu dieser diagnostischen Differenzierung vor allem durch Paul Solliers Werk angeregt, das bereits dem letzten Jahrzehnt des 19. Jahrhunderts entstammt.

Von 1890 an erscheint eine Flut von französischen Veröffentlichungen. Sollier, der 1891 mit einem ausführlichen Beitrag begann, zeigte mehrere Jahre lang mit verschiedenen Publikationen ein besonderes Interesse für Anorexia nervosa. Seine Werke sind exemplarisch für die Klassifizierungs- und Nomenklaturdiskussionen in der Psychiatrie um die Jahrhundertwende. Sollier unterscheidet zwei Formen: Die »anorexie primitive« ist die schlimmste, da sie auf einer »idée fixe« basiert, während die »anorexie secondaire« zumeist ein vorübergehendes Leiden ist, das in jedem beliebigen hysterischen Bild auftreten kann. Der wichtigste Unterschied liegt in der psychischen Verfassung der Kranken, genauer gesagt in ihrem Interesse, das im ersten Fall fixiert ist, aber im zweiten Fall leicht abgelenkt werden kann. Die Ursachen sind in beiden Fällen gleich und lassen sich nach Sollier in vier Gruppen einteilen: erstens »causes morales« wie Koketterie, der Wunsch, schlanker zu werden, Lebensmüdigkeit oder Eigensinn; zweitens »anorexie«, das heißt der Verlust des Appetits oder des Hungergefühls; drittens »accidents nerveux« wie Spasmen der Speiseröhre, Magenschmerzen oder Überempfindlichkeit der Schleimhaut oder Erbrechen; viertens »illusions sensorales« und spezifischer Makropsie, das heißt die Neigung, den Umfang bestimmter Dinge zu überschätzen, zum Beispiel die Nahrungsmenge, die der Kranke zu sich nehmen soll. Das entscheidende Element der Behandlung ist in jedem dieser Fälle die Isolierung, wie Charcot sie befürwortete, wobei Sollier ausdrücklich betont, daß einzig und allein der Arzt die Führung übernehmen sollte (429).

Während Sollier zunächst die Begriffe »anorexie nerveuse« und »anorexie hystérique« nebeneinander gebraucht, spricht er ab 1895 über »anorexie mentale«, die er deutlich von der »anorexie hystérique primitive« und der »dyspepsie nerveuse« abgrenzen will (430). Es handelt sich im ersten Fall um ein weitaus schlimmeres Krankheitsbild – ohne Anzeichen von Hysterie und eher der Neurasthenie oder Hypochondrie ähnlich – mit einem chronischen Verlauf und einer eher schlechten Prognose. Aber anscheinend sind Sollier selbst seine verschiedenen Begriffe ein wenig durcheinandergeraten, denn später erscheinen in seinen Werken die »anorexie hystérique« und die »anorexie nerveuse« wieder nebeneinander. Außerdem betrachtet er jetzt hauptsächlich ein fehlendes Hungergefühl – eine Art Betäubung der Magenempfindlichkeit – als wesentlich, und er führt wiederum einen neuen Begriff ein: »psychopathies gastriques«. Herrschte auch noch immer große Verwirrung und Uneinigkeit über die Nomenklatur und die damit verbundene Ursache und Therapie, so zeigte sich im letzten Jahrzehnt des 19. Jahrhunderts doch, daß französische Psychiater ein lebhaftes Interesse für das Krankheitsbild entwickelt hatten.

Mit den Diskussionen über die Terminologie – nervosa oder hysterica – ging also auch eine Polemik über Theorien und die damit verbundenen Behandlungsmethoden einher. Diese gehörte um die Jahrhundertwende zum »Schulstreit« in der Psychiatrie, wobei die Meinungen auf beiden Seiten des Atlantiks manchmal sehr unterschiedlich waren. Wir können die Publikationen aus dem 19. Jahrhundert über Anorexie mit einem wichtigen Werk von Pierre Janet (1859–1947), einem bedeutenden Vertreter der französischen Psychologie und Psychiatrie, abschließen. Sein umfassendes Werk ist bereits zu sehr in Vergessenheit geraten, aber das Interesse dafür wächst wieder, vermutlich zum Teil aufgrund des zunehmenden Interesses für Hypnose und Dissoziations-Phänomene – wie die gespaltene Persönlichkeit. Janets erste Erwähnung der Anorexie hystérique finden wir in seinem zweiteiligen Buch ›Etat Mental des Hystériques‹ von 1893–1894. Es handelt sich dabei um eine eher indirekte Diskussion über Nahrungsverweigerung, mit einer ausführlichen Geschichte aller möglichen hysterischen Phänomene. Seine eigene Auffassung der Anorexia nervosa entwickelt sich erst einige Jahre später.

Ende 1906 reist Pierre Janet zum zweiten Mal in die Vereinigten Staaten und hält an der Harvard University in Boston einige Vorträge über Hysterie, die im Jahr darauf veröffentlicht werden: ›The Major Symptoms of Hysteria‹. Dort beschreibt er hysterische Phänomene als »psychische Fragmente«, die dissoziiert oder abgetrennt sind von der bewußten Kontrolle durch den freien Willen. Der Teil über die hysterische Anorexie ist hauptsächlich eine Diskussion über die Ansichten von Charcot und Lasègue, besonders über ihre – nach Janet übertriebene – Betonung der »idée fixe«, die diese Patienten zu der bewußten Aushungerung treiben soll. Berühmt ist die folgende Beobachtung Charcots: Während er eine Patientin auszog, stellte er fest, daß sie auf der Haut ein rosafarbenes Band trug, das fest um die Taille geschnürt war. Er bekam folgende Erklärung: Das Band war ein Maß, über das ihre Taille nicht hinausgehen durfte. »›Lieber sterbe ich vor Hunger, als daß ich so dick werde wie meine Mutter.‹ Koketterien dieser Art kommen sehr häufig vor ... Die Autoren, die derartige Gedanken festgestellt haben, scheinen mir geneigt, ihre Wichtigkeit zu übertreiben. Dies gilt in jedem Fall für Charcot, der es gewohnt war, überall nach seinem rosafarbenen Band und der Idee der Fettleibigkeit zu suchen« (450).

Im selben Sinne kritisiert Janet auch die Erklärungen für den auffälligen Bewegungsdrang bei magersüchtigen Patienten. Er zitiert einen Beitrag von Wallet, der meint, daß diese Patienten so viel spazierengehen, um dünn zu werden oder als Ausgleich für die Nahrung, die sie zu sich nehmen müssen. Man darf eine solche Erklärung aber nicht verallgemeinern, meint Janet. Er betont, daß dabei erstens die Müdigkeit unterdrückt werden soll. Dies ist verbunden mit einem allgemeinen Erregungszustand, einem eigenartigen Glücksgefühl oder einer Euphorie, die, wie bei Heiligen in der Ekstase, das Verlangen nach Nahrung auslöscht. Schließlich sieht Janet hierin ein Zeichen für eine einschneidende »Dissoziation« des psychologischen Systems der Ernährungsregulierung im Gehirn. Bei hysterischer Anorexia scheint dieses System gelähmt zu sein, als ob es an einem Gedächtnisverlust leide: Die Ernährungsfunktion entgeht dem Bewußtsein, es befindet sich gleichsam in einem »somnambulen Zustand«. Dies neue Konzept der »funktionellen Dissoziation« – so typisch für Janets Denkweise – spielt in seinem späteren Werk die wichtigste Rolle.

In seinem Buch ›Les Névroses‹ von 1909 bleibt Janet noch unklar, unterscheidet aber immer deutlicher zwischen hysterischer und psychasthener Anorexie (451). Dennoch konzentriert er sich noch eine Weile auf die hysterische Form, auch wenn ihn im Laufe der Jahre die Besessenheitsphänomene – Zwangshandlungen, Zwangsvorstellungen, Zweifelsucht, Ticks, Phobien – mehr interessierten. Dies zeigt sich besonders in seinem bekannten Buch ›Les Obsessions et la Psychasthénie‹ (449). Es war besonders die darin beschriebene Patientin Nadia, die Janet dazu brachte, die hysterische Anorexie in Frage zu stellen. Diese siebenundzwanzigjährige Frau zeigte zwar viele Verhaltensmerkmale, die Lasègue beschrieben hatte, doch ihre geringe Nahrungsaufnahme – seit ihrer Pubertät – schrieb Janet einer alles beherrschenden Zwangsvorstellung zu. Sie war besessen von der Angst, abscheulich häßlich auszusehen und deswegen verstoßen zu werden. Sie achtete deshalb auch immer darauf, daß sie ihren Körper irgendwie vor den Blicken anderer verbarg. Eigentlich ging es dabei nicht so sehr um die Angst, dick zu sein oder zu werden, meint Janet, sondern um den Wunsch, immer ein Kind zu bleiben und nicht zu wachsen, wie Nadia selbst zugegeben hatte: »Ich will nicht dicker, nicht größer werden, nicht wie eine Frau aussehen, weil ich gern immer ein kleines Mädchen bleiben möchte.« Janet erweckte mit dieser Argumentation den Eindruck, daß es sich bei Anorexia nervosa im Grunde um eine Zwangsneurose handele.

Obwohl manche sich dieser Meinung anschlossen, wurde das Zwanghafte – der Perfektionismus – im Laufe der Zeit eher als Charakterzug bei vielen Anorexia-nervosa-Patienten angegeben, der möglicherweise durch die Aushungerung selbst betont wurde. Wenn Janet vielleicht auch das Klassifizierungsproblem um die Jahrhundertwende noch komplizierter oder verwirrender gemacht hat, so brachte er doch mit seinem Interesse für die besessene »Abneigung gegen den eigenen Körper« ein Kernproblem ans Licht, das auch heute noch als entscheidende Ursache der Magersucht gilt: die in der Pubertät aufgewühlte Angst vor dem Erwachsenwerden und der sexuellen Entwicklung.

Doch wie wurde das Krankheitsbild außerhalb der englischen und französischen Literatur dargestellt? In den ersten zehn Jahren nach der Entdeckung der Anorexia nervosa im Jahre 1873 durch Lasègue und Gull zeigt die deutsche Literatur ein bemerkenswertes Schweigen bezüglich der »neuen« Krankheit. Diese Tatsache ist recht unverständlich, betrachtet man die vielen Kontakte zwischen Wissenschaftlern über die Sprachgrenzen hinweg. Es dauerte Jahre, bevor die ersten Aufsätze in Deutschland erschienen. Berthold Stiller, Professor an der Königlichen Ungarischen Universität und Primararzt in Budapest, publizierte 1884 eine Monographie: ›Die nervösen Magenkrankheiten‹. In einem Kapitel, ›Die neuropathischen Sensibilitätsstörungen des Magens‹, diskutiert der Autor eine besondere, aber seltene Form von Anorexie: »Diese Form ist meines Wissens in der deutschen Literatur fast unbekannt, vielleicht von manchen Autoren unter dem unpassenden Namen der ›atonischen Dyspepsie‹ verstanden« (436). Er ist überrascht von dieser Vernachlässigung, »während Engländer und Franzosen ihr große Aufmerksamkeit geschenkt haben«. Stiller, der es vorzieht, dieses Durcheinander »Anorexia nervosa gravis« zu nennen, gibt drei Beispiele aus seiner eigenen Erfahrung. Dieser Beitrag wird von dem Neurologen Moritz Rosenthal, Professor an der Wiener Universität, der gute Kontakte zu Charcot hatte, anerkannt.

1886 schrieb Rosenthal sein Buch ›Magenneurosen und Magencatarrh‹, in welchem er besondere Aufmerksamkeit der Anorexia nervosa widmet: »Bereits in früheren Jahrhunderten, namentlich in den religiös überreizten Epochen des Mittelalters, wird von ›fastenden Jungfrauen‹ berichtet, welche auf Kosten des unterdrückten Nahrungsbedürfnisses den Schein der Heiligkeit erlangten. Die an nervösen Erkrankungsformen reichere Neuzeit zog auch diese Variante der Magenneurosen in den Kreis ihrer Beobachtungen.« In den Beispielen schildert er, daß Rosenthal seinem Pariser Kollegen besondere Achtung zolle: »Bei der Behandlung der nervösen Anorexie ist, wie Charcot mit Recht hervorhebt, die frühzeitige energische Intervention des Arztes von Nöthen, um den Kranken von seinen weichen, nachgiebigen Angehörigen zu trennen, deren schlaffe Zügel die Opposition der leicht erregbaren, renitenten Anorektiker nicht zu beherrschen vermögen« (428).

Was aussah wie das Auftauchen neuen Interesses an der Unordnung des Teils von deutschsprechenden Physikern, zeigte sich als harmloses Intermezzo, da den Werken von Stiller und Rosenthal wieder eine lange Periode der Stille folgte. 1892 wurde Anorexia nervosa von Anton Stichl, Arzt des Sanatoriums Mariagrün bei Graz, in dem Buch ›Neuropathologische Studien‹ beschrieben, das er zusammen mit seinem Kollegen Hugo Gugl schrieb. In dem Paragraphen ›Krankhafte Störungen des Hungergefühls‹ diskutiert Stichl die »Anorexie mentale« und markiert die folgende Beobachtung: »Ein nicht unbedeutendes ätiologisches Moment dürfte auch in der namentlich bei Mädchen anzutreffenden *Furcht* ›vor dem zu dick werden‹ liegen. Wird doch von den Mädchen allgemein geglaubt und werden dieselben auch noch in der Meinung bestärkt, daß nur Libellen und Silphydengestalten den Männern gefallen, und um dieses zu erreichen, werden zwei Mittel angewendet, wovon jedes seine üblen Folgen hat. Das *übermässige Schnüren* und das *mangelhafte Essen*.« Diese Voraussage ist in Anlehnung an Stichl gut, wenn man die Behandlung für geeignet hält. Er gibt eine kurze Fallstudie, die seine Folgerung veranschaulicht, »daß die Fälle schwerer Anorexie mentale zu jenen Erkrankungen gehören, die sich für ein Sanatorium eignen« (435).

Der interessante Beitrag von Stichl scheint mehrere Jahre unbeachtet geblieben zu sein. Wir konnten keine deutsche Publikation in dem folgenden Jahrzehnt finden, die ihn beachtete, vollkommen vergessen wegen des unvorteilhaften Resultates. Auch für viele Jahre vergessen, aber oft zitiert als das erste deutsche Schriftstück über Anorexia nervosa ist der Artikel von Otto Soltmann (Arzt aus Breslau) von 1894. In seinem Beitrag über ›centrale Nutritionsneurosen‹ erörtert der Autor zahlreiche Eßstörungen und erwähnt die seltene Störung der Anorexia nervosa, »über die uns die Franzosen und Engländer berichtet haben . . ., während dieselbe in den deutschen Handbüchern mit Stillschweigen übergangen wird. Nur schüchtern finden wir die Anorexia nervosa, gravis, mentalis hier und da in den Schriften über Hysterie und Neurasthenie erwähnt. Eine dankenswerthe Ausnahme machen Stiller (Budapest) und Rosenthal (Wien)« (433). Soltmann selbst verwendet übrigens einen neuen Begriff, »Anorexia cerebralis«, um zu betonen, daß die Quelle der Störung im Gehirn liegt. Als Beispiel beschreibt er den Fall eines zwölfjährigen Jungen, der aufgrund eines nicht vorhandenen Hungergefühls nichts mehr aß, sich dabei wohlfühlte, aber trotzdem extrem abmagerte. Die Einweisung in ein Krankenhaus und künstliche Ernährung blieben erfolglos, bis sich der Junge nach einer Faradisation des Kopfes überraschend schnell erholte. Also sah Soltmann in der Auswirkung dieser leichten Elektrotherapie eine Bestätigung des zerebralen Ursprungs der Anorexie. Sein Beitrag gehört neben den Berichten von A. Kissel zu den ersten Veröffentlichungen von Kinderärzten über Anorexia nervosa. Kissel, tätig an der St.-Olga-Kinderklinik in Moskau, war vermutlich auch der erste russische Autor, der über Anorexia nervosa oder hysterica berichtete (411, 412).

Natürlich darf in der deutschen Literatur der Jahrhundertwende nicht der Wiener »Vater der Psychoanalyse« übergangen werden: Sigmund Freud (1856–1939). Freud muß die hysterische Anorexie schon früh kennengelernt haben durch seinen Aufenthalt bei Charcot in Paris (Oktober 1885 bis Februar 1886), dessen Vorlesungen er ins Deutsche übersetzte. Dennoch hat Freud das Phänomen in seinem umfangreichen Werk wenig beachtet. Im Grunde enthalten nur einige Arbeiten von 1895 kurze Passagen. Die erste steht in seinen ›Studien über Hysterie‹, einem Buch, das er zusammen mit Josef Breuer (1842–1925) schrieb (448). Darin findet sich eine ausführliche Beschreibung des Falles der Frau Emmy von N., die von Freud mit Hypnose behandelt wurde. Er erzählt, wie er sie eines Tages zu Hause erwischte, als sie ihren Pudding heimlich im Garten wegwarf. Nähere Untersuchungen ergaben, daß sie schon seit einer Weile sehr wenig aß, obgleich sie nicht auffällig mager war. Unter Hypnose stellte sich heraus, daß ihre Abneigung gegen Nahrung »traumatischen« Ursprungs war. Als Kind wurde sie mit Strafandrohungen gezwungen, eine Speise zu essen, vor der sie sich ekelte, und später hatte sie oft mit ihrem Bruder, der an Tuberkulose litt, zusammen gegessen, trotz ihrer Angst vor einer Ansteckung. Der therapeutische Effekt dieser Entdeckungen unter Hypnose traf unverzüglich und dauerhaft ein. Emmy von N. aß wieder normal und nahm schnell zu. Im Kommentar wird dieses Symptom als »Anorexie« bezeichnet und ein gutes Beispiel für phobische Angst infolge ungelöster Assoziationen mit emotionsbeladenen Ereignissen aus der Vergangenheit genannt.

Die wichtigste Betrachtung über Anorexia nervosa in Freuds Werk stammt aus demselben Zeitraum wie seine ›Studien über Hysterie‹, nach deren Veröffentlichung er seine Zusammenarbeit mit Breuer aufgab. Freud wollte eindeutig seinen eigenen Weg gehen und schrieb 1895 einen ›Entwurf einer wissenschaftlichen Psychologie‹, den er seinem Freund Wilhelm Fliess (1858–1928) schickte, einem Berliner Hals-Nasen-Ohren-Arzt, mit dem er einen regelmäßigen Briefwechsel unterhielt. Freud war anscheinend nicht zufrieden mit seinem ›Entwurf‹, denn er veröffentlichte ihn nicht, und der Text erschien erst postum im Jahre 1950. Für unser Thema ist seine Studie über die Melancholie interessant, in der er schreibt: »Die der Melancholie parallele Eßneurose ist die Anorexie. Die berühmte Anorexia nervosa der jungen Mädchen scheint mir – nach guter Beobachtung – eine Melancholie bei unentwickelter Sexualität zu sein. Die Kranke gab an, einfach darum nicht gegessen zu haben, weil sie *keinen Appetit* hatte, nichts anderes. Appetitverlust entspricht im Sexualen Verlust von Libido« (die Hervorhebung stammt von Freud selbst) (445).

Freuds späteres Werk enthält wenig über die Anorexia nervosa, es bleibt bei beiläufigen Erwähnungen. In einem Vortrag ›Über Psychotherapie‹ für Wiener Ärzte 1904 bemerkt er: »Man wird nicht zur Psychoanalyse greifen, wenn es sich um die rasche Beseitigung drohender Erscheinungen handelt, also zum Beispiel bei einer hysterischen Anorexie« (446).

Erst viele Jahre später, im Jahre 1918, bezieht sich Freud noch ein letztes Mal auf die Anorexia nervosa, und das eher beiläufig, in seiner berühmten Fallstudie über den Wolfsmann (447). Dies ist die Geschichte eines jungen Russen, der entsetzliche Angst vor Wölfen hatte und an schweren Depressionen litt. Bei ihm wandte Freud vier Jahre lang die Psychoanalyse an, wobei er vor allem die sexuellen Erfahrungen und Phantasien aus der Kindheit analysierte. Seine Geschichte enthält eine kurze Episode über Appetitverlust, den Freud in seinem Kommentar direkt als erste Äußerung einer gestörten sexuellen Entwicklung sieht – insbesondere in der oralen Phase: »Es ist bekannt, daß es in weit vorgerückteren Jahren, bei Mädchen in den Zeiten der Pubertät oder bald nachher, eine Neurose gibt, welche die Sexualablehnung durch Anorexie ausdrückt; man wird sie in Beziehung zu dieser oralen Phase des Sexuallebens bringen dürfen.« Soweit die Notizen von Freud, der zwar davon ausgeht, daß die Anorexia nervosa »bekannt« ist, jedoch selbst kaum Interesse dafür zeigt.

Von den genannten Veröffentlichungen und einigen sporadischen Berichten abgesehen, fällt es also auf – vor allem im Vergleich mit Frankreich und England –, daß in der deutschsprachigen medizinischen Literatur vor dem Ersten Weltkrieg die Anorexia nervosa nur sehr wenig Beachtung findet. 1914 brach vor allem in Deutschland eine Zeit der wissenschaftlichen Verwirrung an, weil die Anorexia nervosa fälschlicherweise einer Hypophysenerkrankung oder der sogenannten »Simmondsschen Krankheit« gleichgesetzt wurde. Wohl aber wurde in der Zeit zwischen den beiden Weltkriegen die Verwendung des Begriffs »Magersucht« – später »Pubertätsmagersucht« – üblich, der in Deutschland das wichtigste – und richtigere – Synonym für Anorexia nervosa werden sollte.

Das Interesse in anderen Ländern war zunächst ebenfalls begrenzt. In den Vereinigten Staaten war es vermutlich James Hendrie Lloyd, der 1893 als erster der Anorexia nervosa einen eigenen Beitrag widmete (460). Im selben Jahr berichtete auch der einflußreiche Arzt William Osler (1849–1920) in seinem Standardwerk ›Practice of Medicine‹ über dieses Leiden. Obwohl einige Fälle von »außergewöhnlichem Fasten« medizinisches Interesse erregten, war die Anorexia nervosa zu jener Zeit in den Vereinigten Staaten eher unbekannt. Amerikanische Ärzte beteiligten sich erst viel später an den medizinischen Debatten über dieses Syndrom. Wie läßt sich dieses Desinteresse erklären? Betrachten wir das Beispiel der »fasting girls« wie Mollie Fancher aus Brooklyn. Der Mann, der seinen persönlichen Ruhm aufs Spiel setzte, um diesen »Betrug« zu entlarven, war der angesehene Arzt William Alexander Hammond (1828–1900) aus New York. Während des amerikanischen Bürgerkriegs hatte er das angesehene Amt des Surgeon-Generals bekleidet, und als einflußreicher Neurologe war er ein entschiedener Verfechter der streng somatischen Grundlage von Geistesstörungen. Hammond stand psychologischen Theorien ablehnend gegenüber und gebrauchte die Diagnose »Hysterie«, um alle eigenartigen Phänomene als eine Art von krankhafter Spektakelsucht abzutun. Das zeigt sich deutlich in seinem verbissenen Kampf gegen den »Betrug« der Mollie Fancher. Sein Buch ›Fasting Girls, their Physiology and Pathology‹ von 1879 zeigt, daß ihm die Werke Lasègues und Charcots bekannt waren (166). Hammond beschreibt selbst den Fall einer dreiundzwanzigjährigen Frau, die hysterisch wurde infolge häuslicher Probleme. Sie verlor den Appetit und nahm täglich nur noch eine Tasse Kakao zu sich. Das hielt sie neunundzwanzig Tage lang durch, in denen sie auffällig abmagerte, während ihre Menstruation ausblieb. Aus Angst zu sterben aß sie vom dreißigsten Tag an nach und nach wieder normal. Obwohl diesem Beispiel ein Verweis auf Lasègues »anorexie hystérique« folgt, verzichtet Hammond auf irgendeine Diagnose. In Kapitel 5 haben wir bereits berichtet, daß er auch bei dem Hungerschauspiel, mit dem Henry Tanner 1880 die Medien und die medizinische Literatur auf sich aufmerksam machte, eine Rolle spielte. Wahrscheinlich hat dies alles dazu beigetragen, daß die amerikanischen Ärzte die Nahrungsenthaltung damals für ein freiwilliges und bewußt gewähltes – wenn schon nicht »betrügerisches« – Verhalten hielten. Die Diagnose Anorexia nervosa war jedenfalls nicht besonders attraktiv.

Eine zweite mögliche Erklärung gibt der oben erwähnte Lloyd. Nach seiner Beschreibung eines Anorexia-nervosa-Patienten bemerkt er: »Der Fall, von dem ich hier berichte, ist eine Ausnahme, jedenfalls in diesem Land, in dem die ernsten Formen der Hysterie entweder nicht so häufig vorkommen oder nicht so genau beobachtet werden wie in Europa« (416). Der Begriff »Hysterie« war tatsächlich nicht so gebräuchlich in den USA, wo im letzten Viertel des 19. Jahrhunderts der Ausdruck »Neurasthenie« viel beliebter war. Diesen Begriff prägte der Neurologe George Miller Beard (1839–1883), der ihn verwendete, um einen Zustand der »Nervenerschöpfung« zu bezeichnen, eine Überanspannung infolge eines zu hektischen Lebens. Schon bald wurde der Begriff zum wissenschaftlichen Synonym für »die amerikanische Nervosität«, die epidemisches Ausmaß annehmen sollte (siehe Kapitel 10). Als einige der vielen Symptome eines derartigen Erschöpfungszustandes wurden besonders Verdauungsstörungen und schlechter Appetit betrachtet. Was zuvor noch »nervöse Dyspepsie« genannt wurde, hieß jetzt »Neurasthenia dyspepsia« oder »Neurasthenia gastrica« (454). Als wirksamste Therapie galt die Ruhekur – die aus Bettruhe und kräftiger Nahrung bestand –, mit der besonders der Nervenarzt Silas Weir Mitchell (1829–1914) sehr bekannt wurde. Er war zu seinen Lebzeiten einer der beliebtesten amerikanischen Mediziner und galt als der größte Neurasthenie-Kenner, dessen Werke wie eine medizinische Bibel zitiert wurden. Mitchells Auffassung der Therapie war aber im Grunde recht einfach, wie aus dem Titel seines einflußreichen Buches hervorgeht: ›Fett und Blut, und wie diese einzusetzen sind‹. Mit dem Appetit seiner Patienten beschäftigte er sich ausführlich, aber er mied den Begriff »Anorexie«. Es handele sich ja nicht um einen Mangel an Appetit, sondern um das völlige Ignorieren des Appetits. Obwohl er einige Fälle von extremer Nahrungsenthaltung beschrieb und ihm auch das Werk Charcots bekannt war, verwies Mitchell nicht auf die Anorexia nervosa, wahrscheinlich wegen der Verbindung mit Hysterie (453).

Dieser Unterschied in der medizinischen Fachsprache und die Tatsache, daß viele Frauen annahmen, daß sie an der fast epidemischen Neurasthenie litten, trugen dazu bei, daß der Begriff »Anorexia nervosa« sich in den Vereinigten Staaten erst viel später durchsetzte als auf dem europäischen Kontinent. In den angelsächsischen Ländern wurde natürlich Gulls Begriff »Anorexia nervosa« übernommen, aber die französische Terminologie – zunächst »anorexie hystérique« und später auch »anorexie mentale« – setzte sich in Rußland und später auch in anderen osteuropäischen Ländern durch. Auch die Italiener wählten den Begriff »anoressia mentale«, während der Versuch, den Begriff »anorexia mentalis« in der holländischen Literatur einzuführen, kaum Anklang fand. Bis heute wird in Holland der Begriff »Anorexia nervosa« gebraucht. Im 20. Jahrhundert wurde das Syndrom von verschiedenen Strömungen in der Medizin und der Psychiatrie vereinnahmt.

Ebbe und Flut der Theorien

Um die Jahrhundertwende gehörte der Begriff »Anorexia nervosa« – oder »Anorexia mentale« – zur gängigen Fachsprache der Mediziner. Dies bedeutete jedoch nicht, daß über die Erklärung der Erkrankung Einigkeit bestand. Zwar wurde sie als psychische Störung betrachtet, aber über ihre wahre Natur war man sich keineswegs einig. Der

Grund für die Nahrungsverweigerung oder die Abmagerung wurde unterschiedlich interpretiert, je nach dem Stellenwert des Syndroms in der herrschenden psychiatrischen Krankheitslehre: als eine wahnähnliche Vorstellung, eine Besessenheit oder eine hysterische Reaktion. Ungeachtet dieser abweichenden Deutungen vertrat man weiterhin die Auffassung Gulls, Mortons und Lasègues. Es handele sich um eine psychogene Selbstaushungerung mit verschiedenen, manchmal fatalen körperlichen Störungen, die durch Unterernährung und Auszehrung bedingt seien. Die Behandlung bestand in erster Linie darin, den Ernährungszustand und das Körpergewicht mit verschiedenen Behandlungsmethoden wiederherzustellen – meistens durch Zwangsernährung. Im Jahre 1914 wurde diese Auffassung unerwartet erschüttert, und die Anorexia nervosa wurde zum Gegenstand wissenschaftlicher Kontroversen, die bis heute einige Fragen offengelassen haben.

Als Morris Simmonds (1855–1925), ein Pathologe am Allgemeinen Krankenhaus St. Georg in Hamburg, 1914 einen Aufsatz über ›Hypophysisschwund mit tödlichem Ausgang‹ veröffentlichte, konnte er nicht ahnen, welch ein Mißverständnis er damit hervorrief (457). Daß die betroffene Patientin in einem Zustand extremer Auszehrung gestorben war, lag im Grunde nicht an der Schrumpfung des Hypophysenfrontallappens, die man bei der Autopsie feststellte. Dieses eher zufällige Zusammentreffen führte jedoch dazu, daß die neu entdeckte »Simmondssche Krankheit« oder »hypophysäre Kachexie« von etlichen Ärzten, besonders in Deutschland, Frankreich und Skandinavien, als mögliche Ursache für zahlreiche Formen der außergewöhnlichen Abmagerung angesehen wurde. So wechselte die Anorexia nervosa vom psychiatrischen in das internistische Handbuch über. Obwohl die Identifizierung der Magersucht mit der Simmondsschen Krankheit kaum wissenschaftlich begründet war, waren zahlreiche Fachärzte fest davon überzeugt, daß es sich bei der Anorexia nervosa um eine rein endokrine Krankheit handele. In ihrer »Blindheit« für alle Mängel ihrer Theorie und für die sich anhäufenden Beweise des Gegenteils lehnten sie weiterhin jede psychologische oder psychiatrische Erklärung ab und befürworteten nur eine einzige Behandlungsweise: die Verabreichung von Hormonen, um den vermuteten Mangel auszugleichen, gleichgültig, ob dies Erfolg hatte oder nicht.

Seit den dreißiger Jahren erschienen immer mehr Arbeiten, in denen der Unterschied zwischen der Simmondsschen Krankheit und der Anorexia nervosa sowie die psychogene Natur der Anorexia nervosa betont wurden (443). Insbesondere das Werk des Schotten H. L. Sheehan setzte diesen Mißverständnissen ein Ende. Er bewies, daß die Kachexie kein spezifisches Symptom der Hypophysenvorderlappeninsuffizienz ist und daß diese durch eine Thrombose – häufig infolge einer starken Blutung bei der Entbindung – verursacht wird. So kehrte die Anorexia nervosa nach 1945 wieder in die Handbücher der Psychiatrie zurück. Damit war mehr als ein Vierteljahrhundert der Verwechslung zwischen hypophysärer Kachexie und Anorexia nervosa beendet. Der jahrelange »Irrtum« hatte jedoch einschneidende Folgen. In dreißig Jahren hatte es viele Beschreibungen von »endokriner Abmagerung« gegeben, die sich im nachhinein als Beispiele für Anorexia nervosa herausstellten. Die streng biologische Betrachtungsweise hatte dazu geführt, daß verschiedene Hormontherapien ausprobiert worden waren: Extrakte der Hypophyse, der Schilddrüse, der Eierstöcke und der Nebenniere wurden verabreicht und als »erfolgreich« propagiert. Daß zahlreiche Patienten in ihrer psychischen Not verkannt und falsch behandelt wurden, überschattet diese Episode aus der Geschichte der Anorexia nervosa. Eine positive Folge des beharrlichen Mißverständnisses ist die Tatsache, daß die endokrinologische und physiologische Forschung der Abmagerungszustände stark angeregt wurde und bis heute noch viele Wissenschaftler fasziniert.

Nach dem Zweiten Weltkrieg fand die endokrinologische Erklärung der Anorexia nervosa einen schnellen und sanften Tod. Die internistische Bagatellisierung der psychischen Komponente der Magersucht mußte statt dessen einer psychiatrischen Dramatisierung weichen. Im Zeitraum von 1945 bis 1960 wurde die Psychiatrie stark von den psychoanalytischen Auffassungen beherrscht. Auch die Theoriebildung über Anorexia nervosa wurde davon beeinflußt. Die Angst vor der Nahrungsaufnahme hing danach mit unbewußten Phantasien über orale Befruchtung zusammen. Das Interesse an der Magersucht war jedoch nicht besonders groß. Es sollte jedoch nach 1960 durch das bahnbrechende Werk von Hilde Bruch (1904–1984) einen neuen Impuls erhalten. Sie machte auf die besondere Störung im Selbstbild der Magersüchtigen aufmerksam (442). Mit Bruch haben wir die neuere Geschichte der Magersucht erreicht. Seitdem wurden wechselnde Anschauungen vertreten und wieder verworfen. Der Streit zwischen biologischen, psychodynamischen, lehrtheoretischen, feministischen, familientheoretischen und anderen Auffassungen ist noch in vollem Gange. Inzwischen ist Magersucht zu einer »modischen Krankheit« und einem »mysteriösen Leiden« geworden. Im nächsten Kapitel werden wir versuchen, dieses Phänomen in seinem kulturhistorischen Kontext zu enträtseln.

10. Die viktorianischen Wurzeln der Magersucht

Seit dem späten 18. Jahrhundert fanden in Westeuropa nacheinander vier revolutionäre Umwälzungen in Arbeitswelt, Familienleben und im politischen Bereich statt: Die Agrarrevolution, die die Produktivität der Landwirtschaft steigerte, setzte der Hungersnot ein Ende; die demographische Revolution löste durch die extreme Senkung der Mortalität eine Bevölkerungsexplosion aus; die industrielle Revolution brachte neue Massenprodukte und Produktionsweisen; die sozial-politische Revolution brachte das Bürgertum an die Macht. Diese gesellschaftlichen Wandlungen wurden von zwei gegensätzlichen Weltanschauungen begleitet, der Aufklärung und der Romantik. Unter dem Einfluß dieser beiden Strömungen entwickelten sich die neuen Humanwissenschaften, die seit dem 18. Jahrhundert entstanden und sich neben – und allmählich auch als Spiegelbild von – den Naturwissenschaften ein eigenes Territorium eroberten.

Die Vorgeschichte der Psychologie beginnt jedoch schon früher. Sie erwarb in der kartesianischen Welt ihr Existenzrecht. René Descartes (1596–1650) betrachtete den Menschen als denkende Maschine. Ausgehend von seiner dualistischen Betrachtung der Welt – als Bewußtsein und Materie – entwarf er ein neues Menschenbild, in dem der Körper und die Seele getrennt waren. Damit schuf er das Problem des Verhältnisses zwischen Leib und Seele, das in den nachfolgenden Jahrhunderten zur Kernfrage der Psychologie werden sollte. Die Vorstellung der Beeinflussung des Körperlichen – soma – durch das Geistige – psyche – wurde zum Grundgedanken der psychosomatischen Medizin, als deren Paradebeispiel oder Paradigma die Anorexia nervosa gelten kann. Descartes war schon über drei Jahrhunderte tot, als die Mediziner dieses Musterbeispiel einer psychosomatischen Erkrankung entdeckten. Warum erst im letzten Viertel des 19. Jahrhunderts? Anhand der in Kapitel 1 beschriebenen Merkmale der Anorexia nervosa als kulturgebundenes Syndrom wollen wir versuchen, diese Frage zu beantworten. Das Ergebnis unserer Nachforschungen in der Vergangenheit ist unvermeidbar eine Sammlung von Momentaufnahmen eines eiligen Reisenden, der sich zuvor die Orte für seine Blitztour ausgesucht hat.

Auf der Suche nach wichtigen Spuren der Diskontinuität in der Kulturgeschichte müssen wir uns immerhin weitgehende Einschränkungen auferlegen. Bei jedem der nachstehend diskutierten kulturhistorischen Themen richtet sich unser selektives Interesse auf: (1) auffallende Veränderungen (2) in den höheren sozialen Klassen (3) der westeuropäischen und nordamerikanischen Gesellschaft (4) während der zweiten Hälfte des 19. Jahrhunderts. Dieser Reiseplan bestimmt die Richtung und die Begrenzung unserer weiteren Nachforschung. Aber so wie eine geschichtliche Episode nur ein Glied in der Kette der Zeit ist, so gibt die Anorexia nervosa uns Richtlinien von früheren Epochen bis heute. In den vorangegangenen Kapiteln enthielt das Phänomen der Selbstaushungerung wechselnde Akzente: ein Wunder, ein Spektakel, eine Krankheit. Sind die damaligen Fastenheiligen und die Wundermädchen mit den heutigen Magersüchtigen vergleichbar? Mit dieser Frage eröffneten wir dieses Buch, und mit derselben Frage schließen wir es auch.

Der englische Psychiater Ryle war der erste, der 1939 aufgrund seiner klinischen Erfahrungen seit dem Ersten Weltkrieg eine weitere Zunahme der Anorexia nervosa vorhersagte (537). Er begründete diese Erwartung mit dem herrschenden Schlankheitsideal und mit der größeren »Emotionalität« im Leben der Jugendlichen. Tatsächlich sind dies zwei wichtige Themen, mit denen wir uns näher befassen müssen. Die »idée fixe«, mager sein zu wollen, taucht schon in den ersten Beschreibungen der Anorexia nervosa im 19. Jahrhundert auf, während dieser Aspekt bei früheren Formen der Selbstaushungerung fehlte. Woher kommt diese Schlankheitsmonomanie, die jetzt fast ein Jahrhundert andauert? Daß davon hauptsächlich Mädchen und junge Frauen betroffen sind, ist eine Feststellung, die wir nicht umgehen können. Was stimmt eigentlich nicht mit der Jugend, scheint Ryle sich schon vor einem halben Jahrhundert mit Recht gefragt zu haben. Die *problematische Pubertät und die Adoleszenz* sind daher wesentliche Aspekte, deren historische Wurzeln wir freilegen wollen. Dabei stoßen wir unvermeidbar auf die Erziehungsbedingungen und die Familienverhältnisse dieser Jugendlichen. Bereits in den ersten Veröffentlichungen über Anorexia nervosa wurde behauptet, daß mit deren Familien vermutlich etwas nicht stimme. Auch heute ist dieses Thema in Fachkreisen sehr beliebt, so daß es genügend Anlaß dafür gibt, die wichtigsten historischen *Veränderungen im Familienleben* zu erforschen.

Ein anderes, möglicherweise entscheidendes Element in unserem historischen Puzzlespiel wurde, wie sollte es auch anders sein, von Freud herausgestellt. Es taucht in der späteren Literatur in allen möglichen Formen erneut auf: die *problematische Sexualität.* Möglicherweise hängt diese mit den beiden anderen Aspekten und indirekt auch mit der Schlankheitsmode zusammen, was bei der Frage, ob Magersucht hauptsächlich eine Frauensache ist, zur Sprache kommen wird. Erneut stoßen wir hier auf ein »modernes« Thema, das nicht zuletzt durch die Entstehung des Feminismus ein vielbesprochener Diskussionspunkt geworden ist. Da die Geschichte der Frauenbewegung uns bis ans Ende des vergangenen Jahrhunderts zurückführt, ist es wohl nicht erstaunlich, daß wir die Möglichkeit eines *veränderten Frauenbilds* in unsere Nachforschungen einbeziehen. Das bringt uns gleich zum fünften und letzten Punkt. Inwieweit gibt es historische Hinweise darauf, daß Anorexia nervosa ein Symptom eines *veränderten Schönheitsideals* ist? Ist Magersucht ein Zeichen für einen aus dem Gleis geratenen Schlankheitswahn, das Produkt eines neuen Körperkults oder die Verwerfung einer (Fr-)Eßkultur? Mit der Beantwortung dieser Fragen soll die Bedeutung der Selbstaushungerung inmitten eines Nahrungsüberflusses ans Licht gebracht werden, ein auffallendes Paradoxon, das es nur in westlichen Ländern gibt.

Wenn wir jetzt im nachfolgenden diese fünf Aspekte untersuchen, müssen wir einige Einschränkungen berücksichtigen. Vor der Relativität unserer Geschichtsschreibung und der Selektivität unserer Hypothesen haben wir bereits in Kapitel 1 gewarnt. Eine zweite Einschränkung auf den folgenden Seiten hängt wörtlich mit Begrenzungen zusammen: Sowohl die notwendige Umfangsbeschränkung dieses

Buchs als auch unsere eigenen beschränkten Möglichkeiten zwingen uns zu einer nur groben Schilderung der fünf genannten Themen, die jedes für sich kaum in einem ganzen Buch Platz hätten. Schließlich betonen wir nochmals, was sich wie der Schlußsatz dieses Buches anhört: Mit dieser Analyse wollen wir keineswegs eine abschließende Erklärung für die Entstehung der Anorexia nervosa geben. Damit sind ja, neben den hier diskutierten soziokulturellen Größen, noch andere wichtige Aspekte – biologische und psychologische – verbunden. Eine Kultur kann nicht als »Keim« oder »Erzeuger« einer Krankheit betrachtet werden. Das wäre eine zu einfältige Verkennung der Komplexität menschlichen Verhaltens. Außerdem täte man der rationalen Logik Gewalt an, wenn man etwas von einer anderen Abstraktionsebene – Gesellschaft, Kultur – in das Prokrustesbett des medizinischen Modells – Krankheit im Sinne von Ursachen und Folgen – hineinzwänge. Wohl betrachten wir die Kultur als wesentlichen Bestandteil in der Bedeutungsbildung von Verhaltensweisen, also auch von »Krankheitsbildern«. Sie ist der Hintergrund, vor dem eine Figur erst Gestalt annimmt. Oder, um ein für dieses Beispiel anschaulicheres Bild zu gebrauchen, sie ist der Nährboden, dem die Selbstaushungerung als Zeichen von Heiligkeit, als Spektakel oder als Krankheitsbild entspringen kann. Kurz, die ewige Geschichte der Korrelation von Natur und Kultur: »le grain et le terrain«. So säen auch wir hier eifrig oder verschwenderisch, ohne zu wissen, was der Leser ernten wird. Aber nun keine Entschuldigungen mehr; wir werden mit fünf Leitfäden an den Geburtsort der Magersucht zurückkehren: die westliche Welt im letzten Viertel des 19. Jahrhunderts.

Die (Ohn-)Macht der »idealen« Familie

Die Kernfamilie gilt noch immer für viele Menschen als der Eckstein der Gesellschaft, eine Art soziales Atom, das als kleinste Organisationseinheit den Baustein für größere molekulare Gesellschaftsformen bildet. Der Gedanke des Familienlebens als Erziehungsgrundlage und als soziokulturelles Glied in der Generationskette ist ein *bürgerliches*

Familienideal, das sich vom 17. Jahrhundert an entwickelte. Durch die Verbürgerlichung im 18. und 19. Jahrhundert wurde dieser Familientyp allmählich zum maßgebenden Modell für die Mann-Frau-Beziehung und den Umgang mit den Kindern. Besonders im 19. Jahrhundert kultivierte die Bürgerfamilie drei wichtige Rollenverhaltensmuster: die dominierende Position des Mannes als Ernährer, die häusliche Funktion der Frau als Ehefrau und Mutter und die zentrale Stellung der Kinder als spätere Fackelträger für Kultur und Fortschritt. Innerhalb dieser Machtstruktur wurde das Patriarchat, als männliche »Berufung zur Verantwortlichkeit«, fast selbstverständlich mit dem Kult der Häuslichkeit, der »natürlichen Vorbestimmung« der Frau zur Mutterschaft verbunden. In einer bürgerlichen Familie schuf der Mann die Bedingungen für die Häuslichkeit – den »eigenen« Herd –, in der die Frau für die Gefühle zuständig war. So konnte auf das »unbeschriebene Blatt« eines jeden Kindes das richtige moralische Lebensmuster geprägt werden.

Der bürgerliche Familientyp im 19. Jahrhundert war ein »sicherer Hafen in einer herzlosen Welt« (561). Die Trennung zwischen dem Öffentlichen und dem Privaten wurde hier auf die Spitze getrieben. Die Großfamilie aus der frühen Neuzeit – ein Haushalt, zu dem auch Nicht-Verwandte gehörten – war noch eng verknüpft mit der größeren Gesellschaft und bildete so eine kaum abgegrenzte Arbeits- und Lebensgemeinschaft. In den nachfolgenden Jahrhunderten zog die Familie sich immer deutlicher in ihre eigene Lebenssphäre von verwandtschaftlichen Beziehungen zurück, die schließlich aus der Zwei-Generationen-Familie oder der Kernfamilie bestand. Diese wurde in den bürgerlichen Kreisen des 19. Jahrhunderts zu einer Art Bastion, einem Zufluchtsort in einer Gesellschaft voller Streitigkeiten und Bedrohungen. Diese Entwicklung seit dem 17. Jahrhundert wurde verschiedenen soziokulturellen Veränderungen zugeschrieben wie der fortschreitenden Aushöhlung der traditionellen Werte, der Entstehung des Kapitalismus und besonders der Verschiebung im kulturpsychologischen Menschenbild, bezeichnet als die »Zunahme des affektiven Individualismus« (555).

Vom 18. Jahrhundert an wurden die Individualität, die

Selbstentfaltung und die Intimität immer mehr betont. Parallel dazu stieg die Wertschätzung der Affektivität, der Gefühlsentfaltung und der Emotionalität. Die Gefühlsbeziehung zwischen Eheleuten – das »Band« der Liebe – wurde immer bedeutungsvoller. Der eigene häusliche Kreis wurde ein »Herd« der Romantik, Sentimentalität und des Privatlebens. Die zunehmende Wertschätzung des Emotionalen in zwischenmenschlichen Beziehungen und die immer deutlichere Anerkennung des Einzigartigen in jedem Einzelwesen brachten größere Sorge und besonderes Interesse für den sich entwickelnden Menschen mit sich: das Kind. In der häuslichen Geborgenheit wurden Familienbeziehungen von Gefühlen durchdrungen. Die romantische Liebe zwischen Mann und Frau wurde im 19. Jahrhundert zum Ideal der affektiven Bindung und der kommunikativen Offenheit. Aber: »Zwischen Mann und Frau und zwischen Eltern und Kindern wachsen neue Gefühle der Anteilnahme *und gleichzeitig auch einer neuen Distanzierung*. Die Verlängerung der Jugend schafft das Niemandsland der Pubertät; das hinausgeschobene Erwachsensein machte die sexuellen Genüsse in zunehmendem Maße zur vorläufig verbotenen Frucht. Körperlichkeit, physische Reife, Menstruation werden zu Themen, über die zunächst im Beisein der Kinder nicht und später überhaupt nicht mehr geredet werden sollte. Die Entdeckung der Individualität des Menschen, der Andersartigkeit der Kinder verlangt deshalb noch einen unerwarteten Preis: die Andersartigkeit von Mann und Frau, oder, schärfer noch, die Unfähigkeit, über diese Andersartigkeit zu kommunizieren« (472).

Im viktorianischen Bürgertum herrschte nicht nur eine auffallende doppelte sexuelle Moral. Das Streben nach moralischer Erhabenheit – gegenüber dem Elendsmilieu der Großstadt – sollte die bürgerliche Ehe über den reinen Fortpflanzungszweck hinausheben, aber die Fortpflanzungsfunktion wurde durch einen Mutterschaftskult ersetzt, der unvermeidbar eine moralische Unterdrückung von Frau und Kind enthielt. Die viktorianische Familie als moralische Festung wurde gleichzeitig zum Gefängnis für alle, deren Leben sich hauptsächlich dort abspielte, also den Vater ausgenommen, der für moralisch stark genug gehalten wurde, sich in der Außenwelt frei zu bewegen.

Das emotionale Klima dieser »friedlichen und stabilen« Familie war in Wirklichkeit eines der *explosiven Intimität* (508). Hinter den Kulissen des bürgerlichen Anstands und der Pflichterfüllung, im Privatleben der häuslichen Gemütlichkeit und Intimität waren die Familienmitglieder psychologisch, sozial und wirtschaftlich aneinander gebunden. Bedingungslose Loyalität erlaubt keine persönliche Autonomie, romantische Liebe duldet keine öffentlichen Konflikte, moralische Selbstdisziplin verdrängt jegliche Frustration. »So kann die bürgerliche Familie des 19. Jahrhunderts zur doppelten Brutstätte von engeren emotionalen Beziehungen zwischen den Familienmitgliedern einerseits und von versteckter Abneigung der Frau gegen den Mann, der Kinder gegen die Eltern andererseits werden« (472).

Sowohl die Gesetzgebung als auch die kirchliche Glaubenslehre der Protestanten und der Katholiken schlossen sich der Abneigung gegen nichteheliche Sexualität, der besonderen Achtung der Ehe und der Vorliebe für die patriarchalische Familie an. Die viktorianische Bürgerfamilie war gekennzeichnet durch intensive emotionale Fürsorge und eine religiös bedingte Sorge um das moralische Wohlverhalten der Mitglieder. Das Aufleben der Moralität, die zwischen 1770 und 1870 entstand, ging mit einer Verstärkung des Patriarchats und einer Repression der Sexualität – besonders bei Frauen und Kindern – einher. Das Erziehungsklima in diesen Familien war in der Mitte des vergangenen Jahrhunderts gekennzeichnet vor allem durch strenge Umgangsregeln und ein Strafsystem, das auf das Heranzüchten von Fleiß, Pflichtbewußtsein und Mäßigung ausgerichtet war. Erziehung war größtenteils dasselbe wie *moralisches Training* – mit einer übermäßigen Wachsamkeit in bezug auf Sexualität –: Gewissensbildung, Disziplinierung und Unterwerfung standen im Zentrum. Daß dieses »Großziehen durch Kleinhalten« oft mit psychologischen, aber auch physischen Grausamkeiten praktiziert wurde, zeigt die Antimasturbationshetze des 19. Jahrhunderts. Dennoch fand in der Erziehungspraxis des 19. Jahrhunderts allmählich eine Veränderung statt. An die Stelle der physischen traten jetzt geistige Strafen, statt brutaler Gewalt übte man subtile Manipulation. Die gern angewandten Methoden hingen häufig mit dem Essen zusammen. Kinder mußten alles essen, was ihnen vorgesetzt wurde, offen gezeigte Abneigung gegen bestimmte Speisen wurde mit einer zusätzlichen Portion bestraft, und Übertretung der Hausordnung hatte oft zur Folge, daß man ohne Essen zu Bett geschickt wurde.

Auch in Geschichten und Büchern mit pädagogischer Funktion spielt das Essen eine Rolle. Hungersnot und Kindersterblichkeit finden wir in den bekannten Grimmschen ›Kinder- und Hausmärchen‹, die großenteils auf französische Vorlagen des 17. Jahrhunderts zurückgreifen. Unterernährung, Vernachlässigung und Mißhandlung von Kindern sind die Themen in den Märchen vom ›Däumling‹ und von ›Aschenputtel‹. In jener Zeit war das Essen für die Menschen vom Lande gleichbedeutend mit Überleben. Und sich den Bauch vollschlagen zu können, war ein Luxus, von dem viele träumten. Seit dem 18. Jahrhundert wurde die Sorge für das Wohlbefinden der Kinder eine entscheidende Pflicht der Eltern. Die Kinderliteratur ist dafür ein Beispiel. In der Mitte des 19. Jahrhunderts – unter streng moralisierenden, zuweilen spartanischen Erziehungsbedingungen – gab es noch recht grausame Kindergeschichten. Beliebt waren die Geschichten von Heinrich Hoffmann (1809–1894), einem Nervenarzt aus Frankfurt, der 1844 ›Struwwelpeter‹ als Weihnachtsgeschenk für seinen Sohn schrieb. Dieses Buch enthält die bekannte Geschichte vom Suppenkaspar, einem molligen Jungen, der sich eines Tages weigerte, seine Suppe zu essen, wodurch er so dünn wurde wie ein Faden und nach fünf Tagen starb! Nahrungsverweigerung als Aufsässigkeit nimmt ein schlechtes Ende, so wurden die Kinder belehrt.

Drei Jahrzehnte später erschienen die ersten Berichte über die Existenz der möglicherweise tödlichen Anorexia nervosa. Merkwürdig ist allerdings, daß bereits in den ersten Beschreibungen von Gull und Lasègue von »eigensinnigen« oder »aufsässigen« Patienten die Rede ist. Auffälligerweise wird dieses Verhalten nicht als Widerstandsakt gegen die Eltern ausgelegt. Dennoch sind diese nicht imstande, die Situation zu meistern. Gull und Lasègue deuten wohl einen Machtkampf innerhalb der Familie an, bezeichnen diesen aber nicht so. Sie betonen auch, daß die Behandlung der Magersüchtigen am besten außerhalb der Familie stattfindet unter der Aufsicht einer Autoritätsperson, eines Arztes oder Pflegers, der zeitweise die Rolle der Eltern übernimmt. Anorexia nervosa wird jedoch – noch – nicht direkt als Form von Protest oder Aufsässigkeit betrachtet. In dem Moment, als die ersten medizinischen Berichte erschienen, war der hartnäckige »Suppenkaspar« schon kein Musterbeispiel der Kinderliteratur mehr. Gegen Ende des 19. Jahrhunderts galt dem Innenleben des »unschuldigen« Kindes immer mehr Aufmerksamkeit. Geschichten oder Märchen wie die von den Gebrüdern Grimm oder ›Mutter Gans‹ wurden zunehmend für die Kinder von grausamen Szenen bereinigt. Ungehorsame Kinder brauchten nicht länger den Tod oder harte Strafen zu fürchten, sie wurden mit einem nagenden Gewissen bestraft. Die Vorsicht, das Kind nicht zu »traumatisieren«, bestimmte um die Jahrhundertwende die Erziehungsaufgabe, als Sigmund Freud auf den Plan trat und die Kinderpsychologie und -psychiatrie allmählich ihr Existenzrecht forderte (siehe folgendes Kapitel).

Es war für Jugendliche nicht einfach, sich aus so beengenden Familienverhältnissen zu befreien. Besonders Mädchen wurden gegen Ende des vorigen Jahrhunderts mit widersprüchlichen Rollenerwartungen konfrontiert. Zu Hause verkörperte die Mutter das traditionelle Bild der Frau, während sich gerade in bürgerlichen Kreisen die erste Welle der Emanzipation bemerkbar machte. Auch bei der Bourgeoisie trat die verdrängte Sexualität in verschiedenen neurotischen Formen zutage. Zudem kam in diesen Bürgerfamilien nicht selten eine verschleierte Inzestproblematik ans Licht (556). Während man in der ersten Hälfte des 19. Jahrhunderts dem Einfluß von familiären Beziehungen auf die Entwicklung von psychischen Störungen noch keine Bedeutung beimaß, wurde fünfzig Jahre später mit der Psychoanalyse eine radikal neue Auffassung der Eltern-Kind-Beziehung eingeführt. Es ist deshalb bemerkenswert, daß die therapeutischen Ratschläge im Zusammenhang mit der »neuentdeckten« Anorexia nervosa – noch bevor Freud seine Auffassungen formulierte – bereits entschieden darauf hinwiesen, die Kranke aus ihrer familiären Umgebung zu entfernen. Zunächst beruhte diese Maßnahme nicht auf einer wissenschaftlichen Grundlage; diese sollte erst später Gestalt annehmen.

Nach Meinung heutiger Familientherapeuten liegt eine wichtige kulturhistorische Wurzel der Magersucht in der Ohnmacht der »idealen« Bürgerfamilie, die sich seit dem Ende des 19. Jahrhunderts entscheidend verändert hat. Die erzieherische Verantwortung der Eltern – und damit auch das Risiko, in dieser Hinsicht zu versagen – wurde wichtiger denn je, da das Kind nicht länger am Rande, sondern im Mittelpunkt stand (54).

Pubertät und Adoleszenz als Wachstumskrise

Die psychologische Geschichtsschreibung erhielt eine wichtige Anregung durch das Interesse der Historiker für die Position des Kindes. Dieses ist gewiß ein Phänomen des 20. Jahrhunderts; nicht erstaunlich angesichts der Tatsache, daß es bereits zu seinem Anfang von Zeitgenossen als »Jahrhundert des Kindes« angekündigt wurde (511). Vor allem der französische Historiker Philippe Ariès wies die »Entdeckung des Kindes« als historische Gegebenheit nach (466). Philippe Ariès zufolge waren das 17. und besonders das 18. Jahrhundert erstmals Zeugen einer bewußt erlebten Kindheit, einer unterschiedenen – und mit der Zeit zunehmend verschiedenen – Kinderwelt im Gegensatz zur Welt der Erwachsenen. Als Wegbereiter dieser pädagogischen Wende gilt der französische Philosoph Jean-Jacques Rousseau (1712–1778) und besonders sein Buch von 1762: ›Emile ou de l'éducation‹. In diesem umfassenden Werk beschreibt er seine erzieherischen Ansichten anhand des fiktiven Beispiels eines kleinen Jungen, Emile. Rousseau kritisiert scharf die übliche Einstellung, Kinder wie Erwachsene zu behandeln. Er betont die Individualität des Kindes als verletzliches, von Natur aus gutes, nichtsexuelles und unschuldiges Wesen. Rousseau befürwortet die pädagogische Isolierung des Kindes von der – vor allem in sexueller Hinsicht – »gefährlichen« Außenwelt. Die Auffassung vom Kontinuum der Generationen – der unmerkliche Übergang von der Kindheit in das erwachsene Leben – zerbrach dadurch schon bald, wodurch allmählich der Generationskonflikt schärfer hervortrat.

In den Jahrzehnten nach Rousseau sollte sich also in den

höheren Bürgerschichten eine besondere Einfühlung in das Kind, »sentiment de l'enfance«, entwickeln, die Kinder nicht länger als Miniaturerwachsene ansah. Damit war ein neuer Lebensabschnitt geboren, eine Übergangszeit zwischen Kindsein und Erwachsensein: die Adoleszenz. Rousseau selbst bezeichnete die Pubertät als »zweite Geburt« oder den Moment, in dem der Mensch ins Leben tritt. Soziologen und Historiker sollten später von der »Erfindung der Adoleszenz« sprechen. Die Adoleszenz sei eine soziopsychologische Konstruktion, geschaffen durch die veränderten soziokulturellen Konventionen, durch die die Lebenswelt der Erwachsenen von den Nichterwachsenen abgeschirmt werde (494). Die soziale Definition und die Abgrenzung der Adoleszenz schloß den Gedanken über die ideale Reifezeit vom Kind zum Erwachsenen mit ein. Die »Frühreife« sollte in jedem Fall verhindert werden. Aber schon bald wurde deutlich, daß die Erziehung daheim – jedenfalls herrschte diese Auffassung in den höheren Schichten – zu viele Interaktionen zwischen Eltern und Kindern mit sich brachte und somit nicht das geeignete Instrument war, um die »natürliche Reifezeit« langsam und beständig genug verlaufen zu lassen.

Im 19. Jahrhundert setzte sich in bürgerlichen Kreisen ein Erziehungsprinzip durch, demzufolge Jugendliche am besten in Gruppen von Gleichaltrigen aufwachsen sollten, wodurch die Internate sehr beliebt wurden. Immer nachdrücklicher wurde auf die Wichtigkeit hingewiesen, Jugendliche gut auf das komplexe Erwachsenenleben vorzubereiten. Im Internat – besonders dem nach englischem Vorbild – verdeutlichte sich so auf extreme Weise die Adoleszenz als »Moratorium«, als Aufschub des Erwachsenseins. Im Laufe des 19. Jahrhunderts wurde das Schulsystem zunehmend durch verschiedene Regierungsmaßnahmen genormt und bürokratisiert, mit einer immer auffälligeren Tendenz, Schüler in Gruppen von Gleichaltrigen einzuteilen. Auch die Freizeitgestaltung der Jugendlichen wurde nun von Erwachsenen organisiert. Nach 1890 entstanden die ersten Jugendbewegungen und Jugendorganisationen, die von Erwachsenen geleitet wurden, beispielsweise die »boy scouts« (494, 510).

Die gesellschaftliche Organisation des Lebens von Jugendlichen wirkte sich doppelt aus. Sie bewirkte die gewünschte Segregation von den Erwachsenen und verschaffte der Adoleszenz – wie zum Ausgleich – einen eigenen Status. Die Entwicklung einer Jugendideologie oder Jugendkultur machte sich nun um die Jahrhundertwende bemerkbar. Der Status des Adoleszenten war zu diesem Zeitpunkt eine soziale Tatsache, aber gleichzeitig eine große Sorge für die Erwachsenen, die die Gefahren und die Entbehrungen dieser Lebensphase erkannten. Die Thematik des »Generationskonflikts« und der »revoltierenden Jugend« ist nicht ausschließlich eine Erscheinung des 20. Jahrhunderts. Bestimmte Gruppen von Jugendlichen, vereint in der Opposition gegen die vorherrschende Kultur oder Gesellschaft, gab es bereits im späten Mittelalter. Derartige »Jugendbewegungen« traten jedoch erst seit der zweiten Hälfte des 18. Jahrhunderts und noch viel deutlicher im 19. Jahrhundert hervor, obgleich sie isolierte Phänomene blieben. Allein in diesem Jahrhundert bilden sie den Antrieb einer Jugendkultur, die sich nach und nach über alle sozialen Klassen ausbreitet und die einen Ausweg sucht im Spannungsfeld zwischen Protest und Anpassung, Rebellion oder Konformismus (502).

Daß die Jugend eine Erfindung der frühen Neuzeit sei, ist keine allgemein akzeptierte Auffassung. Auch in früheren Zeiten soll die Jugend als gesonderter und spezifischer Lebensabschnitt betrachtet worden sein. Die meisten Autoren beziehen sich dafür auf literarische Quellen: Verschiedene – häufig autobiographische – Werke sollen belegen, daß die Adoleszenz als typische Wachstumsphase eine universelle Begebenheit aller Zeiten ist. Trotzdem ist die Adoleszenz als *zentrales* Thema kaum in der Belletristik vor 1900 zu finden. Obwohl Rousseau nur zwei Hauptmerkmale der Adoleszenz – die Pubertätskrise und den erwachenden Intellekt – hervorgehoben hat, ignorierten die meisten Romanautoren diese Motive. Wahrscheinlich war die französische Schriftstellerin George Sand (1804–1876) die erste, die 1854/1855 auf diese Lücke aufmerksam machte, aber es sollte noch bis 1890 dauern, ehe der Heranwachsende sich eine anerkannte Stellung in der französischen Literatur erwarb (531). Die englische Belletristik zeigt eine ähnliche Tendenz. Dennoch gab es im Jahre

1740 bereits Samuel Richardson (1689–1761) und seine ›Pamela, or Virtue Rewarded‹, in der die Leidenschaft der Jugend das Leitmotiv ist. Aber in den meisten literarischen Schöpfungen durchlaufen die Heranwachsenden eine Entwicklung in optimaler Harmonie, die schließlich in einer Ehe als Happy-End mündet. Die Konflikte der Jugendzeit und die Ambivalenz der Erwachsenen sind nur in der zweiten Hälfte des 19. Jahrhunderts und natürlich vor allem in der Literatur des 20. Jahrhunderts vorhanden (552).

Mit dem Werk des amerikanischen Psychologen Granville Stanley Hall (1844–1924) wurde nicht nur die moderne Auffassung der Adoleszenz geboren, sondern auch offiziell die Problematisierung dieser Lebensphase. Halls umfangreiches Buch ›Adolescence‹ von 1904 gilt als Hauptwerk, das die neue Auffassung des »Sturm und Drang« der Jugendlichen vertritt. Die Grundstrukturen dieser neuen Perspektive nahmen jedoch bereits in den letzten Jahrzehnten des 19. Jahrhunderts Gestalt an. Hall schließt sich dem Werk des deutschen Physiologen Wilhelm Preyer (1842–1897) an, der 1882 ›Die Seele des Kindes‹, einen Meilenstein in der Entwicklungspsychologie, veröffentlichte. Dieses Werk ist das Ergebnis von drei Jahren täglicher Beobachtung und Tagebuchaufzeichnungen über die Entwicklung von Preyers Sohn vom Säugling zum Kleinkind. Im 19. Jahrhundert erschienen mehrere von diesen »Babytagebüchern« oder »Kleinkindbiographien«, darunter auch eine Aufzeichnung von Charles Darwin über die Entwicklung seines kleinen Sohnes. Es ist also kein Wunder, daß die Entwicklung des Individuums und die der menschlichen Rasse in Darwins Evolutionstheorie miteinander verknüpft wurden. Dies gab der Ansicht, es gebe in der psychischen Entwicklung verschiedene Stadien, einen starken Impuls und bildete so einen Teil der Grundlage für die Kinderpsychologie und -psychiatrie, die sich gegen Ende des 19. Jahrhunderts besonders profilierte (480). Damit war der Weg für die Erforschung der Adoleszenz geebnet: Hall fing dort an, wo Preyer aufgehört hatte.

Halls Buch ›Adolescence‹ ist eine Kompilation der Kenntnisse des 19. Jahrhunderts über das Wachstum von Jugendlichen, ergänzt durch eigene umfangreiche Nachforschungen – eine Kombination von Anthropometrie und

Fragebögen über die Lebenswelt der Jugendlichen. Für Hall war die Adoleszenz eine strukturelle Entwicklungsphase, die biologisch bestimmt ist – im Grunde meinte er die Pubertät – und, anthropologisch betrachtet, universell und unveränderlich erscheint. Hall war ein sozialer Darwinist, dessen psychologisches Entwicklungsmodell unverkennbar genetisch-evolutionär war, wobei die Rekapitulationstheorie der Kerngedanke war. Jedes Einzelwesen wiederhole in seinen eigenen Entwicklungsphasen die wichtigsten Schritte in der – biologischen – Evolution der menschlichen Rasse. Die Adoleszenz spielt dabei eine wichtige Rolle, weil sie nach dieser Theorie die rezenteste Evolution der Menschheit rekapituliert. In der Adoleszenz offenbare sich der »Sturm und Drang« einer empfindlichen Übergangszeit in der gesellschaftlichen Entwicklung. Die Menschheit zu Anfang des 20. Jahrhunderts stehe auf der Schwelle von wichtigen Veränderungen und werde, genau wie die Adoleszenz, von einem gewaltigen Potential an Wachstum und Fortschritt gekennzeichnet. Diese können jedoch aus dem Gleis geraten, wenn sie nicht in die richtigen Bahnen gelenkt würden.

In diesem Zusammenhang ist es bestimmt kein Zufall, daß die Entdeckung des Jugendlichen als »Sorgenkind« der Eltern und der Gesellschaft eine überwiegend amerikanische Erfindung aus der Zeit um die Jahrhundertwende war (479). Vielleicht hängt dies mit der schnellen sozialen und wirtschaftlichen Expansion der Vereinigten Staaten zusammen, dem Einwandererparadies mit seinen schier unbegrenzten Möglichkeiten, wo so viele dem liberal-individualistischen Ideal des erfolgreichen »self-made man« nachstrebten. Am Vorabend des 20. Jahrhunderts schien jeder Zukunftstraum zum Greifen nahe: Erfolg und Reichtum lagen in Reichweite dank des wunderbaren Fortschritts. Das magische Wort »Evolution« war nicht nur ein wissenschaftlicher Kernbegriff, der mit Darwins Abstammungslehre zusammenhing, es ging sogar über die hitzigen Diskussionen zwischen der Wissenschaft und der Religion über den Ursprung der Menschheit hinaus. Und auch mit dem, was der Mensch noch erreichen konnte, hing der Begriff zusammen: Der Fortschritt brachte die Zukunft näher.

Die viktorianische Epoche entwickelte ein neues Verständnis für Raum und Zeit. Schon vor der Jahrhundertwende war die Schnelligkeit zum Antrieb des Fortschritts geworden. Eisenbahn, Dampfer und Telefon waren die stolzesten Zeugen dafür. Aber der Fortschritt brachte auch die Gefahr der Dekadenz mit sich, so wie jede übereilte Evolution in eine Revolution ausarten kann. Das war das Schreckensbild für das Bürgertum, das den industriellen Fortschritt zwar förderte, aber gleichzeitig die moralischen Entgleisungen als Konsequenz des Fortschritts fürchtete. Die Erziehung der Jugendlichen in den höheren sozialen Klassen versuchte, dieses Dilemma zu umgehen, indem sie eine ausgeprägte Rollenverteilung zwischen den Geschlechtern aufrechterhielt. Von einem Jungen wurde erwartet, daß er nach einem Studium erfolgreiche Arbeit leistete. Diese konnte nur in einer »glücklichen Familie«, dem Erfolgskriterium, dem ein Mädchen nachstreben sollte, gedeihen. Nachklänge einer derartigen Einstellung sind heute noch in bestimmten Kreisen vorhanden. Dennoch zeigt das Erwachsenwerden in sozio-ökonomischer Hinsicht – abschließend mit der materiellen Unabhängigkeit und der Gründung einer eigenen Familie – wesentliche Unterschiede im Vergleich zum vorigen Jahrhundert: Heute verlassen die Jugendlichen ihr Elternhaus leichter und schneller, aber der Weg zu einer beruflichen Laufbahn ist schwieriger und komplexer geworden (524).

Die Adoleszenz erweist sich also als eine soziale und kulturelle Auswirkung der industrialisierten Gesellschaft. Ungeachtet der »nature/nurture-Diskussion« – der Frage, ob der Mensch ein Produkt der Natur oder der Kultur ist –, können wir doch nicht die Meinung ignorieren, nach der die Adoleszenz ein weltweites Phänomen aller Zeiten ist, weil die biologische Entwicklung des Kindes zum Erwachsenen im Laufe der Zeiten dieselben Merkmale aufweise. Wir stoßen hier auf eine häufig auftretende Begriffsverwirrung. »Pubertät« ist im wesentlichen eine biologische Erscheinung und weist auf die Geschlechtsreife hin – »pubescere« bedeutet »reifen«, vor allem in sexueller Hinsicht –, die beim Mädchen durch die erste Menstruation, Menarche, und beim Jungen durch den ersten Samenerguß, Pollution, markiert wird. Die Pubertät ist der Beginn der psychosozialen Reifezeit während der »Adoleszenz« – »adolescere« bedeutet »wachsen« oder »erwachsen werden« –, die erst eintreten kann, wenn der Höhepunkt der biologischen Reifezeit vorüber ist. Die Ansicht, die Adoleszenz trete universell auf, beruht im Grunde auf der Konstanz der Pubertätsmerkmale und stützt sich auf die Voraussetzung, daß die psychologische Entwicklung notwendigerweise mit der physiologischen Reifezeit des Individuums verknüpft ist. Es gibt sicherlich einen Zusammenhang, aber eine Korrelation bedeutet noch keine notwendige oder kausale Beziehung. Die psychologische Entwicklung im allgemeinen und die Adoleszenz im besonderen werden zum Teil von der soziokulturellen Umgebung, durch die historisch und geographisch wechselnden Lebensbedingungen bestimmt. Außerdem, auch wenn die physiologischen Merkmale der Pubertät »inhaltlich« gleich bleiben, so unterliegen sie doch »formell« historischen Veränderungen und sind im Laufe der Zeit nicht immer in dem Maße beachtet worden wie heute. Beispiele dafür sind die Menarche und die Akzeleration.

Daß ein Jugendlicher in der Pubertät relativ plötzlich und in kurzer Zeit erheblich wachsen kann, ist heute so bekannt, daß ein derartiger Wachstumsschub als typisches Merkmal der Pubertät betrachtet wird. Dennoch wurde diese Tatsache erst seit 1880 wissenschaftlich anerkannt (559). Die Geschichte dieses Phänomens wirft deshalb verschiedene interessante Fragen auf: Warum zeigten die Mediziner vorher so wenig Interesse für den pubertären Wachstumsschub? War dies ein so unauffälliges Phänomen, oder wurde es gerade als so selbstverständlich betrachtet, daß man nähere Untersuchungen für überflüssig hielt? Diese Fragen sind um so brennender, wenn man bedenkt, daß im 18. Jahrhundert sporadisch Studien zu diesem Thema veröffentlicht wurden, aber daß danach ein Jahrhundert des merkwürdigen Stillschweigens folgte. Sehr bemerkenswert ist die Einstellung von Adolphe Quetelet (1796–1874) aus Belgien, dem Vater der modernen angewandten Statistik. Dieser wurde international berühmt, unter anderem indem er bewies, daß die Körpergröße in verschiedenen Populationen von dem Verlauf einer »normalen Kurve« – heute die Gauß-Kurve – abweicht. Quetelet veröffentlichte zahlreiche Messungen von Größe und Gewicht bei Jungen und Mädchen, aus denen deutlich die Wachstumsspitze – bei Mädchen zwischen zwölf und dreizehn Jahren, bei Jungen zwischen vierzehn und fünfzehn Jahren – hervorgeht. Dennoch verlor er kein Wort über dieses Phänomen, oder er bezeichnete es einfach als Ausnahme von der Regel des »normalen« Wachstums, die nach Quetelet einem nahezu »heiligen« Gesetz der Konstanz unterlag. Die Wachstumskurve vom Kind zum Erwachsenen war eine glatte Kurve, derzufolge das Wachstum ganz allmählich und regelmäßig langsamer wurde. Erst nach Quetelets Tod wurde seine »ideale« Wachstumskurve in Frage gestellt und der pubertäre Wachstumsschub als normales Phänomen (an)erkannt. Gleichzeitig setzte sich auch die Erkenntnis des praktischen Nutzens von Wachstumskurven in den Handbüchern für Kinderheilkunde durch. Die »Entdeckung« des pubertären Wachstumsschubes kann also als eine der wissenschaftlichen Methoden betrachtet werden, die auf das Problem des Wachstums vom Kind zum Erwachsenen zurückgehen. Außerdem drückt sich hierin eine typische Neigung der Wissenschaftler in der zweiten Hälfte des 19. Jahrhunderts aus. Alle möglichen Erscheinungen wurden quantifiziert, damit wurde ein neuer wissenschaftlicher Glaube eingeführt: Messen ist Wissen.

Im 19. Jahrhundert zeigte sich auch ein auffallendes Interesse für die weibliche Pubertät oder, genauer gesagt, für das Alter, in dem die erste Menstruation, die Menarche, einsetzt (559). Die erste systematische Studie zu diesem Thema wurde 1795 von einem deutschen Geburtshelfer, F. C. Osiander (1759–1822), veröffentlicht, der als Durchschnittsalter 16,6 Jahre angab. Seitdem erschienen zahlreiche Studien in verschiedenen europäischen Ländern, aus denen wichtige Unterschiede hervorgehen: einerseits geographische – frühere Menarche in südeuropäischen Ländern – und andererseits im Hinblick auf die soziale Schicht – höheres Menarchealter in der Arbeiterklasse. Im 19. Jahrhundert setzte die erste Menstruation bei Mädchen aus der Mittelschicht durchschnittlich im Alter von 14 bis 14,5 Jahren ein – bei Arbeiterkindern meistens ein Jahr später. Gab es vermutlich schon im vergangenen Jahrhundert eine Abwärtsbewegung, so hat sich diese in den nachfolgenden hundert Jahren auffällig beschleunigt mit einer Geschwindigkeit von drei bis vier Monaten pro Jahrzehnt. Das Menarchealter scheint sich jetzt bei zirka dreizehn Jahren zu stabilisieren – mit sehr geringen Unterschieden zwischen sozialen Klassen. Diese merkwürdige »säkulare Veränderung«, die auch eine Größenzunahme einschließt, läßt eine schnellere physische Reife der heutigen Jugendlichen im Vergleich zu ihren Altersgenossen im 19. Jahrhundert vermuten. Dafür wurden verschiedene Erklärungen geäußert. Typisch für die spätviktorianische Mentalität ist die Vermutung, die verfrühte Reife sei dadurch bedingt, daß Jugendliche sexuellen Reizen stärker ausgesetzt seien. Die Ansicht, das Klima spiele eine wichtige Rolle dabei, ist immer noch ein beharrlicher Mythos. Die einzig plausible Begründung für die säkulare Wachstumsveränderung ist die allgemein verbesserte Ernährung, obgleich die wahre Natur dieses Einflusses noch nicht ganz klar ist.

Das Leiden der »neuen« Frau

Das 19. Jahrhundert war unwiderlegbar das Jahrhundert der Bourgeoisie (550). Das Bürgertum trat als neue Klasse hervor während der wirtschaftlichen und industriellen Revolutionen, die das Jahrhundert einleiteten. Im Kielwasser der grundlegenden Veränderungen bei Arbeitsbedingungen und Familienstruktur hatte die Bourgeoisie um 1860 bis 1870 ihre unverkennbare Hegemonie gefestigt. Gegen Ende des Jahrhunderts wurde dieses sozial normative Bollwerk jedoch untergraben. Die Machtstrukturen in der Gesellschaft erfuhren wichtige Verschiebungen infolge der Neuordnung der wirtschaftlichen Kräfte durch den aufkommenden Kapitalismus, die Massenproduktion in immer größeren Betrieben und die Expansion der Handelsmärkte auf nationaler und internationaler Ebene. Das waren Basisveränderungen, die von den besseren Transportmöglichkeiten und, im Zusammenhang damit, der Mobilität der Bevölkerung – besonders in Amerika – ausgelöst wurden. Vor dem Hintergrund einer mobilen und großmaßstäbigen Wirtschaft versuchten sowohl die Arbeiter-

als auch die Frauenbewegung – Reaktionen von zahlenmäßig großen unterdrückten Gruppen – das Machtgleichgewicht zu zerstören.

Von 1870 bis 1880 begannen junge Frauen aus dem Bürgertum, nach einer neuen Identität zu suchen im Zeichen der intellektuellen Selbstentwicklung. Die Sprache dieser »New Women« war selbstbewußt, bestimmt und zuweilen auch aggressiv. Wenn es auch nicht gleich ein Bildersturm war, so untergrub diese Bewegung doch das gängige Modell der idealen Frau = Mutter, der Gallionsfigur der bürgerlichen Familie, wie sie sich zwischen 1820 und 1860 entwickelt hatte. Die erwähnten soziokulturellen Veränderungen wirkten sich erheblich auf die Entwicklung des Kindes zum Erwachsenen aus, bei Jungen mehr noch als bei Mädchen: in der ersten Hälfte des 19. Jahrhunderts für die männlichen und erst ein halbes Jahrhundert später für die weiblichen Adoleszenten. Dieser Unterschied ist größtenteils durch die Abgrenzung immer strengerer Geschlechterrollen in der städtischen Mittelschicht bedingt, wo jede Möglichkeit genutzt wurde, um aus einem Mädchen eine ideale »Frau am Herd« zu machen, eine treue Ehefrau und hingebungsvolle Mutter, die darüber wachen sollte, daß die Familie als moralische Bastion die bürgerlichen Werte vor den Gefahren der dekadenten Außenwelt behütete. Von der Mitte des 19. Jahrhunderts an wurde den Mädchen beigebracht, daß die Mutterschaft das letztendliche Ziel des Lebens sei. In diesem Kult des »wahren Frauseins« wurde die Mutterschaft professionalisiert, und als »Beruf« ließ sie sich nicht mit irgendwelchen außerhäuslichen Bestrebungen in Einklang bringen (566). Die Entscheidung für eine berufliche Laufbahn außerhalb der Familie bedeutete, daß der »natürlichen Berufung« zur Mutterschaft Gewalt angetan wurde. Jegliche intellektuellen oder andersartigen Ambitionen wurden deshalb als widernatürliches und damit verwerfliches Nachahmen des Mannes abgestempelt.

Der Frauenhaß gegen Ende des Jahrhunderts konzentrierte sich besonders auf die »neuen Frauen«, die durch »ungesunden« intellektuellen Ehrgeiz ihre »Natur« mißgestalteten. Es drohe eine »Entartung« der weiblichen Rasse, eine reaktionäre Auffassung, für die die damals sehr beliebte sozial-darwinistische Evolutionstheorie begierig als

Argument angeführt wurde. Die gängige medizinische Lehre der Physiologie und der Sexualität unterstützte die konservative Anschauung der häuslichen und sozialen Rollen der Frau. Die medizinischen Ansichten zum »Zyklus der Weiblichkeit« reflektierten und verstärkten den »Kult der wahren Frau« des 19. Jahrhunderts (550): Von der Pubertät bis zur Menopause sollten die Art und der Rhythmus des Frauenlebens von den reproduktiven Vorgängen bestimmt werden. Von der ersten bis zur letzten Menstruation werde das Leben jeder Frau von ihrer biologischen Uhr bestimmt, die sie jeden Monat daran erinnere, daß die Gezeiten ihres Fortpflanzungssystems göttliche Naturgesetze sind, die sie zur Vermeidung von allen möglichen Leiden und Mißbildungen respektieren müsse. Die natürliche Bestimmung zur Fortpflanzung – das Schicksal der Anatomie – war der höchste Besitz einer Frau, aber begründete gleichzeitig ihre »schwächere« Art. Die »Kultur der wahren Frau« wurde in der zweiten Hälfte des 19. Jahrhunderts zum wissenschaftlichen Dogma, das in der blühenden Aufklärungsliteratur für Mädchen in verschiedenen Tonarten anklang.

Solche Auffassungen von der Biologie der Frau hatte es zwar seit der Antike gegeben, doch nie zuvor waren sie so nachdrücklich und übermäßig zu einem wissenschaftlichen Credo erhoben worden wie zwischen 1840 und 1890. Dies war die Zeit, in der die medizinische Wissenschaft sich großes Ansehen erwarb und die Rolle der »moralischen Gewissensinstanz« von der Kirche und der Religion übernehmen wollte. Es war jedoch auch der Zeitraum, in dem die Rolle der Frau als »Mutter am Herd« immer heftiger gegen die langsam wachsende Kritik an diesem Eckpfeiler der bürgerlichen Familie verteidigt werden mußte. Der medizinische Berufsstand – selbst ein Musterbeispiel für ein konservatives männliches Bürgertum – widersetzte sich dem heftig, sowohl in wissenschaftlichen Veröffentlichungen als auch in der populären Aufklärungsliteratur. Mädchen wurde von der ersten Menstruation an beigebracht, daß mit der Pubertät die physiologische Diktatur der Eierstöcke begann, die erst mit der Menopause ein Ende nehmen würde. Die Art und Weise, in der ein Mädchen die Stürme der Pubertät erlebte, wurde als entscheidend für sein ganzes weiteres Leben betrachtet. Die begrenzte Energie, über die sie beim Erwachen ihrer Weiblichkeit verfügte, sollte um jeden Preis dem Wachstum ihres Fortpflanzungssystems vorbehalten werden. Derartig kostbare Energie sollte nicht straflos für irgendwelche sexuellen Interessen oder Handlungen verschwendet werden, ebensowenig wie für »unweibliche« Verhaltensweisen: intellektuelle Anstrengungen, Sport, Fabrikarbeit und jegliches Interesse für nicht-häusliche Tätigkeiten. Wer sich trotzdem an seiner weiblichen Natur »versündigte«, mußte mit einer ganzen Reihe von Krankheiten, nervösen Leiden und sogar dem Tod rechnen (482). Wehe also den Müttern, die ihre heranreifenden Töchter im »entscheidenden« Augenblick ihres Lebens nicht bewacht und unterstützt hatten: der ersten Menstruation, dieser schmerzhaften und traumatischen Entfaltung eines unschuldigen Mädchens zur geschlechtsreifen Frau.

Mit der ersten Menstruation erwachten jedoch auch Emotionen und sexuelle Gefühle. Mit den nicht kontrollierbaren monatlichen Blutungen drohte auch dieses tief verwurzelte »Tierische« in jeder Frau auszubrechen. Es war praktisch eine – monatliche – Zeitbombe für jede Bürgerfamilie, die sich auf die viktorianischen Werte der Kontrolle und der Rationalität stützte. Diesen biopsychologischen Stürmen konnte am besten Einhalt geboten werden mit einer »guten« Vorbereitung auf die Ehe und die Fortpflanzung. Es ging also darum, die Jugendlichen in den »sicheren Hafen« eines neuen, eigenen Heims zu lotsen. In diesem Sinne kam es ganz gelegen, daß für die meisten Mädchen im 19. Jahrhundert die Adoleszenz letztendlich recht kurz war und sich hauptsächlich zwischen der Menarche im Alter von vierzehn bis fünfzehn Jahren und der Ehe im Alter von achtzehn bis zwanzig Jahren abspielte. Trotzdem bildete dieser Lebensabschnitt eine Bedrohung für die bürgerlichen Werte: In der weiblichen Jugendlichen waren der höchste menschliche Besitz, aber auch die niedrigste tierische Gefahr im Keim vorhanden. Die biologische Schwäche der Frau wurde gleichermaßen für ihre moralische Stärke gehalten. Der männliche Adoleszent sah sich einer umgekehrten Situation gegenüber: In der Pubertät entwickelten sich seine Kraft und seine Vitalität geradezu explosiv, aber ebenso lauerte die Gefahr des unkontrollierten Sexualtriebs (498). Die Angst der Erwachsenen äußerte sich scharf in der grausamen Antimasturbationshetze des 19. Jahrhunderts.

Sexualität – besonders die weibliche – war nur in der Ehe gestattet und nur zum Zweck der Fortpflanzung. Seit 1870 ging jedoch die Geburtenrate in den westlichen Industrienationen zurück. Das zunehmende Interesse für die Geburtenregelung gegen Ende des 19. Jahrhunderts hing vermutlich eher mit wirtschaftlichen Umständen als mit der entstehenden Frauenbewegung zusammen. Die rückgängige Geburtenzahl bedrohte jedoch in den Augen der konservativen Sozialdarwinisten die Evolution der Menschheit und den weiteren Fortschritt der Gesellschaft. Man appellierte an die moralische Kraft der Frau – die man übrigens in physischer und psychischer Hinsicht für schwach hielt –, ihre natürliche Berufung zur Mutterschaft nicht zu verleugnen. Mit diesem Argument versuchte man auch, sich einer neuen Bedrohung der gesellschaftlichen Ordnung zu stellen: der Frauenbewegung, die soziale und politische Emanzipation forderte (517). Als der englische Philosoph John Stuart Mill (1806–1873) sein Buch über ›The subjection of women‹ 1869 veröffentlichte, hatte er den Augenblick sorgfältig gewählt. In den sechziger Jahren war der Streit um das Wahlrecht für Frauen entbrannt, und in England entstanden die ersten feministischen Organisationen. Mill wurde damit zum einflußreichen Verteidiger der Frauenrechte. Das paßte auch gut zu seiner liberalen Auffassung, daß jeder Mensch die Freiheit haben sollte, seine eigene Identität zu verwirklichen und seinen individuellen Lebensstil zu wählen. In ›Die Unterwerfung der Frau‹ entkräftete Mill den gängigen Mythos, daß Frauen nicht in der Lage seien, große Leistungen auf künstlerischem oder philosophischem Gebiet zu erbringen, und sich auch nicht für hohe Ämter in der Öffentlichkeit eigneten. Mills leidenschaftliches Plädoyer für die Gleichberechtigung der Frau auf politischer und gesellschaftlicher Ebene wurde zum Pamphlet und Manifest der aufkommenden Frauenbewegung in der zweiten Hälfte des 19. Jahrhunderts (539).

Obwohl die militanteren Feministinnen vor allem dem Wahlrecht für Frauen als wichtigstem Ziel nachstrebten –

deshalb auch die Bezeichnung »Suffragettenbewegung« (»suffrage« bedeutet »Stimmrecht«) –, bewirkte die Frauenbewegung schon bald eine weitreichende Untergrabung der traditionellen viktorianischen Werte. Die bekannte Seneca Falls Convention vom Juli 1848 im Staate New York, der offizielle Beginn der ersten feministischen Revolte in den Vereinigten Staaten, hatte eine ›declaration of rights and sentiments‹ erbracht, in der Frauen Gleichberechtigung auf nahezu allen öffentlichen Gebieten forderten: vom Stimmrecht bis zur Scheidung, von beruflichen Chancen bis hin zur vollwertigen Ausbildung. Es sollte nur noch einige Jahrzehnte dauern, bis auch die »sexuelle Befreiung« der Frau zum Streitpunkt wurde. Die militante Frauenbewegung ging auf die Straße mit Kundgebungen und Petitionen: Damit bekundete sie offiziell die »öffentliche Rolle«, die sie für Frauen forderte. Die berüchtigte Waffe, der Hungerstreik, sollte erst um 1910 angewendet werden. War vielleicht die Selbstaushungerung des Anorexia-nervosa-Patienten das Vorbild für dieses Vorgehen gewesen? Oder war die Anorexia nervosa selbst eine Protestäußerung innerhalb der Mauern des viktorianischen Bürgerhauses? Oder war es eine der »modernen« Erkrankungen, für die »neue Frauen« anscheinend so empfänglich waren?

Der emotionale Preis, den die Feministinnen des 19. Jahrhunderts für ihre emanzipatorischen Forderungen zahlen mußten, war hoch. Zahlreiche Verfechterinnen der Frauenbewegung erlitten einen »Nervenzusammenbruch«, besonders diejenigen, die nebenbei noch einen Haushalt führen mußten (484). Ihr Gefühlsleben wurde untergraben von dem Gegensatz, mit dem die neue Frauengeneration konfrontiert wurde: dem Interessenkonflikt zwischen ihren öffentlichen und ihren privaten Rollen. Es handelte sich dabei um ein intellektuelles und emotionales Dilemma, mit dem heranwachsende Mädchen erstmals konfrontiert wurden: die Entscheidung zwischen einer Familie und einer beruflichen Laufbahn. Von diesen Fragen geplagt, wurde die Frau selbst zum Rätsel, ein Objekt der Besorgnis für die Männerwelt. Die Mediziner hatten schließlich vor den »Gefahren« gewarnt und mobilisierten jetzt ihr wissenschaftliches Arsenal, um die »neuen Leiden« zu behandeln. Während die Gesundheit der Männer vor allem durch die Masturbation untergraben wurde, war das weibliche Geschlecht von Natur aus »schwach« wegen der »Verletzlichkeit« seines Fortpflanzungssystems. Deshalb wurden auch viele Erkrankungen mit der Menstruation verknüpft (545). Die Chlorosis war dafür ein Beispiel, aber die typischsten Leiden waren die Hysterie und die Neurasthenie.

Obwohl die Hysterie eine lange Vorgeschichte hat, war sie doch die klassische Krankheit des 19. Jahrhunderts (546). Sie nahm damals ein epidemisches Ausmaß an, und es kamen noch zahlreiche subtile Varianten hinzu. Neben den immer spektakuläreren Krankheitsbildern wie der hysterischen Lähmung zeigten Frauen aus »gehobeneren Kreisen« verschiedene mysteriöse Leiden, die sich oft als »Krise« manifestierten. Ihnen wurde plötzlich unwohl, sie fielen in Ohnmacht oder bekamen Atemnot. Es handelte sich dabei um die viktorianischen »vapeurs«. Die hysterische Frau war die »Verkörperung der Hyperweiblichkeit«, und ihr »krankhaftes« Gehabe ein Symptom des stereotypen Frauenideals, das in Bürgerkreisen propagiert wurde. Die Korrelation dreier Faktoren räumte der viktorianischen Frau ein Vorrecht für hysterisches Verhalten ein: Erstens: Die Erziehung konditionierte viele Mädchen zu psychisch verletzlichen Frauen mit einer unzulänglichen Entwicklung ihrer Identität oder eines Selbstwertgefühls. Zweitens: Sozialisierungsmuster und kulturelle Werte erhöhten die Hysterie zu einer annehmbaren und attraktiven Alternative. Drittens: Die hysterische Rolle erbrachte einen sekundären Gewinn in Form einer Machtposition innerhalb der Familie (550).

Die Mediziner taten im 19. Jahrhundert ihr Bestes, um die Hysterie als richtige Krankheit zu legitimieren. Der Krankheit wurde ein spezifisch biologischer Ursprung zugrunde gelegt, und damit kehrt ein typisches viktorianisches Thema zurück: die konstitutionelle Schwäche oder Beeinflußbarkeit der Frau. Der klassischen Auffassung bezüglich der Ursache der Hysterie – die »kranke« Gebärmutter – wurde zu Anfang noch auf verschiedene Weisen beigepflichtet, aber nach 1870 entstand Uneinigkeit darüber. Die Entstehung der Neurologie war daran nicht ganz unbeteiligt. Die Hysterie wurde dem gynäkologischen Bereich entzogen und zum Territorium der Nervenärzte bestimmt. Ein »überempfindliches Nervensystem« war jetzt das neue Thema. Aber ganz gleich ob neurologischen oder gynäkologischen Ursprungs, die Ärzte verknüpften die Hysterie fast immer mit einem bestimmten »unweiblichen« Lebenswandel oder einer ebensolchen Erziehung, denen die zerbrechliche Konstitution natürlich nicht gewachsen war. Hier bemerken wir die typische Ambivalenz der Mediziner im 19. Jahrhundert gegenüber ihren hysterischen Patientinnen – oder Frauen allgemein. Einerseits wurde die Hysterie gerechtfertigt durch eine biologisch fundierte Diagnose, andererseits wurde die Frau beschuldigt, selbst für dieses Leiden verantwortlich zu sein. Sympathie konnte sich die hysterische Frau also von medizinischer Seite nicht erhoffen.

Im wesentlichen war die Einstellung der Mediziner gegenüber der anderen typischen Erkrankung des 19. Jahrhunderts, der Neurasthenie, nicht anders (499). Es handelt sich hierbei eindeutig um eine amerikanische »Erfindung«, die zum selben Zeitpunkt wie die Anorexia nervosa, um 1870, in die Welt gesetzt wurde. Auffallend ist, daß die neue Erkrankung unmittelbar mit dem streßreichen Leben der städtischen Mittelschicht im industrialisierten Amerika verknüpft wurde. Das epidemische Ausmaß dieser Erkrankung wurde als Beweis dafür betrachtet, daß es sich hier um eine »moderne« Zivilisationskrankheit handele. Das Risiko einer »nervlichen Erschöpfung« war der Preis für den schnellen Fortschritt, der nur durch Kopfarbeit, zu der die Arbeiterklasse oder die unzivilisierte Bevölkerung nicht in der Lage waren, ermöglicht wurde. Für Männer war dies gewiß eine respektable Erkrankung, aber die Mehrheit der amerikanischen Neurastheniker waren Frauen aus »gehobenen Kreisen«. Die Liste ihrer Symptome war noch eindrucksvoller als die der männlichen Opfer der Neurasthenie. Es gab kaum eine körperliche Funktion oder ein Organ, das nicht von der Krankheit in Mitleidenschaft gezogen worden wäre! Alles wies auf einen Erschöpfungszustand hin: allgemeine Schwäche, Niedergeschlagenheit, Reizbarkeit, Kopfschmerzen, Gesichtsblässe, Menstruationsstörungen, Konstipation, schlechter Appetit usw. Das Arsenal der möglichen Behandlungen war ebenso umfangreich: von »nervenstärkenden« Präparaten bis hin zur Elektrotherapie.

Der Prototyp der Therapie für Neurastheniker war die »Ruhekur«. Die Ratschläge waren ganz einfach: viel Bettruhe und ein wenig Massage – möglichst in einem Kurort, weit weg von allen Sorgen – und reichliche Nahrung (481). Dieses letzte Element ist für unsere kulturhistorische Analyse nicht ganz unwichtig. Das Bürgertum im 19. Jahrhundert – besonders Patienten und Ärzte – wurde auf besondere Art und Weise mit Nahrungsaufnahme und Gewichtsregulierung konfrontiert. Aber auch die verordnete Bettruhe ist eine interessante Komponente im Licht der Ruhelosigkeit und der Hyperaktivität, die für Magersüchtige so charakteristisch ist. Und schließlich taucht hier schon wieder der Rat auf, den Patienten möglichst aus der häuslichen Umgebung zu entfernen. All diese Ingredienzen kommen hundert Jahre später immer noch häufig in Behandlungskonzepten für Magersucht vor! Daraus geht um so eindeutiger hervor, daß all diese Leiden der »neuen Frau« im Hinblick auf Form, Inhalt und Bedeutung mit der viktorianischen Kultur verknüpft sind, deren Einflüsse sich noch in diesem Jahrhundert bemerkbar machen.

Sowohl in der Beschreibung als auch in der Erklärung und der daraus resultierenden Behandlung erscheinen die Hysterie und die Neurasthenie des 19. Jahrhunderts als Karikatur des »schwachen« Geschlechts in der Gestalt einer Kindfrau. Gleichzeitig eröffnete gerade dieses »Kränkeln« vielen Frauen die Möglichkeit, ihre Unzufriedenheit mit ihrem Leben auf verdeckte – passiv-agressive – Weise zu äußern und den familiären Pflichten, die der »Kult der wahren Frau« ihnen auferlegte, vorübergehend zu entfliehen. Gegen Ende des 19. Jahrhunderts ahnten die Mediziner wohl diese Mechanismen und ihre eigene Machtlosigkeit dagegen. Die vorübergehende Entfernung aus der Familie wurde als notwendiger Schritt zur Genesung betrachtet. Die Einweisung in ein Krankenhaus oder der Aufenthalt in einem Kurort war sowohl für den behandelnden Arzt als auch für den betroffenen Ehemann ein Ausweg in diesem Machtkampf, der die Männer mit ihrer frustrierenden Ohnmacht konfrontierte. Mit den Anorexia-nervosa-Patienten sollte es ebenso verlaufen: fort von daheim und zur Not Zwangsernährung. Der »Preis für die Repression« war doch sehr hoch (492)!

Der Begriff »viktorianisch« wird in der psychologischen Geschichtsschreibung fast automatisch mit der besonderen Einstellung zur Sexualität verknüpft. Als Ausdruck für eine überwiegend repressive sexuelle Moral wird er häufig auf ein einfältiges Klischee reduziert. War die Lebenssituation des Bürgertums im 19. Jahrhundert zunächst noch recht stabil und solide, so wurde diese gegen Ende des Jahrhunderts sehr kompliziert und verwirrend durch die einschneidenden Veränderungen, die wir oben geschildert haben. Das sexuelle Denken und Handeln konnte sich diesen keineswegs entziehen. Zu Beginn des 19. Jahrhunderts schien es, als habe der Zivilisationsprozeß die Sexualität in die richtigen Bahnen gelenkt. Kontrolle und Beherrschung waren die Ordnungsbegriffe oder Verhaltenskodices, die mit der Zivilisierung der menschlichen Umgangsformen auch eine Reihe »zivilisierter« Tabus geschaffen hatten, die in der »Verbürgerlichung« der Sexualmoral während der ersten Hälfte des 19. Jahrhunderts einen Höhepunkt erreichten (562). In einer immer nachdrücklicher organisierten Gesellschaft – eine Entwicklung, die im späten Mittelalter anfing – hatten Einzelwesen gelernt, ihr Gefühlsleben in Grenzen zu halten und zu beherrschen. Das zunehmende Schamgefühl und die wachsende Gewissensbildung waren dafür typische Äußerungen. Dabei hatte allmählich eine Verschiebung von sozialer Kontrolle mittels Verhaltenskodices – Beherrschung von außen: »externer Zwang« – zur persönlichen Kontrolle über eigene Gewissensforderungen – Beherrschung von innen: »Selbstzwang« – stattgefunden.

Zu Beginn des 19. Jahrhunderts war *Selbstbeherrschung* das Ideal des Gefühlshaushalts. Aber es handelte sich dabei noch um eine Affektbeherrschung »auf Befehl«, ein Verbot von sexuellen Genüssen auf Anordnung des »sozialen Anstands«. Dieser war der Ordnungsbegriff in jeder Bürgerfamilie, die ihren gesellschaftlichen Status besonders durch moralische Verhaltensnormen und Umgangsregeln bestätigt sehen wollte. Das Sexualleben wurde gezügelt durch eine strenge externe Zensur, die allmählich, über die Gewissensbildung, zu einer Selbstzensur internalisiert wurde. Diese Befehlsstruktur der viktorianischen Gesellschaft sollte jedoch bereits um die Jahrhundertwende ernstlich untergraben werden, weil die gesellschaftlichen Einschränkungen und die innerlichen Gewissensrestriktionen in der Beziehung zwischen Mann und Frau sich allmählich dehnten und undeutlicher wurden. Damit begann der Prozeß der De-Tabuisierung. Eine Reihe von Tabus, besonders auf sexuellem Gebiet, sollten in kaum hundert Jahren – etwa zwischen 1860 und 1970 – das Zeitliche segnen im Sturm der sexuellen Revolution. Die Tabuisierung sexueller Äußerungen schien im 19. Jahrhundert noch einstimmig und felsenfest verankert durch die Kirche und den Staat, die Moral und die Wissenschaft. Aber gerade diese extreme Starre, mit der die formellen Aspekte der Sexualität regularisiert wurden, verrät eine große Angst vor der zerrüttenden Kraft der unterdrückten Sexualität. Sogar der rationalistische Wissenschaftler wußte, wie stark die aufgestaute Wirkung einer unterdrückten Energie sein kann. Die Psychoanalyse war es, die das Wirkungsprinzip auf eine für manchen viktorianischen Bürger provozierende Weise entblößte.

Ein besonders charakteristisches Beispiel der sexuellen Unterdrückung ist die Einstellung zur Masturbation im 19. Jahrhundert, die man geradezu als Terror bezeichnen kann (529). Die moralisch-religiöse, erzieherische und medizinische Repression der »Selbstbefleckung« hatte bereits im 18. Jahrhundert angefangen. Sie erreichte im frühen viktorianischen Zeitalter, das der »geheimen Sünde« mit allen Mitteln zu Leibe rückte – auch im wörtlichen Sinne –, einen Höhepunkt. Besonders die Vitalität der Jugend, genauer gesagt der Jungen, hielt man für gefährdet. Priester und Mediziner mobilisierten ein nahezu sadistisches Arsenal von grauenhaften Beschuldigungen. Den »Selbstbeflecker« erwartete eine Reihe von abscheulichen Qualen und Quälereien. Eine alarmierende neue Krankheit tauchte auf, die »Spermatorrhoe« (499): Durch übermäßigen Samenverlust schwand der Masturbierende zusehends dahin. Sein Nervensystem wurde geschwächt, und der Wahnsinn lag auf der Lauer. Wer seinen Samen außerhalb der »ehelichen Pflicht« verschwendete, untergrub damit seine Männlichkeit. Ein ähnliches Argument wurde auch bei der

Verurteilung der Homosexualität angeführt. Merkwürdig war allerdings die inkonsequente Argumentation. Denn wenn Masturbation eine schändliche Verschwendung der natürlichen Kraft war, so durfte man daraus doch nicht folgern, daß Sexualität eine Art Energiequelle für die Produktivität des Bürgers war. Andererseits konnte man sich nicht darüber einigen, ob völlige sexuelle Abstinenz oder sexueller Verkehr in der Ehe die beste Maßnahme war. Für Mädchen und Frauen lautete die Argumentation hingegen einstimmig: Jeder sexuelle Reiz würde das ohnehin schon verletzliche Fortpflanzungssystem gefährden. Man schreckte sogar nicht davor zurück, bei krankhafter Masturbation die Klitoris zu entfernen! Dies war jedoch eine Ausnahme, denn schließlich vermutete man bei einer wohlerzogenen Frau keine sexuelle Aktivität.

Der »Engel des Hauses« wurde als asexuelles Wesen mit der Unschuld eines Kindes betrachtet. Das Gegenteil dieser Madonnenfiguren verkörperten die »entarteten« oder »gefallenen« Frauen: die Huren. Das wußte der durchschnittliche viktorianische Bürger natürlich genau, denn oft genug suchte er heimlich Erleichterung bei Prostituierten, die er in der Öffentlichkeit verabscheute. Bei dem »antisexuellen Syndrom« des 19. Jahrhunderts handelte es sich nicht um einfache Repression. Eigentlich war die öffentliche Zensur auf den öffentlichen Ausdruck sexueller Sehnsüchte ausgerichtet. Aber während diese bei der »wahren« Frau als nicht vorhanden betrachtet wurden, gestand man dem Mann – auch dem »treuen« Gatten – ein heimliches erotisches Ventil zu. Schließlich stützte sich die Ehe auf romantische Liebe, in der kein Platz war für sexuelle Leidenschaft. Aus diesem Grund kann man die viktorianische Mentalität, statt sie mit purer sexueller Repression zu identifizieren, besser bezeichnen als die einer bürgerlichen Scheinheiligkeit und vor allem einer *doppelten Moral*. Auffällig ist, daß die Frauenbewegung in der zweiten Hälfte des 19. Jahrhunderts diese doppelte Moral nur zum Teil aufdeckte. Sie wollte Frauen in erster Linie vor den Gefahren der Prostitution beschützen, blieb aber dem heterosexuellen Ehemodell treu. Dabei wurden die sexuellen Sehnsüchte der Frau kaum beachtet, sondern es wurde hauptsächlich eine andere Gefahr der Sexualität beschworen: die ungewollte Schwangerschaft. Das Recht auf »freiwillige Mutterschaft« wurde zu Anfang mit dem Recht, den sexuellen Verkehr mit dem Ehemann zu verweigern, gleichgesetzt. Erst nach der Jahrhundertwende wurde die Geburtenregelung als das geeignete Mittel für die Frau betrachtet, um ebenfalls ein Recht auf sexuellen Genuß zu fordern (486).

Für ein Bürgermädchen, das im letzten Viertel des 19. Jahrhunderts aufwuchs, muß dies alles sehr verwirrend gewesen sein. Sie wurde noch von starren familiären Beziehungen eingeengt, wurde sich immer mehr des eigenen Status zwischen Kindsein und Erwachsensein bewußt und suchte eine eigene Identität als »neue Frau«. Mit der problematischen Adoleszenz war jedoch auch die Sexualität erwacht in einem Körper, der immer früher reif wurde. Die übliche Aufklärung, die aus lauter verschleierten Andeutungen bestand, war keineswegs einleuchtend. Man wurde einfach »unschuldig« dumm belassen, oder die Sexualität wurde von noch mehr Geheimniskrämerei umgeben. Welche Tragödien dies auslösen konnte, zeigt ein aufsehenerregendes Theaterstück des avantgardistischen expressionistischen Frank Wedekind (1864–1918): ›Frühlings Erwachen – eine Kindertragödie‹ von 1891. Das Stück – das erst fünfzehn Jahre später uraufgeführt wurde – handelt von dem Erwachen der eigenen Körperlichkeit und der Sexualität bei einer Gruppe Gymnasiasten und von ihrer durch die Gesellschaft programmierten Unfähigkeit, diese zu gestalten. Wedekind ironisierte in einem leicht pathetischen Stil das vollkommene Versagen des herrschenden Erziehungssystems. Es ist eine satirische Anklage gegen die bürgerliche Scheinheiligkeit und die dogmatische Moral, die die erwachende Sexualität bei Jugendlichen mit allen möglichen Vorschriften und Verboten zu zügeln versuchte, wodurch die Welt der Erwachsenen einen sehr beängstigenden Eindruck machen mußte. Das Stück schildert den »Sturm und Drang« des unwissenden Adoleszenten, der sich, mit sexuellen Anreizen konfrontiert, in romantische Tagträume und eine zutiefst unglückliche Todessehnsucht flüchtet. ›Frühlings Erwachen‹ war das erste Theaterstück, das sich ausdrücklich mit der Krise der Pubertät in einer Gesellschaft befaßt, die das Erwachsenwerden erschwerte, aber sich mit den Adoleszenzproblemen, die sie selbst geschaffen hatte, keinen Rat wußte. Manchen erschien die Lösung einfach.

Wer macht sich heute noch klar, daß ein beliebtes Nahrungsmittel der Amerikaner, das heute praktisch in die ganze Welt exportiert wird, eigentlich als Maßnahme gegen »sexuelles Unheil« bestimmt war? Die von zahllosen Kindern heißgeliebten Cornflakes sind in Wirklichkeit ein Produkt der Reformbewegung des 19. Jahrhunderts (525). Als religiös beseelte »Ritter der Reinheit« sagten zahlreiche Organisationen dem »Verderb« der Gesellschaft den Kampf an. Reinheit bedeutete soviel wie »Totalabstinenz« von allen fleischlichen Genüssen. Alkoholismus, Prostitution und Abtreibung waren die wichtigsten Symptome der »moralischen Krebsgeschwulst«, die besonders in der städtischen Gesellschaft wucherte. Zur Abschreckung diente der körperliche und geistige Zerfall des Wahnsinnigen und des Syphiliskranken. Um sich gegen diese drohende »Entartung« zu wappnen, mußte jeder Bürger lernen, sich optimal fit zu halten.

Zu Beginn des 19. Jahrhunderts hatte Sylvester Graham (1794–1851) seine amerikanischen Mitbürger beschworen, drei Gesundheitsgebote zu beachten: Vollkornbrot, Gymnastik und sexuelle Abstinenz. Der extremistische Prediger litt selbst an der »amerikanischen« Krankheit Dyspepsie und ist als Erfinder der »Graham Crackers«, Vollkornkekse, in die Geschichte eingegangen (541). In seine Fußstapfen trat fünfzig Jahre später der Arzt John Harvey Kellogg (1852–1943), dessen Name heute zahlreiche Frühstückstische ziert. Seine Cornflakes – die 1898 auf den Markt gebracht wurden – sollten die Amerikaner vor den Reizen des sexuellen Appetits durch »ungesunde« Ernährung bewahren. Aber ironischerweise wurden die knusprigen Maisflocken erst richtig beliebt, als man sie einzuckerte, ein Verstoß gegen den »Kult der gesunden Ernährung«. Dies typisiert sicherlich den Zeitgeist der Jahrhundertwende, als viele viktorianische Gebote und Verbote in ihrem orthodoxen Formalismus nicht länger eingehalten werden konnten. Genauso erging es der Sexualität.

Gegen Ende des 19. Jahrhunderts gelangte die »verdrängte« Sexualität allmählich an die Oberfläche. Als die

»stürmische« Adoleszenz nicht mehr ignoriert werden konnte und »das Jahrhundert des Kindes« begann, löste Freud mit seiner »Entdeckung« der kindlichen Sexualität einen Sturm der Empörung aus. Sexuelles Interesse war nicht länger die Äußerung eines pervertierten Geistes in den düsteren Slums der Pornographie und der Prostitution. Sexualität wurde zum öffentlichen Studienobjekt ehrenwerter Wissenschaftler und zur Grundlage einer neuen Wissenschaft, der Sexologie (567). Viele Mediziner legten zwar noch heftigen Widerstand an den Tag, aber die Frage nach der »sexuellen Erziehung« verlangte eine Antwort. Im Kielwasser der Frauenbewegung erhoben sich immer lautere Stimmen für die sexuelle Emanzipation, und die zunehmende Ausbreitung der Geburtenkontrolle förderte die Trennung von Liebe und Fortpflanzung. Diese durchgreifende Veränderung verschaffte vor allem verheirateten Frauen die Möglichkeit einer neuen Sexualerfahrung: statt Fortpflanzung Entspannung, statt Last Lust. Aber die »neuen Frauen« hatten inzwischen mehr entdeckt als den Genuß der – hauptsächlich koitalen – Sexualität in der Ehe. Hinter den samtenen Vorhängen und unter den seidenen Krinolinen verbarg sich häufig eine erotische Sensualität und zärtliche Leidenschaft. Nur zu häufig sind die viktorianischen Frauen als prüde und leidenschaftslose Wesen abgestempelt worden, die sogar in ihren romantischsten Tagträumen noch eine »sittsame« Distanz bewahrten (477). Die repressive antisexuelle Atmosphäre des viktorianischen Bürgertums wird häufig als extremer Gegensatz zur heutigen sexuellen Liberalisierung, die die Grenzen zwischen Geschlechtern und Klassen überschritten habe, betrachtet. Doch auf der Ebene der emotionalen und affektiven Beziehungen zwischen Frauen war das 19. Jahrhundert wahrscheinlich viel toleranter und flexibler.

Die bürgerliche Welt im 19. Jahrhundert kannte eine besonders starke gegenseitige Anteilnahme zwischen Frauen (550). Diese emotionale Beziehung oder affektive Intimität war manchmal sehr leidenschaftlich und nicht selten erotisch gefärbt – jedenfalls in unseren Augen. Die Mutter-Tochter-Beziehung war das Vorbild für eine enge, lange Freundschaft zwischen Frauen. Der Umgang zwischen Mutter und Tochter zeichnete sich durch gegenseitige Sympathie, Verständnis und Respekt aus. Über die Modell-Lehrmethode bereitete die eine Generation die nächste auf die häusliche Rolle vor, die in der Bürgerfamilie der Frau zugeteilt war. Aber die wirtschaftlichen und intellektuellen Veränderungen während der letzten Jahrzehnte des 19. Jahrhunderts boten den bürgerlichen Töchtern Alternativen zur häuslichen Rolle ihrer Mütter. Dadurch entstand unvermeidbar ein Generationskonflikt, der sich nicht länger in Einklang bringen ließ mit der Intimität zwischen Frauen, die sich zuvor in der Abgeschlossenheit der Bürgerfamilie miteinander identifiziert hatten. Mit diesem Generationsbruch bewirkten die »neuen Frauen« auch einen Bruch in den stillschweigend akzeptierten Liebesbeziehungen zwischen Frauen. Wahrscheinlich als Reaktion auf die Bedrohungen durch den Feminismus widersetzten sich männliche Moralisten und Mediziner: Die lesbische Liebe als perverses, degeneriertes Verhalten wurde ein neues medizinisches Thema. Die männliche Homosexualität war bereits ein hitziger Streitpunkt und ein Kernthema der entstehenden Sexologie.

Die medizinische Welt unternahm verzweifelte Versuche, die »neuen Frauen« und die »befreite Sexualität« mittels einer immer weiter ausgesponnenen Krankheitslehre wie in einer nosologischen Zwangsjacke unter Kontrolle zu halten. Und an Krankheiten mangelte es nicht, von Hysterie bis Neurasthenie, von Agoraphobie bis Anorexie (546). Die Medizinalisierung abweichender Verhaltensweisen war der Exponent einer säkularisierten Gesellschaft, in der wissenschaftlicher Determinismus und sozial-darwinistisches Evolutionsdenken einander verstärkten. Diese Entwicklung kulminierte in einer Klassifikationswut: Wie Tiere und Pflanzen ließen sich auch Menschen in all ihren – »unnormalen« – Varianten in hierarchische Klassen einteilen. Einteilen und Ordnen waren übrigens die gängigen »Ordnungsbegriffe«, mit denen die – hauptsächlich männlichen – Wissenschaftler Ordnung in eine veränderte und konfliktreiche Gesellschaft bringen wollten, in der die überkommenen Verhältnisse zwischen den sozialen Gruppen sowie zwischen den Geschlechtern immer öffentlicher attackiert wurden. Die Wissenschaft erbrachte neue Normen. Sie legte jedoch nicht nur die Grenzen zwischen krank und gesund fest, sondern befaßte sich auch mit der (Un-)Normalität des Körperbaus und der physischen Erscheinung. Die Schönheit von Frauen wurde im 19. Jahrhundert erstmals zu einer medizinischen Angelegenheit.

Schönheit als »gewichtige« Aufgabe

Mit diesem Aspekt sind wir beim fünften und letzten Thema unserer Forschungsreise zu den kulturhistorischen Wurzeln der modernen Magersucht angelangt. Es erstaunt bestimmt manchen Leser, daß wir dieses Thema nicht eher zur Sprache gebracht haben. Verkörpern denn Magersüchtige nicht in erster Linie eine Karikatur des Schlankheitsideals? Unvermeidbar taucht die Frage auf, inwieweit eine bestimmte Eßkultur eine entscheidende Rolle spielt. Die Feststellung, daß Anorexia nervosa in »Hungerländern« unbekannt ist, scheint ein interessanter Ausgangspunkt zu sein. Nahrungsmangel und Hunger waren auch in den westlichen Ländern bis zur Mitte des 19. Jahrhunderts häufig und weitverbreitet. Die industrielle und die agrarische Revolution bewirkten eine sehr viel bessere Nahrungsversorgung, so daß zu Beginn des 20. Jahrhunderts die schlimmsten Mißstände beseitigt waren (560). Aber wirtschaftliche und demographische Feststellungen nützen uns hier nicht viel, obgleich bestimmte Einflüsse nicht unterschätzt werden dürfen. Wir erwähnten bereits die entscheidende Bedeutung der Ernährung bei den »säkularen Veränderungen« im Hinblick auf die Wachstumsgeschwindigkeit und das Menarchealter.

Die Geschichte der Ernährung bekommt eine interessantere Dimension, wenn sie unter kulturpsychologischen oder sozial-anthropologischen Gesichtspunkten erforscht wird. Hierbei handelt es sich um die psychosozialen Funktionen der Nahrung, die symbolische und religiöse Bedeutung, den Genuß- und den gastronomischen Aspekt, um ein Mittel zur Kommunikation und zur Machtausübung, ein Zeichen der Identität und des Status (495). Einige dieser Aspekte haben wir bereits beiläufig erwähnt: Die Rolle der Nahrung in den Erziehungspraktiken der bürgerlichen Familie und die Besessenheit der viktorianischen Gesundheitsbewegung, »sexuell erregende« Nahrung zu verbannen. Ein besonderer Zusammenhang zwischen Nahrung und Sexualität wurde übrigens von jeher von den Medizinern angenommen. Aber wichtiger als die medizinische Beschäftigung mit der Nahrung ist die für viele selbstverständliche Bedeutung der Nahrung, die gastronomische Funktion oder der Genuß. Wir suchen eine Antwort auf die Frage: Zeigt die Geschichte eine Veränderung der *Eßlust*, besonders beim Bürgertum im 19. Jahrhundert?

Betrachtet man die Eßgewohnheiten der Oberschicht aus historischer Perspektive, dann schreibt man eine Geschichte der Eßkultur (523, 558). Der Wechsel zwischen Fasten und Festen im Mittelalter hing eng mit der Unberechenbarkeit der Nahrungsversorgung und mit der allgemeinen Lebensunsicherheit zusammen. Das ohnehin kurze Leben wurde von der Sorge um körperliches und geistiges Überleben beherrscht, einem Schicksal, das nicht in der eigenen Hand lag. Im 17. und besonders im 18. Jahrhundert erreichte eine zweckmäßiger organisierte Gesellschaft allmählich mehr Sicherheit. Dadurch ließ sich nicht länger die soziale Überlegenheit der Oberschicht durch die Quantität der verzehrten Nahrung ausdrücken. Die Qualität der Nahrung war zum Statussymbol geworden. Der verfeinerte Geschmack galt als Zeichen der »Zivilisation«, und die adlige Haute Cuisine hielt ihr Entrée. Die Zivilisierung des Appetits ging nicht nur mit einer zunehmenden Formalisierung bei den Eßgewohnheiten – den »Tischmanieren« – einher, sondern erforderte auch ein gewisses Maß an Selbstbeherrschung. Ein Feinschmecker beging niemals die Sünde des gierigen Schlingens, ganz gleich, wie hungrig er war oder wie verlockend die Speisen aussahen. Das Bürgertum kultivierte eine wahre Kochkunst, die gastronomische Ästhetik der elitären Grande Cuisine, wie sie im vergangenen Jahrhundert von Spitzenrestaurants diktiert wurde. Erstklassiges Essen war eine »folie bourgeoise« (468). Daheim entpuppten sich die gemeinsamen Mahlzeiten der Bürgerfamilie hingegen als ritualisiertes Spiegelbild der starren Familienverhältnisse und der formalisierten Umgangsregeln. Sie vollzogen sich mit Disziplin und Beherrschung, Anstand und Mäßigung. Mehr als je zuvor war die Selbstbeherrschung ein bürgerliches Sprichwort: alles mit Maßen, also auch Essen und Gewicht.

Im 19. Jahrhundert verknüpfte die Gastronomie ihre Kochkunst erstmals mit dem wichtigen Bemühen, Fettleibigkeit zu vermeiden (523). Der Vater der modernen Gastronomie, Jean-Anthelme Brillat-Savarin (1755–1826), widmete in seinem berühmten Buch ›La physiologie du goût‹ zwei Kapitel der Fettleibigkeit. Dieser rundbäuchige Rechtsanwalt bezeichnete sich selbst als »médecin amateur«, der – wäre er von Beruf Arzt gewesen – seine wissenschaftliche Laufbahn mit einer guten Monographie über die Fettleibigkeit begonnen hätte. Sein bekannter Aphorismus »sagen Sie mir, was Sie essen, und ich werde Ihnen erzählen, wer Sie sind« zielte auf den Unterschied zwischen einem gourmet und einem gourmand, dem Feinschmecker und dem Vielfraß. Letzterer fände zweifelsohne schneller ein Ende. Daß Fettleibigkeit im 19. Jahrhundert zunehmend ein Problem der Oberschicht wurde, geht auch aus der Empfehlung einflußreicher Gastronomen wie Georges August Escoffier (1847–1935) hervor, die Menüs zu vereinfachen. Die Anzahl der Gänge wurde drastisch reduziert, und es wurden leichtere Mahlzeiten zubereitet. Die Nouvelle Cuisine begann ihren Siegeszug. Die Ärzte, die selbst zur bevorzugten Kundschaft der Luxusrestaurants gehörten, nahmen sich dieser Sorge wissenschaftlich an. Im 18. Jahrhundert propagierten Mediziner einen gemäßigten Lebensstil als Garantie für Gesundheit. Ihre Kollegen im 19. Jahrhundert setzten sodann diesen gesunden Rat in strenge Vorschriften um.

Nach 1850 entstand die Tendenz, Normalität und Gesundheit in Zahlen auszudrücken. Es wurde geschäftig gemessen und gewogen, gerechnet und verglichen. Der bereits erwähnte Quetelet war der große Wegbereiter der Anthropometrie. Ein besonderer und vielseitiger Exponent dieser neuen Mode – »Messen ist Wissen« – war Sir Francis Galton (1822–1911) (101). Von Darwins Evolutionstheorie stark beeinflußt, veröffentlichte er 1884 eine Studie über drei aufeinanderfolgende Generationen von »British noblemen« (geboren zwischen 1740 und 1769 beziehungsweise 1770 und 1799 beziehungsweise 1800 und 1829). Aus dieser geht hervor, daß gegen Ende des 19.

Jahrhunderts die jüngste Generation von Vertretern der höchsten Gesellschaftsschicht in England langsamer an Gewicht zunahm als ihre Väter und Großväter, obgleich sie am Ende ihres Lebens durchschnittlich ungefähr das gleiche Gewicht auf die Waage brachten. Galton erhielt diese Angaben von einer angesehenen Wein- und Lebensmittelhandlung in London, in der eine Waage aufgestellt war »zum Gebrauch und zum Vergnügen der Kundschaft« (523). Dies war in jener Zeit keineswegs ungewöhnlich: Im letzten Viertel des 19. Jahrhunderts tauchten in verschiedenen öffentlichen Einrichtungen Waagen auf, die vom Publikum häufig benutzt wurden. Gleichzeitig fingen auch die Ärzte an, ihre Patienten regelmäßig zu wiegen, und es wurden verschiedene Theorien entwickelt über Körpergewicht als Indikator für Geistesgestörtheit oder kriminelle Veranlagung (541). Nicht nur die Eßgewohnheiten, auch das Gewicht war ein wichtiges Merkmal für die Persönlichkeit geworden.

Betrachten wir die Körpererfahrung aus der kulturhistorischen Perspektive, dann zeigt das 19. Jahrhundert ein zunehmendes Interesse für den Körperumfang und parallel dazu eine wachsende Abneigung gegen Fettleibigkeit. Für Männer wurde vor allem die Gesundheit als Argument angeführt und in die Evolutionslehre – »survival of the fittest« – eingebaut: Mit Fettsäcken und Vielfraßen war dem Fortschritt nicht gedient. Für Frauen entstand allmählich – und zwar nur in den höchsten Klassen und am Ende des 19. Jahrhunderts – ein neues Schönheitsideal. Dabei war nicht unbedingt die medizinische Argumentation von Bedeutung – außer im Hinblick auf Einschränkung der Nahrungsaufnahme –, sondern die Ästhetik der weiblichen Eleganz setzte langsam neue Normen für den Körperumfang fest. Obwohl eine gewisse Molligkeit die gängige Norm blieb, entstand um die Jahrhundertwende das moderne Schlankheitsideal. Der »Kampf gegen das Gewicht« war entbrannt: Fettleibigkeit war der »Feind«, und die Mediziner besorgten die »Waffen« (496). Die moderne Diätkultur hielt ihren eindrucksvollen Einzug.

Die Geschichte der weiblichen Schönheitsnormen läßt sich nicht auf eine Chronik der menschlichen Ästhetik reduzieren. Das Sehen an sich, die visuelle Wahrnehmung –

was wir für »wahr« halten – unterliegt fortwährend Veränderungen. Wir sehen häufig mit den Augen eines anderen. Wenn der andere – eine Person, eine Gruppe, eine Gesellschaft – großen Einfluß hat, wird die Schönheit zur zwischenmenschlichen Interaktion, wobei der eine sich der Macht des anderen fügt. Es ist also kein Wunder, daß die Feministinnen von der »Politik der äußerlichen Schönheit« sprechen (515). Die ungleiche Machtverteilung, mit der die Frau seit Jahrhunderten in einer Männergesellschaft konfrontiert wird, und ihre Versuche, sich von dieser zu befreien, schlagen sich in den gängigen Schönheitsidealen nieder. Die westliche Gesellschaft hat seit dem 15. Jahrhundert drei Frauengestalten idealisiert (471). Die erste war eine Fruchtbarkeitsgestalt, eindeutig korpulent, wobei der Bauch als Zeichen der Fruchtbarkeit betont wurde. Im 17. Jahrhundert trat eine mütterliche Figur in den Vordergrund, die auch noch sehr mollig war, jedoch eher Busen und Po akzentuierte. Gegen Ende des 19. Jahrhunderts fand eine bemerkenswerte Veränderung statt, deren Merkmale wir heute noch vollständig vorfinden. Während Männer immer noch die mütterliche Figur bevorzugten – besonders ihren Busen –, bildeten Frauen sich ein eigenes Schönheitsideal, wobei alle Hinweise auf Fruchtbarkeit und Mutterschaft abgelegt wurden. Die Schlankheit der »neuen Frau« sollte ihrer sexuellen Befreiung und ihrer Ablehnung der traditionellen Frauenrolle Ausdruck verleihen.

Schlankheit wurde zur neuen Zwangsjacke der Frau und ersetzte so das Korsett. Hier scheint die Geschichte sich auf merkwürdige Weise zu wiederholen. Der Zeitraum von 1810 bis 1860 zeigt eine auffällige Wiederbelebung der in früheren Zeiten entstandenen Mode: eine starke Einschnürung der Taille. Jetzt arbeiteten Frauen jedoch viel energischer daran, eine »Wespentaille« oder eine »Sanduhrfigur« zu bekommen. Einerseits entstanden eine eigene Mode und ein Handel in Korsetts, andererseits warnten die Mediziner immer eindringlicher vor den Gefahren dieser mißbildenden Gewohnheit (514). Die meisten Frauen schienen diese Warnungen kaum zu beachten, was man als Widerstand gegen das männliche medizinische Establishment betrachten kann. Im Grunde machten sie jedoch die erwähnte »mütterliche Figur«, das von Männern geliebte Schönheitsideal, zu einer Karikatur, indem Busen und Po übertrieben herausgestellt wurden. Das Korsett wurde zum Symbol der psychosozialen Zwangsjacke, in der Frauen leben mußten, eingeschnürt und verstrickt in der traditionellen Rollenverteilung. Die aufkommende Frauenbewegung hatte es schwer mit der Korsettfrage und der unbeständigen Kleidermode, die gerade in bürgerlichen Kreisen en vogue war, denen auch die »neuen Frauen« angehörten. In ihrem Drang nach Befreiung lehnten sie das Korsett ab: Sie wollten im übertragenen und im wörtlichen Sinne mehr Bewegungsfreiheit haben. Die Kleidung sollte der aktiven Lebensweise angepaßt werden. Mit der Forderung nach mehr körperlicher Betätigung wollten Frauen auch mehr Sport treiben. Als sie sich einmal den Zutritt zu diesem männlichen Territorium verschafft hatten, gerieten diese Frauen auch in den Bann des Wettkampfs. Diese Wende am Ende des 19. Jahrhunderts leitete eindeutig einen neuen Trend ein: Dieser »neue Körper« mußte einfach schlanker werden!

Körperkontrolle, Wettkampf und Leistung waren neue Elemente eines bürgerlichen Schönheitszwangs. Zeitungen und Illustrierte zeigten das Modell und propagierten die Mittel, um das gewünschte Ziel zu erreichen. Die Gestaltung des eigenen Körpers beruhte im wesentlichen auf Beobachtung, Vergleich und Korrektur. In den Bürgerwohnungen des 19. Jahrhunderts waren Spiegel nicht länger ein Wandschmuck, sondern ein unentbehrlicher Bestandteil des Hausrats. Sie dienten als strenge Kritiker und stille Zeugen, mit denen die Frau einen entzückten oder entsetzten Dialog führte. Das neue Medium der Fotografie verstärkte die Forderung nach Präzision und Korrektur, denn die Kamera zeichnete gnadenlos jede Abweichung auf. Lange Zeit konnte das Korsett den Torso noch in die erforderliche Form zwängen und durfte die Krinoline die Unebenheiten verbergen. Die kleine, mollige Kaiserin Eugénie von Frankreich (1826–1920) trug eine auffällige Krinoline, als sie 1853 Napoleon III. heiratete. Sie ist der Inbegriff des runden viktorianischen Schönheitsideals, ein Muster der »mütterlichen« Figur. Dieses Modevorbild bekam jedoch Konkurrenz, und die Rivalin residierte in Wien. Auch Kaiserin Elisabeth von Österreich (1837 bis

1898), besser bekannt als »Sissi«, trug die modische Krinoline, als sie 1854 Kaiser Franz Joseph die ewige Treue versprach. Aber was wie eine Märchenhochzeit aussah, wurde die tragische Lebensgeschichte einer unglücklichen Ehefrau und leidgeprüften Mutter. Ihr Sohn, Kronprinz Rudolf, beging Selbstmord, und sie selbst wurde bei einem Attentat von einem italienischen Anarchisten tödlich getroffen. In ihrem unkonventionellen Verhalten – sicher im Hinblick auf ihren adligen Stand – zeigte sie sich als »neue Frau«. Sie konnte sich nicht wirklich von dem Zerrbild ihrer Fassadenehe befreien, aber sie suchte für sich selbst eine eigene Identität, frei von protokollarischen Verpflichtungen. Und die glaubte sie in einer besonderen Körperkultur zu finden, die sie zum Prototyp einer Anhängerin der modernen Schlankheitsmode machte (24).

Im Jahre 1859 erregte Kaiserin Eugénie großes Aufsehen, als sie erstmals bei einem offiziellen Anlaß ohne Reifrock erschien. Kurz danach legte auch die englische Queen Victoria die Krinoline ab. Trotzdem blieb die Mode der europäischen Höfe ihr noch einige Jahre treu. Das Ende des Krinolinenzeitalters wurde von Sissi eingeleitet, die ab 1864 nicht mehr dazu bewegt werden konnte, den gewaltigen Reifrock zu tragen. Zwei Jahre später zeigte auch Eugénie sich zum letzten Mal in einer Krinoline. Als die Rivalinnen sich erstmals begegneten, in Salzburg im Jahre 1867, inspizierten beide Kaiserinnen vor einem Spiegel ihre Schönheit und verglichen ihre Maße. Sissi hatte ihre Kleidung inzwischen auffallend vereinfacht und wurde für ihre überschlanke Taille gerühmt, die für eine Mutter von vier Kindern sehr ungewöhnlich war. Mit ihrem 1,72 Meter war sie bemerkenswert groß, aber sie wog niemals mehr als fünfzig Kilogramm – die idealen Maße für ein modernes Mannequin. Ihre Lebensart war typisch für eine Magersüchtige. Sie hielt sich an eine strenge kalorienarme Diät und betrieb überaktiv Sport und Gymnastik – in ihrem Schlafzimmer in der Wiener Hofburg kann man immer noch die Geräte besichtigen, an denen sie jeden Morgen ihr Fitneßprogramm abarbeitete. Daß sie von einer Schönheitssehnsucht besessen war, zeigt auch ihre Sammlung von Fotografien, zu der eine große Anzahl Abbildungen von Ballerinen gehörte (474)!

Sissi hatte bewiesen, daß eine strenge Hungerkur und eine spartanische Körperkultur das Korsett überflüssig machten. Die jahrelange Kultivierung der eingeschnürten Taille wurde durch den Mythos der schlanken Linie ersetzt: »Das *Maß*, im Sinne von Größe, Dicke und Körperbau im Verhältnis zur Kleidung, wurde eine gemeine Zwangsjakke, kein körperliches, sondern ein geistiges Zwangsmittel, das nicht auf der körperlichen, sondern auf der geistigen Ebene Korrekturen erzwang; eine neue Grenzlinie, die zur Folge hatte, daß jede Frau, die diese überschritt, abgelehnt und stigmatisiert wurde« (534). Mit Sissi war das moderne Schlankheitsideal als Modeerscheinung geboren. Der »Muttertyp« wurde allmählich von der schlanken, zierlichen Figur der viktorianischen »neuen Frau« verdrängt. Ihr Idealbild spiegelte sich in den Ballerinen der Romantik und im Mythos um den englischen Dichter Lord Byron, der sein Leben lang gegen seinen Appetit kämpfte und mit Essigkuren, Diäten und Abführmitteln sein Gewicht geradezu besessen im Zaum halten wollte. Mit Byron drang noch ein wenig »mal du siècle«, ein wenig Melancholie aus dem 18. Jahrhundert in die Romantik. In seiner Nachfolge wurde vor allem von Künstlern und exzentrischen Dandys ein neues Krankheitsbild kultiviert: die Tuberkulose. Der bleiche, ausgezehrte Schwindsuchtkranke hatte eine gewisse heroische Ausstrahlung. »Es entwickelte sich eine morbide Ästhetik, in der Krankheit als Quelle der weiblichen Schönheit aufgefaßt wurde, und im Grunde war Schönheit, im modischen Sinne, eine Quelle von Krankheit« (484).

Die bleiche, zerbrechliche Frau wurde besonders in der bildenden Kunst der viktorianischen Zeit zum Sinnbild der femme fatale. Am Ende des 19. Jahrhunderts war die »neue Frau« in den Augen des männlichen Bürgertums eine gefürchtete femme fatale geworden, die energisch behandelt werden mußte. Die magersüchtigen Mädchen gehörten zur neuen Generation dieser »hysterischen Drachen«. Aber die Magersüchtige blieb vorläufig noch eine Randerscheinung in gelehrten medizinischen Werken, obwohl sie 1893 ihren ersten öffentlichen Auftritt hatte in der Novelle ›The Heavenly Twins‹ von Sarah Grand (446). Sissi und die Magersüchtige waren solche »Zwillingsschwestern« wie das Schlankheitsideal und die Magersucht, beides Erzeugnisse der Kultur des späten 19. Jahrhunderts. Der räumliche und soziale »Durchbruch« der Krankheit erfolgte erst erheblich später, aber was am Ende des vorigen Jahrhunderts in viktorianischem Boden gesät worden war, sollte ein Jahrhundert später ans Licht kommen.

11. Ein krankhaftes Wunder oder eine wundersame Krankheit?

Im vorigen Kapitel haben wir eine Anzahl zusammenhängender Thesen entwickelt, um die Entstehung der Anorexia nervosa als »moderne Krankheit« im letzten Viertel des 19. Jahrhunderts zu begründen. Das setzt voraus, daß wir der Diagnose vor dieser Zeit keine Berechtigung einräumen. Zwar haben wir in Kapitel 7 medizinische Werke aus früheren Jahrhunderten zitiert, die Krankheiten beschreiben, die der Anorexia gleichen und als solche ausgelegt werden könnten. Aber das Bild der krankhaften Selbstaushungerung war vor dem 19. Jahrhundert höchstens ein Kuriosum oder eine Randerscheinung bei bekannten Krankheiten. Wenn aber den Ärzten früherer Zeiten, die gewiß einen geübten diagnostischen Blick besaßen, ein Phänomen wie die unerklärliche Nahrungsverweigerung nicht auffiel und Beschreibungen wie die von Morton keinen Anklang fanden, so meinen wir daraus schließen zu können, daß Selbstaushungerung als krankhaftes Phänomen vor der Mitte des 19. Jahrhunderts selten oder überhaupt nicht auftrat.

Wir müssen also für die »unerklärliche« Nahrungsverweigerung in weiter zurückliegenden Zeiten die Möglichkeit anderer medizinischer Erklärungen in Betracht ziehen. Und gerade das ist der Leitgedanke unseres Buches: Bei der Deutung eines solchen Phänomens kann nicht sein soziokultureller Zusammenhang unberücksichtigt bleiben. Aus der Tatsache, daß verschiedene Formen der Selbstaushungerung im Laufe der Geschichte bestimmte Merkmale gemeinsam hatten, kann man keinesfalls schließen, daß sie eine einheitliche Erklärung zulassen. Um die Fehlerquellen zu vermeiden, die aus einer solchen oberflächlichen Ähnlichkeit entstehen können, haben wir versucht, uns möglichst genau an die zeitgenössischen Beschreibungen zu halten. Nicht unsere Interpretation, sondern die ihre war der Ausgangspunkt. In diesem Sinne haben wir nur die Geschichte der Selbstaushungerung geschildert, nicht die der Magersucht. Die medizinisch-psychiatrische Erklärung der Selbstaushungerung darf nicht ohne weiteres auf die früheren Erscheinungsformen angewendet werden. Die Selbstaushungerung als religiöses Phänomen oder »Wunder der Natur« ist in einem Zeitraum verankert, in dem das medizinische Denken nur eine untergeordnete Rolle spielte. Wer heute meint, er könne eine historische Brücke zwischen Fastenheiligen und Magersuchtpatienten schlagen, entwirft damit so etwas wie eine transatlantische Flugbahn im luftleeren Raum.

Heilige oder Patienten?

Als sich die Anorexia nervosa zu einem bekannten Leiden entwickelt hatte und man sich allmählich für ihre Geschichte interessierte, brachten sie einige Autoren mit der strengchristlichen Fastenaskese von einst in Zusammenhang. Einige Mediziner erkannten bei der Magersucht asketische Züge. Immerhin beruht auch die Nahrungsverweigerung der Magersüchtigen auf einer weitgehenden Verleugnung ihrer körperlichen Bedürfnisse in dem Bestreben, ein bestimmtes Ideal zu verwirklichen (535). Andere Wissenschaftler unternahmen ihren Ausflug in die Geschichte in umgekehrter Richtung und setzten die extremen Fastenpraktiken religiöser Frauen des Spätmittelalters mit der Anorexia nervosa gleich. Denn das lange Fasten, die eigenartigen Eßgewohnheiten und der Widerstand gegen jede Form von Behandlung sind Elemente, die auch in neueren Beschreibungen der Magersucht wiederkehren. Darum stimmten nach Meinung heutiger Mediziner Heilige wie Catharina von Siena, Catharina von Genua, Margaretha von Ungarn, Jeanne d'Arc und Lidwina von Schiedam in mancher Hinsicht mit dem Bild der heutigen Magersucht überein.

Auf den ersten Blick erscheint diese Hypothese plausibel: Die Hagiographien der spätmittelalterlichen Fastenheiligen enthalten zahlreiche Hinweise, die diese Deutung scheinbar stützen. Bei diesen Heiligen handelte es sich zumeist um Mädchen oder Frauen aus gutem Hause, denen es im Gegensatz zu vielen ihrer Zeitgenossen selten an Nahrung mangelte. Eine perfektionistische Einstellung und ein großer Mangel an Selbstachtung gingen mit den eigenartigen Eßgewohnheiten einher. Ihre Unfähigkeit oder ihr Unwille zu essen entstand oft schon im jugendlichen Alter und wurde mit der Zeit zur Monomanie. Ihre Selbstaushungerung löste heftigen Widerstand aus, sowohl von nahen Verwandten als auch bei der Geistlichkeit, aber Versuche, sie auf andere Gedanken zu bringen, versagten in den meisten Fällen. Bemerkenswert ist, daß manche Fastenheilige schon beim Anblick von irdischer Nahrung Brechreiz bekamen. Der Empfang der Hostie bereitete jedoch keine Schwierigkeiten und war sogar ein Höhepunkt in ihrem kümmerlichen Dasein.

Dieses Verhalten deutet an, daß die Nahrungsverweigerung psychogener Natur war, das heißt psychische Gründe hatte. Es handelt sich hier also eher um den Unwillen als um die Unfähigkeit zu essen. Obwohl die Fastenheiligen selbst kaum aßen, erwarteten sie von anderen keineswegs dasselbe. Von verschiedenen Heiligen ist bekannt, daß sie gern Mahlzeiten für andere zubereiteten, ohne selbst einen Bissen davon zu essen. Daneben gibt es Hinweise darauf, daß sich die Nahrungsaufnahme nicht nur auf die Hostie beschränkte. Wir denken dabei an die Fälle der betrügerischen Faster und an die Geschichten über Teufel, die die Heiligen zum Essen verführten. Kurz, die Vermutung, daß Fastenheilige heimlich aßen, ist gerechtfertigt. Die extrem lange Dauer – zwanzig Jahre und länger – ihrer Nahrungsenthaltung ist ein zusätzlicher Hinweis dafür.

Aus vielen Hagiographien geht hervor, daß das Fasten der Heiligen meistens mit Darmverstopfung, Konstipation, Ausbleiben der Menstruation, Amenorrhoe, und Schlaflosigkeit einherging. Dem Bedürfnis nach Ruhe wurde nicht nachgegeben: Zahlreiche Heilige stürzten sich mit Hingabe in ein überaktives Leben. Außerdem widerstanden sie auch sexuellen Trieben. Viele Heilige legten bereits im Jugendalter das Gelübde der Keuschheit ab und/oder machten sich selbst körperlich unattraktiv – unter anderem indem sie fasteten. Andere züchtigten ihren Körper als Strafe für sexuellen Genuß in der Vergangenheit oder weil sie Sexualität als Qual betrachteten, die sie gegen ihren Willen über sich hatten ergehen lassen müssen – zum Beispiel in einer Ehe. Oft scheint auch eine tief verwurzelte Angst vor der Sexualität die Fastenheiligen geplagt zu haben.

Der Leser, der sich in der modernen Literatur über Magersucht auskennt, wird ohne große Schwierigkeiten in dieser Aufzählung zahlreiche Merkmale der Anorexia nervosa erkennen. Die Folgerung, daß die Fastenheiligen an dieser Erkrankung litten, scheint damit offensichtlich. Dennoch halten wir diese Schlußfolgerung aufgrund von verschiedenen Argumenten für falsch. Wir werden uns zunächst auf die eindeutig wahrnehmbaren Verhaltensweisen konzentrieren: das besondere Eßverhalten, die Monomanie mit Nahrung, das heimliche Essen oder das Hamstern von Lebensmitteln, die Konstipation, Amenorrhoe und Schlaflosigkeit, die Hyperaktivität und der stark herabgesetzte Sexualtrieb. Obwohl oft behauptet, sind diese Zeichen nicht als »typische Symptome« der Magersucht zu betrachten. Es handelt sich dabei um Nebenerscheinungen der langfristigen Nahrungsenthaltung, wie in verschiedenen Experimenten mit freiwilligen Fastern festgestellt wurde, die sich psychophysiologisch erklären lassen (41). Der Grund oder das Motiv für den Nahrungsverzicht spielt dabei keine Rolle: Es geht um Verhaltensweisen und körperliche Nebenwirkungen der freiwilligen Aushungerung, von welcher Art auch immer. Außerdem läßt sich in Fällen, in denen der Fastenheilige noch an anderen Erkrankungen litt, kaum feststellen, ob die Nahrungsverweigerung die Folge oder die Ursache dieser Erkrankung war.

Nach den modernen Kriterien der Anorexia nervosa ist eine Diagnose nur möglich aufgrund der Kenntnis der psychosozialen Situation des Hungernden. Aber moderne Begriffe wie »psychologische« und »soziale Merkmale« lassen sich auf das Leben der mittelalterlichen Heiligen kaum anwenden, es sei denn, man überläßt der Phantasie das Hineininterpretieren. Ansonsten stehen methodologische Probleme einer Deutung im Weg. Es ist ein schwieriges Unterfangen, eine Diagnose zu stellen bei jemandem aus einer anderen Kultur und einer anderen Zeit, die außerdem auf begrenztem Quellenmaterial basiert, das nie für einen solchen Zweck bestimmt war. Die Angaben über das Leben der Heiligen sind nicht nur mehrdeutig und fragmentarisch, der heutige Forscher wird auch mit der mangelhaften historischen Zuverlässigkeit dieser Quellen konfrontiert. Oft ist in den verfügbaren Quellen der Unterschied zwischen Beschreibung und Auslegung keineswegs klar erkennbar. Mittelalterliche Hagiographen verfaßten keine historisch genauen Biographien, sondern pflegten ein literarisches Genre. Die Heiligkeit der dargestellten Person sollte bewiesen werden. Die tatsächlichen Begebenheiten waren dem untergeordnet, was dem Betreffenden nach dem gängigen Heiligenideal geschehen mußte. Da diese Quellen in erster Linie ein Bild davon vermitteln, wie Hagiographen solche Phänomene bearbeitet und dem Publikum präsentiert haben, ist das Risiko der Über- oder Fehlinterpretation nicht zu unterschätzen.

Aber nicht nur methodologische Probleme verhindern eine zuverlässige Diagnose. Ein grundlegender Einwand gegen die Identifizierung der Fastenheiligen mit Magersüchtigen ist die Vernachlässigung des gänzlich verschiedenen Umfeldes beider Phänomene. Teilweise als Reaktion auf die kirchliche Forderung nach Mäßigung, unterwarfen sich Ordensfrauen im Mittelalter extremen Fastenpraktiken. Diese standen im Zeichen der imitatio christi: der Nachfolge des Leidens Christi. Sogar die Hostie, die sie noch als Nahrung gestatteten, ist in diesem Sinne zu verstehen. Durch die Einnahme dieses Sakraments, das ja den Leib des Gekreuzigten darstellte, verwirklichte sich noch mehr die Identifizierung mit seinen Leiden. Im mittelalterlichen Heiligenleben suchen wir vergeblich die fanatische Magersucht, das erbarmungslose Streben nach Schlankheit, das heute als wesentliches Merkmal der Anorexia nervosa gilt. Heilige und Magersüchtige werden zwar beide völlig von ihren zeitgebundenen Idealen in Anspruch genommen, aber der Inhalt dieser Ideale ist gänzlich verschieden. Nicht die äußerliche Erscheinung beschäftigte die Fastenheiligen. Im Gegenteil, dem Innerlichen, der geistigen Identifizierung mit dem Leiden Christi galt ihr Streben. Das ist keineswegs erstaunlich, denn das Leben der mittelalterlichen Fastenden wurde nicht von einem Schlankheitskult, sondern von einem religiös-mystischen Kult beherrscht. Man könnte noch einwenden, daß letzteres auch für die heutigen Magersüchtigen zutreffen kann, aber das ist äußerst selten der Fall oder die Äußerung einer »pathologischen Pseudo-Askese«.

Obgleich es beim »heiligen« Fasten und beim »krankhaften« Schlankheitswahn Berührungspunkte gibt, sind doch Ursprung und Bedeutung beider Phänomene vollkommen verschieden. Sogar in Fällen, in denen erkannt wurde, daß eine Fastenheilige im Grunde krank war, ist ein Vergleich mit Magersucht nicht angebracht. Auch im Mittelalter hatte man manchmal einen Blick für die pathologische Seite der langfristigen Nahrungsenthaltung. Deshalb unternahmen auch mehrere Heilige verzweifelte Versuche, um zu beweisen, daß sie ihre Nahrungsverweigerung völlig unter Kontrolle hatten und diese also nicht auf Krankheit oder Besessenheit beruhte, sondern auf einer wahrhaftigen Form der Askese. Bei anderen erfüllte die Krankheit eine besondere Funktion in ihrer Glaubenserfahrung. Sie sahen darin weniger eine Störung, die geheilt werden mußte, als ein Mittel, das Leiden zu verstärken. Dadurch rückte das Hauptziel, die Identifizierung mit dem Leiden Christi, näher. Sie wurden dafür gepriesen, daß sie ihre Krankheit so mutig und geduldig ertrugen, und erwarben deshalb den Status von Heiligen. Selbst wenn das Fasten als Krankheit ausgelegt wurde, bleibt ein theologisches und kein medizinisch-psychiatrisches Modell als Norm zurück. Das Fasten der Heiligen kann unmöglich von seiner eindeutig religiösen Dimension getrennt werden. Man kann ihr Fasten nicht mit der Magersucht gleichsetzen, ohne damit seiner wesentlichen Bedeutung sowohl in der Erfahrung der Heiligen als auch in der ihrer Umgebung Gewalt anzutun. Oberflächlich betrachtet, haben Magersüchtige und Fastenheilige vielleicht vieles gemeinsam, aber genauer besehen trennt sie der gewaltige Unterschied zweier Welten.

Vor kurzem haben zwei amerikanische Historiker dem Fasten der Heiligen gründliche Studien gewidmet. Der erste, Rudolph M. Bell, wählte ausdrücklich den Vergleich zwischen Fastenheiligen und den heutigen Magersüchtigen zum Ausgangspunkt (65). Anhand einer Untersuchung zahlreicher italienischer weiblicher Heiligen vom 11. Jahrhundert bis zur heutigen Zeit stellt er neben verschiedenen Gemeinsamkeiten auch eine Anzahl von Unterschieden im Vergleich zu Magersüchtigen fest. Darum hütet er sich, die Fastenheiligen den Magersüchtigen gleichzusetzen. Statt dessen nennt er sie »heilige Magersüchtige«, eine Bezeichnung, die sowohl die religiöse als auch die pathologische

Dimension ausdrückt. Ob die zugrundeliegende Problematik sich als Magersucht oder als »heilige Anorexie« manifestiert, ist Bell zufolge durch die kulturellen Umstände bedingt. Er stellt das Fasten in beiden Erscheinungsformen in ein psychologisches Kontinuum. Beide sind seines Erachtens denselben psychologischen Motiven ausgesetzt. Beide zeichnen sich durch die Suche nach der eigenen Identität aus und durch das Streben nach Autonomie. Aber schließlich erfahren sie ihre Identität nur noch in der Selbstaushungerung, und sie verlieren jede Kontrolle darüber.

Bells Deutung schließt sich der feministischen Theorie über die Magersucht an. Nach dieser gesellschaftskritischen Auffassung wird Anorexia nervosa als das Symbol der Frauenunterdrückung überhaupt betrachtet. Infolge verschiedener gesellschaftlicher Entwicklungen ist es meistens die Frau, die die Aufgabe der Kindererziehung übernehmen muß. Durch die Art der Erziehungsbedingungen entsteht zwischen Mutter und Tochter eine symbiotische Beziehung, die dem Mangel an Autonomie, der Mädchen mehr kennzeichnet als Jungen, zugrundeliegt. Mütter projizieren ihre eigenen Bedürfnisse auf die Töchter, anstatt sich mit den persönlichen Sehnsüchten ihrer Töchter zu befassen. Dadurch erhalten aufwachsende Mädchen zu wenig Gelegenheit, ihre eigenen Empfindungen zu erfahren und auszudrücken. In einer patriarchalischen Gesellschaft, die von Frauen eher Ergebenheit und Dienstbarkeit erwartet als selbstbewußtes Verhalten, trauen sie sich nicht, sich wirksam für ihren Selbstwert und ihre eigenen Interessen einzusetzen und ihr Leben mit realen Mitteln auszugestalten. Die Konflikte werden hingegen nach innen gelenkt und in einem Streit mit dem eigenen Körper, dem einzigen Territorium, über das sie ihrer Meinung nach frei verfügen können, ausgetragen. Der Aushungerung oder der Abmagerung entnehmen diese Mädchen oder Frauen ihr heißersehntes Eigenwertgefühl und die Autonomie (47).

Nach Bell hängt die »heilige Anorexie« eng mit der patriarchalischen, hierarchischen Machtstruktur der mittelalterlichen Kirche zusammen, die Gläubigen – und besonders Frauen – eine passive, abhängige Rolle zuteilte. Das Verhalten der Fastenheiligen ist für Bell eine Form des Widerstands, den Frauen leisten, die in einer patriarchalischen Gesellschaft nach mehr Autonomie streben. Indem sie sich der strengen Fastenaskese unterwarfen, gehorchten die »heiligen Magersüchtigen« nur Gott und entzogen sich damit der von Männern beherrschten römischen Kirche. Dabei wurde die mittelalterliche Fastenheilige, genau wie die moderne Magersüchtige, von einem zeitgebundenen Ideal getrieben: die erstgenannte von einem Streben nach Heiligkeit, die andere von dem Willen, modisch schlank zu sein. Beide treibt ein tiefes Bedürfnis nach Identifizierung. Die Fastenheilige will sich mit dem Herrn identifizieren, die Magersüchtige mit ihrem Schlankheitsideal. Bei der einen handelt es sich um Aufopferung für den leidenden Christus, die andere widmet sich dem »heiligen Abnehmen«. In ihrem Streben sind beide sehr perfektionistisch; sie sind niemals mit den Ergebnissen ihrer Bemühungen um wahrhaftige Heiligkeit oder extreme Magerkeit zufrieden. Fortwährend werden sie von der Angst geplagt, die Kontrolle über ihr fanatisches Streben zu verlieren.

Außer Bell ist auch Caroline Walker Bynum dem Fasten der Heiligen nachgegangen (74). Im Gegensatz zu Bell konzentrierte sie sich hauptsächlich auf das späte Mittelalter und befaßte sich auch mit Heiligen aus Ländern außerhalb Italiens. Der wichtigste Unterschied im Vergleich zu Bells Werk ist jedoch die Tatsache, daß Bynum dem – spätmittelalterlichen – Kontext des Fastens viel mehr Beachtung schenkte. Oder, wie sie es selbst ausdrückt: Während sich Bells Interesse auf das Fasten von Frauen unter bestimmten psychologischen Bedingungen richtete, analysiert sie die symbolische Bedeutung der Nahrung im jeweiligen kulturellen Umfeld. Bynum verwirft kategorisch die Gleichsetzung der Anorexia nervosa mit der Fastenaskese. Sie versucht hingegen, die Bedeutung von Nahrung und von Verzicht auf Nahrung für Frauen aus jener Zeit zu ergründen. So versucht sie, eine Antwort auf die Frage zu geben, warum ausgerechnet deren Leben von der Selbstaushungerung – und dem Ernähren anderer – gekennzeichnet wurde. Bynums Analyse ist vielseitig und gründlich. Sie weist darauf hin, daß sich beide Geschlechter aus religiöser Überzeugung von dem trennten, was sie am meisten kontrollierten. Männer opferten ihr Geld und ihren Besitz, Frauen enthielten sich der Nahrung. Außerdem waren die Selbstaushungerung und die Ernährung anderer in kultureller Hinsicht die annehmbarsten Formen der Askese: Zubereitung und Verteilung von Speisen wurde von jeher zu den Frauenaufgaben gezählt. Bei dem besonderen Nahrungsverhalten der Fastenheiligen handelte es sich im Grunde um religiöse Äußerungen innerhalb der sozialen Gegebenheiten.

Neben der Tatsache, daß Nahrung für Frauen ein auf der Hand liegendes und verfügbares Mittel war, macht Bynum auch auf die besondere Funktion der Nahrung für Frauen aufmerksam. Durch ihren besonderen Umgang mit Nahrung waren sie in der Lage, sowohl sich selbst als auch ihre direkte Umgebung zu *kontrollieren*. Nicht nur die eigenen Körperfunktionen, die Empfindungen, die Fruchtbarkeit und die Sexualität, sondern auch ihre Ehemänner, die Eltern, kirchliche Amtsträger, ja sogar ihre Beziehung zu Gott konnten sie auf diese Art »manipulieren«. Fasten und Nahrungsspende an die Armen waren für Frauen »Waffen« in einer konfliktreichen Familiensituation. So war das Fasten eine wirksame Methode, der Ehe zu entgehen, denn wer extrem mager war, galt als unattraktiv. Mit der Ablehnung der gemeinsamen Mahlzeit, dem Symbol des Familienverbands, und dem Verschenken des Familieneigentums konnte man außerdem der Kritik an den Wertvorstellungen der Familienmitglieder in subtiler Form Ausdruck verleihen. Mit ihren Ernährungs- und Fastenpraktiken konnten diese Frauen auch die kirchlichen Amtsträger beeinflussen. Einigen Mystikerinnen gelang es, mittels ihrer Visionen den Klerus zu beraten und zu kritisieren. Die Fastenaskese galt als Hilfsmittel, um eine solche direkte Begegnung mit Gott herbeizuführen. Mit der Nahrungsspende erfüllten sie den unmittelbaren Dienst an ihren Mitmenschen. Durch ihre Ernährungspraktiken verschafften sich diese Frauen eine eigene Position innerhalb der patriarchalischen Kirche und konnten auf konstruktive Art ihr eigenes Leben in der Kirche und in der Familie gestalten. Sie waren so in der Lage, der Welt außerhalb von Küche und Kinderzimmer zu dienen und diese zu beeinflussen.

An den Werken dieser beiden Historiker ist sicherlich einiges auszusetzen. Bynums Bemühungen, die Bedeutung der Nahrung sowie der Nahrungsenthaltung im kulturhistorischen Zusammenhang des späten Mittelalters zu untersuchen, ist unseres Erachtens die fruchtbarste Vorgehensweise. Dennoch stellt sie die Religiosität aus einem selektiven, feministisch beeinflußten Interesse für die Bedeutung der Frauenmystik zu einseitig dar. Bell ist noch viel mehr gefangen in der einseitigen Auffassung eines modernen Beobachters, der die Vergangenheit psychologisch anhand einer modernen, wenn nicht gar modischen Hypothese analysiert. Dennoch untersucht auch er die Frage, warum sich hauptsächlich Frauen den extremen Fastenpraktiken unterzogen. Fasten schien für Frauen nicht nur ein religiöser Akt zu sein, sondern auch ein Mittel zur Selbstbestimmung in einer Welt, die ihnen wenig Entfaltungsmöglichkeiten bot. Gerade indem sie sich dessen enthielten, worüber sie noch frei verfügten – Nahrung –, konnten sie ein bestimmtes Maß an Autonomie erwerben. Außerdem verstärkt die Nahrungsenthaltung die Kontrolle über den eigenen Körper und die unmittelbare Umgebung. Obwohl Fastenheilige, Wundermädchen, Hungerstreikende und Magersüchtige sich in vielerlei Hinsicht unterscheiden, haben sie eines gemeinsam: Alle verfügen über relativ wenig Machtinstrumente. Die Selbstaushungerung ist ein solches (47). Aber die Erfahrung, daß sie eine wirksame »Waffe« sein kann, vermag nicht die Kehrseite zu verbergen. Sie ist auch ein zweischneidiges Schwert. Die psychischen und physischen Verwundungen, die es zufügen kann, sind kein geringer Preis für den Kampf um Autonomie.

Aus diesen Gründen halten wir die Frage, ob Fastenheilige magersüchtig waren oder nicht, für irrelevant – vor allem wegen der Unvereinbarkeit zweier Welten: religiöser Sinn hier, medizinisch-wissenschaftliche Erklärung dort. Der medizinische Fortschritt und die aufblühende Psychiatrie sind gleichzeitig Quelle und Nebenerscheinung einer tiefgreifenden Säkularisation, die vor allem im 19. Jahrhundert einsetzte und in der heutigen Zeit einen beispiellosen Höhepunkt erreicht hat. Die Erfahrungen des Menschen in bezug auf Krankheit oder Gesundheit oder die Ordnung des Universums mit seinen Gesetzmäßigkeiten und Mysterien werden heute immer seltener magischen oder übersinnlichen Kräften zugeschrieben. Religiöse Deutungen haben wissenschaftlichen Erklärungen Platz gemacht. Besonders das 19. Jahrhundert war Zeuge von wachsenden Spannungen zwischen Kirche und Wissenschaft. Namentlich bei Diskussionen über die wahre Natur sogenannter »wunderbarer« Phänomene stand die Hysterie im Mittelpunkt der Kontroversen: Ist ein Phänomen wie langfristige Nahrungsverweigerung ein Wunder oder ist es ein Symptom der Psychopathologie? Oder geht es, in anderen Fällen, um Besessenheit oder Hysterie?

In der zweiten Hälfte des 19. Jahrhunderts fanden polemische Auseinandersetzungen um dieses Thema statt. So führten Theologen und Mediziner zwischen 1870 und 1875 einen heftigen Streit über das wallonische Mädchen Louise Lateau, das Stigmata aufwies, Visionen hatte und anscheinend ohne Nahrung am Leben blieb (481). Eine ähnliche Polemik gab es – 1857 bis 1873 – über die »teuflischen Szenen« in dem französischen Ort Morzine nahe der Schweizer Grenze, wo viele Mädchen und junge Frauen Zeichen einer »dämonischen Besessenheit« gezeigt haben sollen. Dabei zeigte sich – wie bei Schicksalsgenossinnen aus früheren Zeiten – das charakteristische Merkmal, daß die Besessenen nicht länger ohne Ekel die übliche Nahrung zu sich nehmen konnten und sie häufig wieder erbrachen. Die Bedeutung dieser Epidemie wurde von Paul Richer, einem Zeitgenossen und Schüler des berühmten Neuropsychiaters Charcot, treffend zusammengefaßt: »Zwischen der dämonischen Besessenheit aus früheren Zeiten und der großen Hysterie der Gegenwart ist die Epidemie von Morzine ein Zwischenstadium, das einen weitgehenden Vergleich ermöglicht« (367). Kurz, bereits vor hundert Jahren hat die »Psychiatrisierung« der Vergangenheit begonnen. Obgleich sich die Fachsprache änderte – damals Hysterie, heute Anorexie – die Diskussion ist heute nicht wesentlich anders und sicherlich nicht »neu«!

Anorektische Künstler

Die oben ausgesprochene Warnung vor einer allzu schnellen »Psychiatrisierung« von religiösen Personen und Phänomenen beruht im wesentlichen auf der Gefahr der Medizinalisierung von ungewöhnlichem Verhalten. Auch Künstler bilden eine solche Gruppe von »Abweichlern«, deren Einstellung oder Verhalten häufig mit psychiatrischen Begriffen etikettiert wird. Je exzentrischer der Künstler, desto größer die Versuchung, die Kunstwerke oder ihren Schöpfer psychologischen und vor allem psychiatrischen Deutungen zu unterziehen. Zweifellos kann dies neue und überraschende Einsichten vermitteln, und gegen solche Interpretationen gibt es auch nichts einzuwenden, solange ihre Grenzen erkannt werden. In diesem Buch beschränken wir uns auf die Diskussion einer Diagnose der Magersucht bei einigen Großen aus der Literatur, zwei Dichtern aus dem frühen 19. Jahrhundert, Lord Byron und Elizabeth Barrett Browning, einer Künstlerin der viktorianischen Epoche, Christina Georgina Rossetti, und zwei Schriftstellern, die noch die letzte Jahrhundertwende erlebten, Sir James Barrie und Franz Kafka.

Der englische Dichter George Gordon Byron (1788–1824) war schon zu Lebzeiten ein Mythos, der im Gedächtnis des breiten Publikums wohl lebendiger geblieben ist als sein literarisches Werk. Als Prototyp des romantischen Melancholikers war er sicherlich »ein Kind seiner Zeit«. Es waren jedoch sein bewegtes Privatleben und sein skandalöser Ruf als Frauenheld, die ihn zum beliebten Thema der Sensationspresse und der Partygerüchte werden ließen. In der Legendenbildung, zu der er selbst in erheblichem Maße beitrug, spielte auch seine äußere Erscheinung eine wichtige Rolle. Geboren mit einem Klumpfuß und als Kind schon sehr mollig, litt er unter seiner körperlichen Erscheinung. Seine berüchtigten sexuellen Eskapaden während der Jugend weisen allerdings darauf hin, daß die Frauen ihn für attraktiv hielten. 1806, im Alter von achtzehn Jahren, wog er mehr als einundneunzig Kilogramm bei einer Größe von 1,74 Meter. Er fühlte sich dabei elend und beschloß, drastisch abzunehmen (532). Er schloß eine Wette mit einem Bekannten ab und gewann diese dank einer fanatisch eingehaltenen Kombination von strenger Diät und sehr viel Sport. Innerhalb von wenigen Monaten war er, wie er selbst sagte, »unerkennbar dünn« geworden. Aber obwohl er mehr als zwölf Kilogramm abgenommen hatte, war er noch nicht zufrieden. Als »Gemüse essender Asket« hielt er durch, aus Angst, wieder zuzunehmen. Im Jahre 1811 wog er kaum zweiundsechzig Kilogramm. Aus zahlreichen Bemerkungen in seinen Briefen – unter anderen an seine fettleibige Mutter – geht hervor, wie stolz er auf seine schlanke Erscheinung war. Für den Rest seines Lebens war er besessen von der Angst vor Fettleibigkeit und wurde vollkommen von dem Gedanken an Nahrung in Anspruch genommen. Neben übermäßig viel Sport, besonders erstaunlichen Schwimmarathons – zum Teil wahrscheinlich als Ausgleich für seine angeborene Behinderung –, probierte er verschiedene Methoden aus, um ständig abzunehmen. Seine Diät bestand anfangs aus Knäckebrot und Sodawasser, später nahm er rein vegetarische Mahlzeiten zu sich oder Kartoffeln, die er in Essig tränkte. Um seinen Hunger zu stillen, kaute er Tabak oder rauchte Zigarren, doch manchmal ließ er sich auch zu einer ausgiebigen Mahlzeit verführen – »dann fresse ich wie ein Araber oder wie eine Boa-Schlange«, schrieb er. Aus diesem Grund nahm er auch Zuflucht zu Erbrechen oder Abführmitteln, oder er trank viel Essig. Bis an sein Lebensende aß er am liebsten allein, und bis kurz vor seinem Tod erstaunte er jeden mit seinem physischen Durchhaltevermögen.

Anfangs begründete Byron seine strenge Hungerkur mit dem Argument, daß die Fettleibigkeit ihn beim Spazieren hindere wegen seines schmerzenden Klumpfußes. Mit der Zeit wurde sie zu einer Äußerung seiner asketischen Lebensweise, aus der er, wie er sagte, Kraft schöpfte, um seinen Geist zu üben. An seinem Lebensende, als er als »unnatürlich dünn« bezeichnet wurde, war sein Vorgehen zu einem von ihm selbst verherrlichten Körperkult geworden. Diese Kultivierung des Erscheinungsbildes gehörte schon bald zur Legende um Byron. Der dahinschwindende Romantiker war anfangs noch eine exzentrische Persönlichkeit, deren modischer Charakter weniger in der Schlankheit als in seinem bleichen, doch sinnlichen Aussehen lag. Der »Byronismus« fand in der ersten Hälfte des 19. Jahrhunderts sicherlich viele Anhänger unter den jungen Männern aus der Bourgeoisie. Aber das Bild der zerbrechlichen, ausgezehrten Figur, die in romantischer Tragik dahinsiechte, wurde später – gegen Ende des 19. Jahrhunderts – besonders von Frauen übernommen; es wurde zum Prototyp der femme fatale. Einerseits ist dies merkwürdig, da Byron selbst zierliche Frauen verabscheute und »runde Formen« beim anderen Geschlecht bevorzugte. Andererseits gehen sein Zynismus und seine Ambivalenz gegenüber Frauen auch aus dem häufig zitierten Ausspruch »Eine Frau darf man nie essen oder trinken sehen, es sei denn, es handelt sich um Seekrabbensalat oder Champagner . . .« hervor. Wahrscheinlich ist es diese Unberechenbarkeit Byrons, zusammen mit seiner sinnlichen und leidenschaftlichen Ausstrahlung in Aussehen und Werk, die ihn zum legendären »homme fatal« gemacht hat. Die Magersucht, an der er zweifelsohne litt, war »avant la lettre« – übrigens ein schöner Titel für einen melancholischen Dichter. Anscheinend war seine Zeit noch nicht reif für einen so extremen Körperkult. Dafür war er ein Jahrhundert zu früh auf die Welt gekommen und gehörte zum verkehrten Geschlecht . . .

Von der zu Lebzeiten ebenso berühmten Elizabeth Barrett Browning (1806–1861) ist heute nur noch der Schatten einer romantischen Legende zurückgeblieben. Wahrscheinlich aufgrund ihrer strengen Abgeschiedenheit von der Außenwelt, die Vater Barrett seiner Lieblingstochter »Ba« – ihr Spitzname, die Abkürzung von »Baby« – auferlegte, kamen Elizabeths Talente schon früh zum Ausdruck. Im Alter von acht Jahren lernte sie bereits Griechisch und Latein, und als sie zwölf Jahre alt war, schrieb sie ihr erstes Gedicht, das ihr Vater 1820 anonym veröffentlichen ließ. Im selben Jahr erlitt sie, nach einem Sturz vom Pferd, eine schlimme Rückenverletzung, die sie zwang, lange Zeit das Bett zu hüten. Sie wuchs zu einem schwachen, »behinderten« Mädchen heran, dessen Gesundheit der Familie viel Sorgen bereitete. Die verordnete Bettruhe brachte sie zu noch mehr Tagträumerei, Lesen und Schreiben. Die enge Beziehung zu ihrem anspruchsvollen, überbeschützenden Vater wurde noch stärker, als ihre Mutter, eine unauffällige Gestalt im Hintergrund dieser intellektuellen Bürgerfamilie, 1829 starb. Die Familie zog 1835 nach London, wo Elizabeth, der Stolz ihres Vaters, schon bald den Ruf eines »literarischen Genies« erwarb. Ihre zerbrechliche Gesundheit schien sie aber zu einem Leben als alte Jungfer zu verdammen, besonders als sie zwischen dreißig und vierzig

Jahren Blut zu spucken begann. Sie wurde zu einer Ruhekur an die See geschickt, aber während dieses Aufenthalts ertrank ihr Lieblingsbruder. Tief erschüttert durch diesen Schock, mußte sie zurück nach London gebracht werden.

Drei Jahre lang, zwischen 1841 und 1845, blieb Elizabeth bettlägerig in einem verdunkelten Zimmer, wo nur ihr Hündchen ihr täglich Gesellschaft leistete. Niedergeschlagenheit und Schwäche hinderten sie am Gehen. In dieser Zeit fing sie an, Morphium gegen die starken Schmerzen und die Schlaflosigkeit zu nehmen. Ein Briefwechsel brachte sie mit dem Dichter Robert Browning (1812–1889) in Kontakt. Ihr Vater hatte nichts gegen die »intellektuellen« Besuche dieses bekannten Dichters einzuwenden, der anscheinend einen günstigen Einfluß auf Bas Gesundheit ausübte. Aus den Gesprächen am Krankenbett entstand jedoch eine geheime Verliebtheit. Im Jahre 1846, als Elizabeth eine Entscheidung über eine erneute Ruhekur im Süden fällen mußte, beschloß sie, Robert zu heiraten. Die Ehe wurde unter strengster Geheimhaltung geschlossen, denn Elizabeth wußte, daß ihr Vater diese niemals gutheißen würde. Und tatsächlich, was er ihren anderen Schwestern angetan hatte, wurde auch ihr zuteil. Von dem Tag an bis zu seinem Tode wollte er keinen Kontakt mehr mit ihr haben. Die Brownings zogen nach Italien, wo sie sich niederließen. Elizabeth blühte in den ersten Jahren der Ehe auf, obgleich sie zerbrechlich, bleich und morphiumabhängig blieb. Im Jahre 1849 schenkte sie einem gesunden Sohn das Leben, und in den darauffolgenden Jahren stieg ihr Ruhm in literarischen Kreisen. Ihre Gesundheit ließ jedoch allmählich nach, und nach dem Tod ihres Vaters im Jahre 1857 verschlechterte sich ihr Zustand zusehends. Vier Jahre später war sie nur noch ein bemitleidenswertes Wrack: Sie spuckte sehr viel Blut, verlor ihren Appetit und sah aus wie ein lebendes Gerippe. Ihr schmerzlicher Tod war gleichzeitig ein Höhepunkt der romantischen Tragik. Als sie in jener Nacht im Juni 1861 von schmerzhaften Hustenanfällen geplagt wurde, setzte Robert sich an ihr Bett. Während er sie hochhob, fragte er: »Wie geht es dir, Liebste?« – »Beautiful«, war ihr letztes Wort, und sie starb lächelnd in seinen Armen.

Elizabeth Barrett Browning verkörperte den Mythos der

»engelhaften Kranken«, und ihr Leben verlief nach dem melodramatischen Muster der romantischen Liebe. Nach Meinung des amerikanischen Psychologen Carol R. Lewis paßt ihre Geschichte zu der Lebensbeschreibung einer Anorexia-nervosa-Patientin (518). Lewis interpretiert die biographischen Quellen über die Barretts im Licht der modernen Systemtheorien über »typische« Verhältnisse in von Magersucht betroffenen Familien. Elizabeth hat demnach durch ihre Behinderung eine Art Opferrolle erfüllt, die es den anderen Kindern ermöglichte, sich aus dem engen Familienverband zu lösen. Sie selbst hatte nicht die Kraft, sich aus der Bindung an ihren Vater zu befreien, der sie daheim wie in einem weltabgeschiedenen Sanatorium vor allem Unheil behüten wollte. Das eigene Leben, das ihr blieb, war die Flucht in Tagträume und Poesie, bis sie von dem liebevollen Robert aus dem »Käfig« ihres Krankenbetts befreit wurde. Lewis' Deutung fehlt jedoch ein solides Fundament: Es handelt sich hier größtenteils um ein Hineininterpretieren der fragmentarischen Familienmerkmale, von denen übrigens keineswegs bewiesen ist, daß sie typisch sind für eine Anorexia-nervosa-Familie (459). Andere Theoretiker hätten vielleicht ein Argument für eine Anorexia-nervosa-Problematik darin gefunden, daß Elizabeth sich in eine intellektuelle, kindlich asexuelle Welt zurückgezogen hatte. Man hätte beispielsweise auch von einem Identitätskonflikt oder von Angst vor dem Erwachsensein sprechen können. Als Elizabeth mit zwölf Jahren eines der ersten feministischen Bücher las, beeindruckte dieses sie sehr: »Während meiner ganzen Kindheit kannte ich einen beständigen Protest gegen die Natur, die mich zur Frau machte« (478). Aber wie viele viktorianische Frauen müssen in diesem Sinn über ihr Geschlecht geurteilt haben? Auch dies kann man nicht als schlüssigen Beweis für eine Anorexia nervosa bezeichnen.

Im Gegensatz zu Byrons Verhalten finden wir bei Elizabeth nur wenige Andeutungen, um ohne übermäßige Spekulationen von Magersucht sprechen zu können. Als sie Robert Browning zum ersten Mal begegnete, wog sie nur 39,5 Kilogramm bei einer Größe von 1,53 Meter. Wir wissen auch, daß sie vor ihrer Ehe nur sehr wenig aß, was ihrem Vater, der mehrmals davor warnte, daß eine Diät aus trockenem Toast sie nicht gesund machen könne, viele Sorgen bereitete. Außerdem stellte sich heraus, daß ihr Schoßhündchen häufig die Reste ihrer ohnehin schon spärlichen Mahlzeit bekam. Diese Hinweise reichen jedoch nicht aus, um von Anorexia-nervosa-Symptomen zu sprechen. Die bettlägerige Elizabeth brauchte wahrscheinlich nicht viel Nahrung – sie war keineswegs hyperaktiv –, und außerdem läßt die Tatsache, daß sie Blut spuckte, eine Tuberkulose vermuten, was die Ärzte damals auch annahmen. Schließlich gab es noch die geheimnisvollen Rückenschmerzen, die sie so lange mit Morphium unterdrückte, bis sie nicht mehr ohne diese Droge auskam – Morphium hemmt übrigens den Appetit. Kurz, eine fundierte Diagnose für die mysteriöse Krankheit der Elizabeth Barrett Browning läßt sich nicht stellen. Das wichtigste Element ist wahrscheinlich das Geheimnis um diese Krankheit, das Zeitgenossen schon bald dazu verleitete, Spekulationen über die wahre Art ihrer Erkrankung anzustellen. Sie war ein Bestandteil des Mythos um ihre Person, die sie selbst in stillschweigendem Einverständnis mit ihrem Vater geschaffen hatte. Man kann ihrer tragisch-romantischen Lebensgeschichte noch einen passenden Epilog hinzufügen: Dem literarisch Interessierten ist sie häufig nur noch als Gattin des Dichters Robert Browning bekannt, des Mannes, dem es gelang, sie für ein Jahrzehnt aus einem morbiden Mythos zu befreien.

Die Zeit verwischte auch die Erinnerung an eine andere viktorianische Schriftstellerin. Kunstkenner bringen den Namen Rossetti mit der präraffaelitischen Malerei in Verbindung. Dante Gabriel Rossetti (1828–1882) gehörte zu den wichtigsten Wegbereitern und Verbreitern dieser einflußreichen Kunstbewegung, die der neuromantisch-viktorianischen Sehnsucht nach der Vergangenheit Ausdruck verlieh (465). Diese Künstler suchten wieder anzuknüpfen an edle Erzählweise und die detailgetreue Naturwiedergabe der italienischen Renaissancemalerei vor Raffael. Ihren Ruhm verdanken sie den historischen oder allegorischen Gemälden, auf denen geheimnisvolle Frauen erscheinen, von der verklärten Engelsgestalt bis hin zur erbarmungswürdigen Melancholikerin – eine faszinierende Mischung von Mystik und Sinnlichkeit. Die typische präraffaelitische

Frau war das Gegenteil von Rubens' Schönheitsideal. Die strengen Linien ihres bleichen Antlitzes und die zierliche Schlankheit ihrer Figur wurden zum »Markenzeichen« der »neuen Frau«, einmal der Prototyp der romantischen Schwindsüchtigen, dann wieder die Verkörperung der femme fatale. Eines von Rossettis Lieblingsmodellen war seine jüngere Schwester Christina Georgina Rossetti (1830–1894). Christina führte ein zurückgezogenes Leben, sehr fromm und kontemplativ, fast wie eine Nonne – sie hatte auch häufig daran gedacht, in ein Kloster zu gehen. Aufgrund ihres strengen anglikanischen Glaubens lehnte sie zwei Heiratsanträge ab, und sie weigerte sich, ein Buch zu lesen, in dem nur die kleinste unreligiöse oder unsittliche Andeutung vorkam. Religiöse Themen beherrschten ihre Poesie, und in ihrem Werk, besonders am Ende ihres Lebens, äußerte sie die Besorgnis über den moralischen Zerfall der Gesellschaft und die sozialen Probleme wie Prostitution, Arbeitslosigkeit und Armut. In ihrem Leben gab es keinen Platz für Sentimentalität und Romantik. Ihre Gedichtbände waren häufig melancholisch, aber ohne einen Anflug von Melodramatik. Der Gedanke an den Tod ließ sie nicht los, ebensowenig die Furcht, für ewig von Gott verdammt zu sein. Als sie neunundzwanzig Jahre alt war, schrieb Christina ›Goblin Market‹, das Titelgedicht des gleichnamigen Bandes, der 1862 erschien. Es ist eine Allegorie über die Verlockungen der Sünde und die Erlösung des Sünders, der sich in Liebe aufopfert.

Eine neuere Analyse von ›Goblin Market‹ von Paula Marantz Cohen folgert, daß das Gedicht auf eine Anorexia nervosa seiner Verfasserin schließen läßt (476). Im Grunde stützt die Autorin diese Diagnose auf eine weitgehende psychologische Interpretation, die sich vor allem auf das Thema der Selbstverleugnung konzentriert: die Spannung zwischen der Versuchung – Sexualität, Nahrung – und der Entsagung – Askese, Fasten. Cohen glaubt, in dem Gedicht lauter symbolische Merkmale der Magersuchtproblematik zu erkennen, wie auch Christinas Biographie Hinweise auf diese Diagnose enthalten soll. Die Autorin führt auch die Familienbindungen der Rossettis als Erklärung an, wodurch die diagnostische Methode große Ähnlichkeit mit der Analyse im Fall der Elizabeth Barrett Browning hat. Auch in diesem Fall sind die Tatsachen spärlich. Wir wissen über Christina Rossetti, daß in ihrem Leben zwischen zwölf und sechzehn Jahren eine mysteriöse Wende stattfand: Das attraktive, aufgeschlossene Kind wurde durch eine rätselhafte Krankheit, deren Ursache nie festgestellt werden konnte, still und schwermütig. Auch soll sie in ihrer Jugend mager gewesen sein, während sie in späteren Jahren »over-plump« war – Christina bezeichnete sich in Briefen selbst als »dicke Dichterin«. Anhand dieser knappen Hinweise, eingebettet in ein spirituelles Leben, in dem die irdische Existenz verleugnet wurde, läßt sich Cohen zufolge mit Sicherheit schließen, daß es sich um Magersucht handelte. Uns überzeugt diese Argumentation jedoch nicht, da keine wesentlichen Informationen über Christinas vermeintliches magersüchtiges Verhalten vorliegen. Der Eckpfeiler in Cohens Argumentation ist die Deutung von Christinas Skrupeln und ihrer religiösen Hingabe als Flucht aus einer Welt voller sinnlicher Genüsse und sexueller Versuchungen. Aber wie viele Mädchen und Frauen, die die Abgeschiedenheit eines Klosters suchen, müßte man dann »verdächtigen«? Und ist die Prüderie einer viktorianischen Frau nicht eher ein Zeichen der Zeit als das Zeichen einer Erkrankung?

Zwei Jahre, bevor ›Goblin Market‹ veröffentlicht wurde, und ein Jahr, bevor Elizabeth Barrett Browning starb, wurde der schottische Schriftsteller Sir James Matthew Barrie (1860–1936) geboren. Sein bekanntestes Werk ist ›Peter Pan‹, der Junge, der nicht erwachsen werden wollte – ein Theaterstück, das am 24. Dezember 1904 uraufgeführt wurde. Wenn manche Mediziner heute noch die Anorexia nervosa als »Peter-Pan-Syndrom« bezeichnen, dann stützt sich dies vor allem auf das Kernthema des ewigen Kindseins (489). Ebendies ist auch ein interessantes Thema in Barries eigenem Leben. Als Kind war er zunächst ein ganz normaler Junge, der im Schatten seines älteren Bruders David, des »brillanten« Lieblingssohns seiner Mutter, stand. Als David kurz vor seinem vierzehnten Geburtstag beim Eislaufen tödlich verunglückte, versank seine Mutter in tiefe Trauer und Depression. Zuerst weigerte sie sich, zu sprechen und zu essen, und sie hütete über ein Jahr das Bett. Bei einem Versuch, sie zu trösten und aufzumuntern, versprach James ihr, daß auch er ein berühmter Mann werden würde, der sie ebenso stolz machen würde, wie David es getan hätte. James hielt sein Versprechen, aber auf besondere Art: Er wurde nicht nur ebenso brillant wie sein Bruder, sondern blieb auch in physischer Hinsicht der pubertäre Junge, der David gewesen war, als er starb. James wurde tatsächlich nicht größer als 1,53 Meter und sah mit dreißig Jahren noch wie ein Junge aus. Von einigen Romanzen abgesehen, wurde er auch in sexueller Hinsicht nie erwachsen. Seine im Alter von vierunddreißig Jahren eingegangene Ehe mit einer Schauspielerin wurde nie vollzogen.

Für Barries Wachstumsstillstand gibt es sicherlich eine körperliche Erklärung: eine unvollendete Pubertät infolge einer hormonalen Störung. Andererseits verführt seine Lebensgeschichte zu einer psychophysiologischen Erklärung: Ist es möglich, daß er, genau wie sein Peter Pan, unbewußt nicht wachsen wollte? Kinderärzte kennen den sogenannten »psychosozialen Zwergwuchs«, eine Verzögerung oder ein Stillstand des normalen Wachstums, ohne daß eine körperliche Ursache festgestellt werden kann. Bei kleinen Kindern liegt dem häufig eine emotionale Vernachlässigung oder Unterernährung im Zusammenhang mit einer gestörten Eltern-Kind-Beziehung zugrunde. Bei pubertären Jugendlichen kann es auch eine Form von »verborgener« Anorexia nervosa sein. Eine strikte Nahrungseinschränkung in den vorpubertären Jahren kann tatsächlich die normale physische Reifung hemmen, was sich allerdings meistens beheben läßt, wenn die Ernährung wieder ausreichend ist. Dennoch gibt es Beschreibungen von Anorexia-nervosa-Fällen sowohl bei Mädchen als auch bei Jungen, in denen normales Wachstum nicht mehr oder nur unvollständig eingesetzt hat.

Litt James Barrie an einer solchen unerkannten Anorexia nervosa? Wir können dies nicht mit Sicherheit behaupten, da uns keine medizinischen Informationen und Angaben über sein Eßverhalten vorliegen. Wenn wir uns die literarischen Schöpfungen Barries ansehen, dann stoßen wir darin auf einige psychologisch interessante Motive. Das vollkommen in Vergessenheit geratene Drama ›Little Mary‹ weist bereits die Thematik auf, die im darauffolgenden

Stück ›Peter Pan‹ weiter ausgesponnen wurde. In ›Little Mary‹ ist die Hauptfigur Moira – »das Schicksal« in der griechischen Mythologie. Als sie zwölf Jahre alt ist, weiht ihr Großvater, ein Apotheker, der nicht so recht an seinen Beruf glaubt, sie in die Geheimnisse seines Lebenswerks ein: ein voluminöses Buch, in dem er für alle irdischen Leiden ein unbekanntes Heilmittel eingetragen hat. Nach dem Tod ihres Großvaters setzt Moira, die inzwischen achtzehn Jahre alt ist, seine Weisheit in die Praxis um, und sie wird zur wundertätigen Heilerin. Ihre Aufnahme in eine adlige Familie – die Barrie ironisch als faul und überernährt schildert – bringt tiefgreifende Veränderungen mit sich: Alle stehen jetzt früh auf, essen weniger und sind viel aktiver. Außerdem gelingt es Moira, die Dame des Hauses zu heilen. Diese war nach dem Verlust ihres Geliebten sehr niedergeschlagen und konnte nicht mehr gehen – hier fällt die Ähnlichkeit mit Barries Mutter auf. Als Moira diese Genesung erklären soll, enthüllt sie ihr Geheimnis, vor allem auf die Bitte eines Onkels hin, der sie schon als Kind in der Apotheke ihres Großvaters gekannt hatte. »Menschen leiden, weil sie zuviel essen«, erklärt sie. Der wahre Schuldige an allen Leiden sei demnach auch »das Organ«, das sie euphemistisch als »little Mary« bezeichnet: der Magen! Zu der geheilten Lady sagt sie: »Als das Gewicht Ihres Organs beseitigt war, konnten Sie wieder normal denken.« Die Familie findet diese Erklärung jedoch abscheulich, und Moira wird verstoßen. Nur der Onkel hält zu ihr und macht ihr einen Heiratsantrag, um so das Wunder der Verjüngung zu erleben. Moira gibt ihm ihr Jawort, und damit endet das Stück.

In ›Little Mary‹ hat das »Gewicht« des Alltags eine doppelte Bedeutung. Einerseits ist damit das Körpergewicht gemeint, das durch Essen zunimmt. Andererseits wird mit diesem Begriff die Last eines sorgenvollen Lebens bezeichnet. Moira erlöst ihre Patienten von der physischen und psychischen Last, die ihnen das Leben »schwer« macht, indem sie sie dazu bewegt, weniger zu essen und ein aktiveres Leben zu führen. Sie empfiehlt anscheinend einen magersüchtigen Lebensstil als Mittel gegen die Leiden des Körpers und der Gesellschaft, aber eigentlich sollte das Rezept ein Geheimnis bleiben. War Anorexia nervosa auch Barries persönliches Geheimnis? War es seine Methode, um die Last von der Depression seiner Mutter – Nahrungsverweigerung, Bettlägerigkeit – auf sich zu nehmen und gleichzeitig zu verhindern, daß er erwachsen wurde, damit er den Platz seines verstorbenen Bruders einnehmen konnte? Die Empfehlung, wenig zu essen, als Mittel für ein gesundes, aktives Leben wird in ›Peter Pan‹ auf geradezu phantastische Weise wiederholt: In diesem Stück will der kleine Junge so leicht sein, daß er sogar fliegen kann – welche magersüchtige Ballerina träumt nicht von einem so federleichten Körper? (59) Barrie identifizierte sich mit Kindern, die nicht aufwachsen wollten oder konnten. Es ist die Phantasie der ewigen Kindheit, in der man niemals mit den Lasten eines »erwachsenen« Lebens konfrontiert wird: konfliktreiche Sexualität, Verlust und Trauer, Depression und Tod. Zugegeben, dies sind psychologische Interpretationen, die von der Analogie zwischen Biographie und literarischem Thema ausgelöst werden. Beweise für Barries eventuelle Anorexia nervosa gibt es nicht. Aber kulturhistorisch behandelt sein ›Peter Pan‹ ein interessantes Thema: Das Stück personifiziert die Problematik der wachsenden Kluft zwischen Kindern und Erwachsenen, und dies in einer Zeit – kurz nach der Jahrhundertwende –, in der Psychologen, Psychiater und Pädagogen gerade begannen, sich über die problematische Adoleszenz Sorgen zu machen.

Als ›Peter Pan‹ 1904 uraufgeführt wurde, war Franz Kafka (1883–1924) gerade erwachsen geworden. In den zwanzig Jahren, die ihm noch blieben, verfaßte er ein meisterhaftes Werk, in dem auch das Thema des asketischen Hungerns eine gewisse Rolle spielt, vor allem in der ergreifenden Erzählung ›Ein Hungerkünstler‹. Dieses Werk hat zahlreiche Interpretationen gefunden, darunter zahlreiche Versuche, es allegorisch zu deuten (483). Man hat in ihm eine Parabel über die Rolle der Religion und vor allem der Kunst und des Künstlers in der heutigen Gesellschaft gesehen oder auch des Gegensatzes zwischen Askese und Vitalität, verkörpert in der Gestalt des Panthers. Unabhängig von solchen Betrachtungen haben wir darauf hingewiesen, daß Kafka die Schaustellung eines Hungerkünstlers, die er aus eigener Anschauung gekannt haben muß, darstellt.

Doch mehr noch: Kafkas Beschreibung des Seelenlebens des Hungerkünstlers zeugt von einer psychologischen Einsicht, die er kaum den Veröffentlichungen über derartige Schaustellungen entnommen haben kann. Eine gewisse Praxis des Hungerns scheint Kafka selbst nicht fremd gewesen zu sein. Sein Leben kann mit Sicherheit als asketisch bezeichnet werden: Sexualität fand er beängstigend, und er nahm weder Alkohol noch Fleisch zu sich, um sich ein körperliches Gefühl der Reinheit und Naturverbundenheit zu verschaffen. Er litt seit seiner Jugend an Eßstörungen. Obwohl er häufig selbst kaum etwas aß, beobachtete er gern essende Menschen und phantasierte regelmäßig über Freßorgien. Er war unglücklich über seinen Körper. In Briefen an Milena Jesenská lamentierte er wiederholt über seine Magerkeit. »Ich bin der magerste Mensch, den ich kenne«, lautet eine seiner Äußerungen. Aber dies alles hielt ihn nicht davon ab, sich körperlichen Anstrengungen wie Schwimmen, Gymnastik und Laufen zu unterziehen (485). Aus seinen Romanen, Erzählungen und Briefen geht hervor, daß er sich stark mit dem Essen beschäftigte: Nicht weniger als über fünfhundert Stellen in seinem Gesamtwerk können hierfür als Beweis angeführt werden. Diese Tatsache, zusammen mit dem familiären geistigen Klima in der Familie Kafka, seiner perfektionistisch ehrgeizigen Einstellung gegenüber seinem literarischen Werk, seiner depressiven, zwanghaften Persönlichkeit, seiner Einsamkeit, seiner gestörten sexuellen Entwicklung und den Problemen bei seinem Streben nach Unabhängigkeit führen manchen zu der Vermutung, daß Kafka an Anorexia nervosa litt.

Kafkas Erzählung über den Hungerkünstler soll demnach die literarische Verarbeitung seiner eigenen Magersuchtproblematik sein. Dem deutschen Psychiater Gerd Schütze zufolge stellt Kafka dort das Wesen, die Tragik und die Sehnsucht der Magersüchtigen in einer Weise dar, die nur einem Betroffenen vorbehalten ist (540). Dies wird anschaulich illustriert mit Kafkas Beschreibung des unfreiwillig-freiwilligen Hungerns und des Hungerzwangs, der das Verlangen zu essen besiegt, aber dennoch zu keiner Zufriedenheit mit der eigenen Person führt. Außerdem enthält seine Erzählung, so meint Schütze, noch eine andere Problematik, mit der Kafka sein Leben lang gekämpft hat: die Entscheidung zwischen Schreiben und Leben. Es gelang Kafka nicht, dieses Problem auf befriedigende Weise zu lösen. In der Geschichte symbolisiert dies der Panther, der Inbegriff der Lebenskraft, der den Platz des Hungerkünstlers nach seinem Tode einnimmt. Auch Magersüchtige stehen vor dem Problem, die Körperlichkeit in die gesamte Persönlichkeit zu integrieren, meint Schütze: »Ähnlich dem Hungerkünstler gelingt es trotz intensiver Suche den Magersuchtkranken nicht, Nahrung zu finden, die ihnen schmeckt; es gelingt ihnen nicht, die Einheit aus körperlichem und geistigem Sein unter den Belastungen der Pubertät und Adoleszenz stabil zu halten.«

Ernst Verbeek, ehemals Professor der Psychiatrie an der Reichsuniversität von Gent in Belgien und Anorexia-nervosa-Spezialist, der die Persönlichkeit und das Werk Kafkas eingehend untersuchte, schließt sich in seiner Analyse größtenteils Schützes Auffassungen an (563). Verbeek weist auf den Größenwahn und den Narzißmus der Magersüchtigen wie auch des Hungerkünstlers und Kafkas selbst hin, bei dem er neben einem Anorexia-Syndrom eine narzißtische Neurose als Entwicklungsstörung feststellt. In der Erzählung vom Hungerkünstler setzt Kafka einerseits das Hungern dem Leben gleich, andererseits gibt er dem Hungern die eher tragische Bedeutung des »Hungers nach dem Leben, der niemals gestillt sein wird«. Hungern und Leben erhalten hier eine doppelte Bedeutung in der Spaltung zwischen Geist und Körper, der Lebensohnmacht und der Lebenslust. Verbeek zufolge liegt die Raffinesse der Geschichte über den Hungerkünstler »in der Kombination seiner Eßstörung, die ›Anorexia nervosa‹ heißt, mit der Scheinaskese in der Form von Ekel vor dem Schmutzigen, dem Dreckigen und mit dem Schreiben, das mit einer Entsagung des Lebens einhergeht«.

Ähnliche Übereinstimmungen zwischen Kafkas Hungerpraxis und der Magersucht wurden kürzlich auch von einem anderen Anorexia-Spezialisten, dem Münchner Psychiater Manfred Fichter, festgestellt (485). Auch er betont die mehrmals auftauchenden Hinweise auf das Hungern und die Askese in Kafkas Leben und Werk. Ferner weist er auf Kafkas sado-masochistische Phantasie und die selbstvernichtende Vernachlässigung seiner eigenen Gesundheit hin. Fichter glaubt, bei Kafka eine für Magersüchtige typische psychologische Problematik zu erkennen: den Ehrgeiz und den Perfektionsdrang verbunden mit einem unbefriedigten Streben nach Anerkennung durch andere; dem konfliktbeladenen Lösungsprozeß aus der Abhängigkeit von seinen Eltern, der problematischen Entwicklung der eigenen sexuellen Identität, den unerfüllten Sehnsüchten, der ausbleibenden Selbstbestätigung und schließlich der Einsamkeit. Ob all diese Deutungsversuche letztendlich Kafkas Persönlichkeit und seinem Werk oder der Phantasie der Psychiater zuzuschreiben sind, lassen wir hier offen.

Beruhten die Indizien für eine Anorexia-nervosa-Diagnose bei Barrett Browning, Rossetti und Barrie auch auf Spekulationen, so gilt dies nicht für Byron und Kafka. Aus ihrem Denken und Handeln geht eindeutig eine magersüchtige Lebensführung hervor. Es bleibt allerdings bei einer postumen Diagnose. Bei Byron ist dies verständlich, denn er lebte ein Jahrhundert zu früh. Bei Kafkas Geburt hatte die Anorexia nervosa allerdings schon einen festen Platz in der Medizin. Dennoch konnte er zu Lebzeiten einer Diagnose entgehen. Es war natürlich die Tuberkulose, die damals eine viel annehmbarere Erklärung war. An eine mögliche Magersucht dachte man gar nicht, wahrscheinlich auch deshalb, weil es sich hier um einen Mann handelte. Obwohl sie heute viel bekannter ist, wird die Diagnose bei Männern wahrscheinlich noch immer häufig verkannt. Beim anderen Geschlecht hingegen hat eine magersüchtige Lebensführung im 19. Jahrhundert – und besonders in den letzten Jahrzehnten – sich zu einem modischen Leiden entwickelt.

Die mysteriöse Epidemie

Neben Fitneßtraining, Abführmitteln, Appetithemmern und dubiosen Präparaten zum Abnehmen halten zahllose Frauen regelmäßig Diät, um so schnell wie möglich das »Idealgewicht« zu erreichen. Die weite Verbreitung dieser Schlankheitsmonomanie ist ein modernes Phänomen. Vor gar nicht so langer Zeit konnte die Mehrheit der Bevölkerung sich derartige »Schlankheitskuren« gar nicht erlauben. Fettleibigkeit und erst recht Kontrolle über die Nahrungsaufnahme gehörten für die meisten Menschen zu den Wunschträumen. Der Alltag stand ja fortwährend im Zeichen des Überlebens. Jeden Tag mußte man sich genügend Nahrung verschaffen, um nicht zu verhungern. Bei einer so unsicheren Existenz, die bis ins 19. Jahrhundert von einer Hungersnot bedroht werden konnte, lag das Streben nach Schlankheit keineswegs auf der Hand. Wie jeder mit eigenen Augen sehen konnte, verstanden sich Hunger und Magerkeit dafür zu gut mit dem Tod. In Zeiten, in denen fortwährend Nahrungsmangel drohte, war es keineswegs empfehlenswert, eine schlanke Linie anzustreben, und schon gar nicht für Frauen, deren Körper von der täglichen Arbeit, mehreren Schwangerschaften und langen Stillzeiten stark in Anspruch genommen wurde. Deshalb verfügte die Volksmedizin auch über zahlreiche Mittel, um der Magerkeit Einhalt zu gebieten: Zunehmen statt abnehmen war für manch einen jahrhundertelang die Devise (38).

Nicht jedermanns Leben wurde vom Hungergespenst bedroht. Während die Masse um das Überleben kämpfen mußte, konnte eine kleine, privilegierte Elite sich an üppigen Mahlzeiten laben. Man denke nur an die Freßorgien im antiken Rom oder an die Festmahle an den Höfen des Adels im Mittelalter. Die auserwählte Gesellschaft, die sich daran beteiligte, konnte sich auch den Luxus erlauben, über Fettleibigkeit und die Notwendigkeit abzunehmen zu klagen. Indizien dafür, daß das Leben in diesen Kreisen häufig von dieser Sorge beherrscht wurde, gibt es allerdings nicht. Trotzdem schienen manche Wohlhabenden ihre Fettleibigkeit für ein Problem zu halten. Bereits in den Werken aus der Antike finden wir Kommentare über die Polysarcia – wörtlich: »viel Fleisch« – und eine geeignete Therapie wie Bewegung und Diäten. Dieses Interesse war jedoch weniger aus ästhetischen Gründen entstanden als aus dem Bewußtsein, daß ein übermäßiger Körperumfang Unbequemlichkeiten und gesundheitliche Gefahren mit sich brachte. Dennoch kann man die Einstellung gegenüber der Korpulenz jahrhundertelang als eher positiv bezeichnen. Wie Magerkeit mit Armut, Krankheit und Elend assoziiert wurde, so verknüpfte man ein gewisses Maß an Korpulenz, »embonpoint«, mit Wohlstand, Gesundheit und Glück. Lange Zeit erhöhte eine mäßige Dickbäuchigkeit für Männer den Status und war aus diesem Grund sehr begehrt. Damit ist auch die Veröffentlichung von Büchern und Werbeanzeigen bis ins späte 19. Jahrhundert, in denen Mittel gegen Magerkeit angepriesen wurden, erklärt.

Obgleich Frauen heute die hauptsächliche Zielgruppe von Abmagerungskampagnen sind, galt doch jahrhundertelang für sie ein Körperideal, das uns heute recht fleischig erscheint. Ein Beispiel dafür sind die Frauengestalten, die der flämische Barockmaler Peter Paul Rubens in der ersten Hälfte des 17. Jahrhunderts auf seinen Gemälden verewigte. Ein solches Schönheitsideal war nicht nur eine Frage der Ästhetik. Mollige Frauen boten Heiratslustigen auch praktische Vorteile: Wer gut im Fleische war, dem wurde eine robuste Gesundheit zugeschrieben. Wie das prähistorische Bildwerk der fettleibigen ›Venus von Willendorf‹ bereits symbolisierte, versprach Korpulenz außerdem Fruchtbarkeit. Sie war die sichtbare Garantie für Nachwuchs, eine nicht ganz unwichtige Angelegenheit in einer Zeit, in der viele Menschen das vierzigste Lebensjahr nicht erreichten und Kindersterblichkeit eine Plage in nahezu jeder Familie war. Erst als seit dem 18. Jahrhundert für breitere Bevölkerungsschichten mehr Nahrung vorhanden war, zeigten sich die ersten Anzeichen einer Wende. Die bessere Nahrungsversorgung verringerte für die Aristokratie die Möglichkeit, sich durch die zu verzehrende Nahrungsmenge von dem aufstrebenden Bürgertum zu unterscheiden. Die sorgfältige Zubereitung einer verringerten Menge von Speisen, in denen sich der »verfeinerte Geschmack« gut äußerte, wurde jetzt ein geeignetes Mittel, um die Klassenunterschiede hervorzuheben. Parallel zu dieser »Zivilisierung des Appetits« veränderte sich auch langsam das Schönheitsideal. Statt eines molligen Körpers wurde die schlanke Linie in den höheren (Damen-)Kreisen attraktiv. Schlankheit wurde damit ein neues Mittel, um sich von den niedrigeren Klassen zu unterscheiden.

In der zweiten Hälfte des 18. Jahrhunderts fingen die ersten Frauen aus ästhetischen Gründen an, ihren Körper nach dem gängigen Modebild zu modellieren. Zuvor hatten sie schon versucht, durch besondere Eßgewohnheiten den für wirkliche Schönheiten unentbehrlichen weißen Teint zu erzielen. Jetzt wurde auch eine bestimmte Figur ein Anlaß zur Sorge. Die Damenmode dieser Zeit schrieb eine »Sanduhrfigur« – breite Hüften, großer Busen – vor, und dafür war eine Wespentaille unentbehrlich. Junge Frauen wurden deshalb in enge Korsetts geschnürt, während manche auch ihre Zuflucht zu einer Diät suchten. Daß dies schon im 18. Jahrhundert aus dem Gleis geraten konnte, belegt das oben beschriebene Beispiel von Erasmus Darwin. Ein anderes extremes Beispiel zitiert eine Abhandlung von 1768 des Schweizer Arztes Francis de Valangin (1725–1805). Einer jungen Dame, die zur Korpulenz neigte, wurde empfohlen, saure Speisen zu essen, um abzunehmen. Dies löste jedoch eine Reihe von hysterischen Erkrankungen aus, die sich durch die mangelhafte Nahrung noch verschlimmerten. Obwohl sie ihre »saure Diät« aufgegeben hatte, lebte die junge Dame nur noch von Tee und einer geringen Menge Brot. Mit dieser Diät brachte sie sich jedoch an den Rand des Todes. Als der Arzt sie schließlich dazu bewegen konnte, täglich etwas mehr zu essen und auch ein wenig Wein zu trinken, erholte sie sich bald. Diese Beschreibung ist ein frühes Beispiel für ein Mädchen, das sich mit seinem erbarmungslosen Streben nach Schlankheit fast umbrachte. Aber es dauerte noch eine Weile, bis das Virus des Schlankheitswahns zahllose Mädchen dazu brachte, sich dieser Dame anzuschließen.

Dem Leser wird inzwischen klar sein, daß wir nach historisch belegbaren Zusammenhängen zwischen der Verbreitung des Schlankheitsideals und der Magersucht in Wohlstandsländern suchen. Indem wir die Anorexia nervosa als »kulturgebundenes Syndrom« bezeichneten, deuteten wir bereits an, daß ihre epidemische Ausbreitung nicht so rätselhaft ist, wie es zunächst scheinen mag: Der Kern der Erklärung liegt in der Verknüpfung von weiblicher Schönheit, Körperkultur und Selbstkontrolle (488). Wie oben gezeigt, boten die gesellschaftlichen und kulturellen Verhältnisse im letzten Viertel des 19. Jahrhunderts den Nährboden für das Erscheinen der Anorexia nervosa. Das bürgerliche Leben unserer Vorfahren enthält unseres Erachtens genügend Elemente, um das Auftauchen des neuen

Syndroms zu erklären. Dennoch gibt es auf den ersten Blick einige Unterschiede zwischen der Anorexia nervosa des »fin de siècle« und der heutigen Magersucht. Letztere ist zur Zeit recht bekannt, tritt relativ häufig auf und wird als morbider Magerkeitswunsch betrachtet. Aber war die Anorexia nervosa in vergangenen Jahrhunderten wirklich so selten, und lag nicht auch ihr eine Schlankheitsbesessenheit zugrunde?

Eine Untersuchung über die Häufigkeit einer bestimmten Erkrankung in vergangenen Jahrhunderten ist aus zwei Gründen ein schwieriges Unterfangen. Da die Kranken nicht systematisch registriert wurden, sind oft grobe Schätzungen anhand von unvollständigen oder unzuverlässigen Angaben erforderlich. Außerdem bereitet die damals übliche Terminologie häufig Schwierigkeiten mangels Eindeutigkeit oder Vergleichsmöglichkeiten mit der heutigen Krankheitslehre. Uns ist nur eine Studie über das Auftreten der Anorexia nervosa im 19. Jahrhundert bekannt. Der englische Psychiater William L. Parry-Jones untersuchte die Archive von vier psychiatrischen Anstalten und zwei allgemeinen Krankenhäusern aus dem Zeitraum von 1820 bis 1890 (23). Diese ausführliche Untersuchung bezog sich auf sechsunddreißigtausend Einweisungen in die erwähnten Anstalten. Es gab zahlreiche Fälle von Nahrungsverweigerung und Abmagerung, die mit einer auffälligen Form von seelischer Erkrankung – Melancholie, Manie, Dementia – zusammenhingen, die zu einer Einweisung des Patienten in die entsprechende Klinik geführt hatten. Dort wurde nur in dreizehn Fällen Anorexia nervosa vermutet, ohne daß diese Diagnose damals offiziell gestellt worden war. Interessant sind die Angaben aus den allgemeinen Krankenhäusern für den Zeitraum von 1870 bis 1917: Neben siebenundzwanzig Fällen, die Anorexia nervosa vermuten ließen, war diese Diagnose ausdrücklich bei neun Patienten im Alter zwischen sechzehn und dreiundvierzig Jahren gestellt worden. Es handelte sich dabei um sieben Frauen und zwei Männer. Eine andere bemerkenswerte Gegebenheit ist die seltene Chlorosis-Diagnose in diesen allgemeinen Krankenhäusern vor 1870 – nur zwei Fälle gegenüber einhundertdreiundzwanzig Fällen von Amenorrhoe –, während in den Jahren 1870/1871 und 1890 bis

1912 sechzig- beziehungsweise vierzehnmal die Diagnose Chlorosis gestellt wurde – davon dreizehn Fälle im Jahre 1903.

Aus der Untersuchung von Parry-Jones geht hervor, daß, von einem Fall im Jahre 1876 abgesehen, die Diagnose Anorexia nervosa nur nach 1890 registriert wurde, und zwar nur in allgemeinen Krankenhäusern. Diese Erkrankung wurde also hauptsächlich – wenn nicht gar ausschließlich – als medizinisch-somatische statt psychiatrische Erkrankung betrachtet. Eine andere interessante Feststellung ist das häufige Auftreten der Amenorrhoe und – noch faszinierender – der Chlorosis. Dies erklärt möglicherweise die noch geringe Kenntnis über Anorexia nervosa in medizinischen Kreisen gegen Ende des 19. Jahrhunderts. War Chlorosis vielleicht eine Variante der Anorexia nervosa? Wie wir in Kapitel 7 beschrieben haben, hatte die Chlorosis oder »Bleichsucht« einen festen Platz in der Krankheitslehre des 18. und 19. Jahrhunderts, verschwand aber bemerkenswert schnell in den Jahren um 1920 bis 1930. Vielleicht ist dies durch die Ähnlichkeit mit der Magersucht bedingt, die gerade in diesen Jahrzehnten bekannter wurde und häufiger als früher diagnostiziert wurde. Für das Verschwinden der Chlorosis sind zahlreiche Hypothesen aufgestellt worden. Veränderte Lebensbedingungen werden dabei am häufigsten genannt. Man vermutet, daß die Entstehung der Bleichsucht durch das Korsett begünstigt wurde, eine Mode, die vor allem im 19. Jahrhundert einen Höhepunkt erreichte und zu Beginn dieses Jahrhunderts langsam verschwand (327). So soll das Verschwinden der Chlorosis mit der zunehmenden Emanzipation der Frauen zusammenhängen. Andere Forscher schreiben den Untergang der aufkommenden Wohlstandsgesellschaft zu, wobei vor allem auf die bessere Nahrung hingewiesen wird (364). Im Grunde schließt sich diese Theorie der wichtigsten Begründung für das Entstehen der Bleichsucht an, die in ihr eine Form der Blutarmut oder Anämie sieht. Diese konnte verschiedene Ursachen haben, besonders Nahrungsmangel – Eisenmangel, Verzicht auf Fleisch – und Blutverlust – durch innere Blutungen, zum Beispiel bei Magengeschwüren oder durch häufigen Aderlaß. Das Absetzen des Aderlasses als Therapie, die Verbreitung der Eisentherapie und vor allem eine sorgfältige medizinische Diagnostik und angemessene Behandlungsweisen ließen die Bleichsucht jede Bedeutung verlieren (358, 359).

Aber auch als mysteriöse Erkrankung bei Mädchen und jungen Frauen hatte die Bleichsucht ihre soziokulturelle Bedeutung verloren, denn es tauchte eine neue rätselhafte Krankheit auf. Zur selben Zeit, als Ärzte die Chlorosis auf Anämie zurückführten und traditionell chlorotische Symptome wie das Ausbleiben der Menstruation und Eßstörungen vernachlässigten, erwarb die Anorexia nervosa sich einen festen Platz in der Medizin. In dieses »neue« Syndrom ließen sich die Symptome der klassischen Bleichsucht mühelos integrieren. Die Verwandtschaft zwischen Magersucht und Bleichsucht wurde vor allem von dem englischen Medizinhistoriker Irvine S. L. Loudon untersucht (334, 335). Dieser unterscheidet zwei Chlorosis-Arten. Bei der einen Form, Chloro-anaemia, handele es sich tatsächlich um Blutarmut. Die andere Form, Chloro-anorexia, habe die Blutarmut nur als sekundäres Merkmal und weise Ähnlichkeiten mit der Anorexia nervosa auf. So trete die Chloro-anorexia hauptsächlich bei Mädchen zwischen vierzehn und einundzwanzig Jahren auf und gehe meistens mit Eßstörungen einher, manchmal auch mit Abmagerung. Diese Ähnlichkeit rechtfertige jedoch noch keine Gleichsetzung, schreibt Loudon, der auch nicht glaubt, daß »Chloro-anorexia« und »Anorexia nervosa« verschiedene Namen für dasselbe Phänomen seien. Er hält es wohl für möglich, daß es sich bei beiden um die Ausdrucksformen von ähnlichen psychologischen Reaktionen auf die Pubertätsprobleme handelt.

Eine Überschneidung oder Verwechslung mit der Chlorosis kann teilweise erklären, warum es noch so lange dauerte, bis die Anorexia nervosa bekannt und diagnostiziert wurde. Trotzdem gab es zwischen beiden Krankheitsbildern erhebliche Unterschiede. Obwohl die Chlorosis häufig mit Eß- und Verdauungsstörungen einherging, handelte es sich dabei selten um extremen Nahrungsverzicht. Auch Abmagerung war eher die Ausnahme als die Regel bei der Chlorosis. Außerdem unterscheidet sie die besondere Attraktivität, die man bei diesen Patienten feststellte, eindeutig von den zuweilen abstoßend ausgezehrten Anorexia-nervosa-Patientinnen. Die Bleichsüchtige war wahrscheinlich der Inbegriff eines aristokratischen Schönheitsideals, besonders durch ihren blassen Teint. Schließlich wurden in den ersten Beschreibungen der Anorexia nervosa auffallende Merkmale betont, die bei Chlorosis-Kranken keineswegs festgestellt wurden: konfliktreiche Beziehungen zwischen den Eltern und der Kranken, ferner deren heftiger Widerstand gegen die medizinische Behandlung. Man kann die Anorexia nervosa also teilweise als Bleichsucht betrachten – als typisches Leiden in Zusammenhang mit der weiblichen Pubertät –, aber es gibt dennoch genügend Indizien, um Anorexia nervosa als »neues« Syndrom zu bezeichnen. Außerdem unterscheidet sie sich nicht nur von der Chlorosis, sondern auch von verschiedenen anderen Erkrankungen, bei denen ein gestörtes Verhältnis zur Nahrung zum Krankheitsbild gehört.

Im Gegensatz zu all diesen Erkrankungen scheint Anorexia nervosa eng mit der veränderten Körperkultur zusammenzuhängen: Magersucht wurde zum morbiden Zerrbild der Angst vor Fettleibigkeit. Dies bringt uns wieder zu der zuvor gestellten Frage: Inwieweit kann man schon bei den Magersüchtigen im 19. Jahrhundert von »Magersucht« sprechen? Die Berichte von Gull und Lasègue, die wir in Kapitel 8 erörtert haben, erwähnten nicht den Wunsch, dünner zu werden, oder die Angst, dick zu werden. Es ist aber bekannt, daß Magersüchtige diesen Wunsch für sich behalten oder die Frage danach sogar kategorisch verneinen mit dem Argument, daß sie »ungewollt« nicht mehr in der Lage seien, normal zu essen. Manche Patienten rechtfertigen ihre geringe Nahrungsaufnahme mit einer schmerzhaften oder beschwerlichen Verdauung. Derartige Rationalisierungen sind den heutigen Medizinern bestens bekannt, dasselbe gilt beispielsweise für die Einnahme von Abführmitteln gegen Verstopfung – daß diese Konstipation eine Folge der Diät ist, wird dabei nicht erwähnt. Es ist also sehr wahrscheinlich, daß die ersten Magersüchtigen ihre Ärzte mit solchen Rationalisierungen irregeführt haben (29). So glaubte Lasègue anscheinend seinen anorektischen Patienten das Argument, daß ein »schmerzhaft entzündeter Magen« sie am Essen hindere. Eine solche Erklärung lag in jener Zeit auch auf der Hand: Die »hystérie gastrique« und die verschiedenen Formen der Dyspepsie – das heißt Verdauungsstörung, besonders durch den Magen – waren beliebte medizinische Begriffe. Dennoch sollte es nicht mehr lange dauern, bis die »Magersucht« als »Motor« des anorektischen Verhaltens entlarvt wurde.

Soweit wir feststellen konnten, ist der Schweizer Arzt Rist der erste, der 1878 die Vermutung äußerte, daß diese Patienten nicht an einer hysterischen Erkrankung litten, sondern an einem besonderen Syndrom, bei dem das Fasten sich eindeutig von der Nahrungsverweigerung bei Psychotikern, Melancholikern oder Hypochondern unterschied. Seine Anorexiepatientin, Mademoiselle X, wies außerdem nicht die Magenschmerzen auf, die Lasègue für so typisch gehalten hatte. Da sie mit sechzehn Jahren, kurz bevor die Abmagerung begann, wirklich recht rundlich war, fragte Rist sich, »ob Mademoiselle X, die sich zu dick fühlte, nicht die Nahrung verweigerte, um schließlich dünner zu werden« (426). Eine solche Vermutung, gab Rist zu, höre sich sicherlich unwahrscheinlich an, wenn man ihre abscheuliche Auszehrung betrachte. Daß aber Mädchen ihren Schlankheitswunsch so weit treiben konnten, hatte Worthington ein Jahr zuvor in seinem Buch über Fettleibigkeit schon beschrieben, wobei er allerdings nicht von »Anorexie« sprach. In seinem einflußreichen Buch über Neurosen von 1883 nannte Huchard als Ursache für die »anorexie hystérique« neben der schmerzhaften Verdauung »einen besonderen psychischen Zustand, der unbedingt betont werden muß: Einige Hysteriker haben Angst vor einer übertriebenen Korpulenz (embonpoint)« (379). Daß es vor allem Charcot war, der auf die Angst vor Korpulenz aufmerksam gemacht hatte, nachdem er bei einer Patientin ein als Maß um die Taille geschnürtes Band gefunden hatte, geht aus den bereits zitierten Kommentaren von Janet hervor (450). Eine solche »idée fixe« der Fettleibigkeit ist jedoch für Janet eine zu einfache Erklärung, obgleich er zugeben muß, daß eine solche Schlankheitskoketterie zu seiner Zeit sehr häufig vorkam.

Mit Janets Kommentaren sind wir bereits bei der Jahrhundertwende angelangt. Zu dieser Zeit wurde Fettleibigkeit in breiten Kreisen aus medizinischen und ästhetischen Gründen abgelehnt, und sowohl Schönheit als auch Gesundheit waren eine »gewichtige« Angelegenheit geworden, nicht zuletzt für junge Frauen. Im Gegensatz zu den Wundermädchen und den Hungerkünstlern zeigten die Magersüchtigen ein ganz anderes – nämlich krankhaftes – Motiv: eine immer tiefere und allgemeinere Sorge um die eigene Figur. Im Jahre 1905 stellte Sir Thomas Clifford Allbutt, Professor der Medizin an der Universität Cambridge, fest, daß manche Mädchen von einer Schlankheitsmonomanie befallen sind: »Viele junge Frauen verfallen einer panischen Angst vor Fettleibigkeit, wenn sich ihr Körper entwickelt. Sie verringern dann nicht nur ihre Nahrungsaufnahme, sondern schlucken auch Essig und anderes sogenanntes ›Gegengift‹ gegen Fettleibigkeit« (296). Die Tugend der Mäßigung des viktorianischen Bürgertums wurde nicht nur in Selbstbeherrschung beim Essen umgesetzt, sondern auch in die Selbstdisziplin des Körpertrainings. Einem ästhetischen oder sportlichen Vorbild nachzueifern, die idealen Körpermaße zu erreichen, der berufliche und intellektuelle Wettkampf: All das schuf eine Atmosphäre der Leistung, der Meßbarkeit und des Vergleichs. Auch Frauen konnten sich diesem Wettkampf nicht entziehen: »schneller, höher, weiter« und auch schlanker . . .

In der Populärliteratur um die Jahrhundertwende erklangen die Warnungen: Bewegungsmangel fördere die Fettleibigkeit, was wiederum zu Bewegungsmangel führe . . ., denn dicke Menschen seien faul, und faule Menschen seien dick (542)! Dennoch sollte es noch bis in die zwanziger Jahre dauern, bis die Massenmedien die Schlankheitsmode und ihre Übertreibungen beachteten. Ein Journalist bemerkte in diesem Zusammenhang, daß er sogar im Jahre 1912 die Welt noch in zwei Arten von Menschen einteilen konnte: die Dicken, die versuchten abzunehmen, und die Mageren, die dicker werden wollten. Als er dasselbe Problem im Jahre 1927 untersuchte, stellte er eine radikale Veränderung fest: Dicksein war vollkommen aus der Mode; man war in einem Zeitalter der Abmagerung angelangt, vor allem die Frauen (547). Eine Analyse von Frauenbildern und Modeabbildungen in amerikanischen Frauenzeitschriften aus jener Zeit zeigte eine auffallende Zunahme der schlanken Körperformen und eine steigende

Anzahl von Beiträgen über Fettleibigkeit. Das Ideal der straffen, geradlinigen Silhouette für die Frau verdrängte in den zwanziger Jahren die zuvor beliebte Sanduhrfigur. Statistiken der amerikanischen Universitäten zeigten die Auswirkung der neuen Mode bei Studentinnen: Ihr durchschnittliches Gewicht verringerte sich (547).

Die nachfolgende Kritik der »neuen Ästhetik« von Ernest Monin 1924 fand damals jedoch wenig Anklang, obwohl sie uns heute bekannt vorkommt: »Die beharrliche Mode der schlanken Linie hat die Frau weniger naschsüchtig gemacht, mäßiger, sparsamer. Sie neigt dazu, nur Tee und Wasser zu trinken. Diese Mode hat das schöne Geschlecht dazu gebracht, sich körperlich zu betätigen, was für die schlanke Silhouette unentbehrlich ist und was einer Frau, die den ganzen Tag im Bett verbringt, auch nicht möglich ist. Aber – und das ist die Kehrseite der Medaille – die Mode hat die Frau auch dazu gebracht, Abführmittel zu gebrauchen, die Dünndarmentzündung hervorrufen, Hungerdiäten zu halten, die die Stadtbewohnerinnen für Blutarmut, Tuberkulose und Zerstörung des Nervensystems anfällig machen. Und schweigen will ich über die Frauen, die sich für ihre schlanke Linie mit Schilddrüsenpräparaten vergiften« (534). Dennoch sind die zwanziger Jahre noch eine Ausnahme gegenüber dem, was sich einige Jahrzehnte später manifestierte. Die ideale Figur wurde hauptsächlich mit Kleidung modelliert, starr wie ein Rohr, wobei der Busen plattgedrückt wurde; von Diäten für eine schlanke Linie war kaum oder gar nicht die Rede in den Frauenzeitschriften aus den Jahren um 1920 (462). Danach – vielleicht als Reaktion auf die große wirtschaftliche Depression – schloß man sich wieder geraume Zeit den runderen Formen an, die zu Anfang des Jahrhunderts beliebt gewesen waren.

Untersucht man die beliebten amerikanischen Frauenzeitschriften aus den letzten fünfzig Jahren, dann stellt man eine allmählich steigende Anzahl von Beiträgen über Diäten und Schlankheit fest: Begrenzt im Zeitraum von 1930 bis 1940, viel deutlicher nach 1950, noch auffallender ab 1970 und sehr stark von 1980 an (462, 490). Zeitlich ungefähr parallel zu dieser Entwicklung nahm auch das medizinische Interesse für Eßstörungen zu. Nachdem sie eine

Weile nicht beachtet worden war, weil man sie mit einer Schädigung der Hirnanhangsdrüse verwechselte, wurde die Anorexia nervosa in den dreißiger Jahren allmählich wiederentdeckt, sie rief die meisten psychologischen Theorien nach 1950 hervor und veranlaßte vor allem nach 1970 viele Wissenschaftler, über sie zu schreiben. In unseren achtziger Jahren, mit dem sich explosiv ausbreitenden Schlankheitskult, zeigt sich die Ausbreitung einer »neuen« Variante der Magersucht: die Bulimie oder Bulimia nervosa. In den beiden Jahrzehnten zwischen 1960 und 1980 ist die »ideale« Frau größer und schlanker geworden, aber die »normale« Frau unter Dreißig ist ein paar Kilogramm schwerer geworden als ihre Altersgenossinnen in den fünfziger Jahren (490). Dieses wachsende Spannungsfeld zwischen Realität und Ideal, das durch die Macht der Werbung und der Massenmedien noch stimuliert wird, wurde von der Diätindustrie wie zum Beispiel den Weight Watchers und Weight Controllers praktisch genutzt. Inzwischen geht aus Umfragen und anderen Untersuchungen das Ausmaß des Schlankheitskults und seiner Übertreibungen hervor, so daß jetzt allgemein von einer epidemischen und kulturgebundenen Ausbreitung der Eßstörungen die Rede ist.

Dennoch geben all diese Beobachtungen keine Antwort auf die Frage, warum ausgerechnet Frauen ihre Zuflucht und eine Lösung im extremen Fasten suchen. Unsere kulturhistorische Analyse der Magersucht sollte diese Frage in einen größeren Kontext stellen. Feministische Erklärungsversuche liefern interessante Hypothesen, aber erscheinen oft zu einseitig oder zu allgemein, als wäre *die* Frau ein gleichförmiges Wesen und *die* Magersüchtige ein allgemein erkennbarer Typ. Das Erwachen der Emanzipation im 19. Jahrhundert ist nur ein wichtiges Teil in unserem historischen Puzzle. Die Entstehung der »neuen Frau« – und ihrer »neuen« Leiden – fand in einem soziokulturellen Klima statt, in dem zahlreiche – problematische – Entwicklungen in Gärung gerieten: der Streit zwischen der Kirche und der Wissenschaft, die Ideale der Bürgerfamilie, die verbotene Sexualität, die vergessene Adoleszenz. Vieles scheint sich inzwischen in unserer Kultur verändert zu haben, oder scheint es nur so? Das Korsett der viktorianischen Frau ist heute das Korsett der Selbstkontrolle. Der äußere Zwang von einst – man wurde von anderen wortwörtlich eingeschnürt – hat jetzt einem inneren Zwang Platz gemacht – beherrsche deinen Körper, zügle ihn –, aber hat das die Frau auch wirklich freier gemacht? Die Anorexia nervosa wurde bezeichnet als »modische Kreuzung zwischen zwei viktorianischen Favoriten, Schwindsucht und Hysterie, aber aktualisiert für ein modernes Publikum« (475). Doch wer schreibt das Drehbuch, wer wählt die Spieler aus, und wer führt Regie? Im Fall der Hysterie im 19. Jahrhundert scheint dies eindeutig zu sein. Die hysterischen Patienten von Charcot waren in ihrem Verhalten so auf ihn ausgerichtet, daß sie mit seinem Tod aufhörten, als solche zu existieren. Die »grande hystérie« starb mit Charcot. Tatsächlich, der »Napoleon der Neurosen« war sich der kommunikativen Bedeutung der Hysterie nicht bewußt. Das Verhaltensmuster, das er so detailliert beschrieb, war einer Art folie à deux aus dem Umgang des Professors mit seinen Patienten entsprungen. Sind wir, Psychologen und Psychiater, heute die Charcots der Anorexie?

Wer seine Geschichte nicht kennt, ist dazu verdammt, sie zu wiederholen, so lautet eine Einsicht von Freud. Ob dieses Buch den Leser viel einsichtiger gemacht hat, können wir nicht ermessen. Ist der Mensch eine Frage ohne Antwort, so ist es doch eine Kunst, die richtigen Fragen zu stellen. Uns ist jedoch klar, daß es in mancher Hinsicht einfacher ist, die Vergangenheit zu befragen, als Antworten auf die Probleme der heutigen Zeit zu finden. Bei unserer Erforschung der Vergangenheit haben wir keine Mysterien aufgeklärt, vielleicht haben wir noch einige hinzugefügt. Geschichte »funktioniert« nicht immer so, wie man es erwartet. Wohl bewirkt sie ein Gefühl der Nostalgie. Wir sind jetzt in der Gegenwart gestrandet, in der die Realität von gestern bereits ein Bestandteil der neuesten Geschichte ist. Mit diesem Buch haben wir uns in einen unendlichen Dialog zwischen der Gegenwart und der Vergangenheit begeben. Unsere Chronik der Selbstaushungerung geht zu Ende, aber das bedeutet nicht, daß das letzte Wort darüber gesprochen ist: Die Vergangenheit ist ja ihrem Wesen nach »unvollendet«.

Danksagung

Viele Freunde und Kollegen haben uns mit Ratschlägen, Anregungen und Material geholfen:

- Australien: P. J. V. Beumont
- Belgien: C. Coolen-Perednia (Leuven), F. Depestele (Aarschot), A. Gielis (Turnhout), S. Joos (Leuven), J. Rolies (Leuven), S. Thomas (Tienen), P. Vandermeersch (Leuven), M. Van Moffaert (Gent), J. Van de Wiele (Gent)
- Bundesrepublik Deutschland: T. Habermas (Berlin), J. E. Meyer (Göttingen), K. M. Pirke (München), H. Schadewaldt (Düsseldorf), H. U. Ziolko (Berlin)
- Finnland: R. Fried (Jyväskylä)
- Frankreich: J. Bullerwell-Ravar (Paris), P. Aimez (Paris), N. Duval (Paris), J. L. Venisse (Nantes)
- Großbritannien: A. Cockett (Ipswich), C. G. Fairburn (Oxford), I. A. D. Hohberger (London), J. H. Lacey (London), E. Miller (Cambridge), G. F. M. Russell (London), J. M. Tanner (London)
- Holland: J. H. van den Berg (Utrecht), R. Deckers (Haarlem), M. Gielis (Tilburg), R. Hemel (Klazienaveen), A. de Knecht-van Eekelen (Malden), G. A. Lindeboom (Amsterdam), R. Sieders (Arnhem), W. Spies (Amsterdam), M. Gijswijt-Hofstra (Amsterdam), G. van der Veer (Leiden), H. de Waardt (Diemen), W. Weeda-Mannak (Amsterdam), A. van de Wege (Leiden), G. Zwarts (Zoeterwoude)
- Kanada: Z. J. Lipowski (Toronto), E. Shorter (Toronto)
- Österreich: G. Rathner (Innsbruck)
- Schweden: H. Fries (Ljungbyhed), S. Espmark (Stockholm), S. Theander (Lund)
- Vereinigte Staaten: R. Bogdan (Syracuse), D. M. Garner (East Lansing), K. A. Halmi (White Plains), J. Kroll (Minneapolis), E. L. Lowenkopf (New York), J. A. Silverman (New York), J. Wortis (Brooklyn)

Trotz dieser Hilfe sind Irrtümer in diesem Buch nicht ausgeschlossen, für die wir allein verantwortlich sind. Traditionell danken die Autoren ihren engsten Angehörigen für die ertragenen familiären Belastungen. Was das in unserem Fall bedeutet hat, läßt sich in diesen wenigen Sätzen gar nicht ausdrücken.

Literatur

A. Publikationen zur Geschichte der Anorexia nervosa

1. Beumont, P. J. V., M. S. Al-Alami, S. W. Touyz (1987): The evolution of the concept of anorexia nervosa, in P. J. V. Beumont, G. D. Burrows, R. C. Casper (Hrsg.), Handbook of eating disorders. Part I: anorexia and bulimia nervosa; Elsevier Science, Amsterdam-New York, S. 105–116.
2. Bliss, E. L., C. H. H. Branch (1960): Anorexia nervosa: its history, psychology and biology; Paul B. Hoeber, New York (History of anorexia nervosa, S. 1–22).
3. Borghi, A. (1973): Evoluzione storica delle conoscenze sul problema della cosidetta anoressia psicogena, in Episteme (Mailand) 7, S. 243–271.
4. Bruch, H. (1973): Eating disorders: obesity, anorexia nervosa, and the person within; Basic Books, New York (History of the concept of anorexia nervosa, S. 211–226).
5. Brumberg, J. J. (1985): »Fasting girls«: reflections on writing the history of anorexia nervosa, in A. Boardman Smits, J. W. Hagen (Hrsg.), History and research in child development (Monographs of the Society for Research in Child Development, Serial 211, Vol. 50, Nr. 4–5); University of Chicago Press, Chicago, S. 93 bis 104.
6. Brumberg, J. J. (1988): Fasting girls: the emergence of anorexia nervosa as a modern disease; Harvard University Press, Cambridge (Mass.).
7. Carrier, J. (1939): L'anorexie mentale: trouble instinctivo-affectif (Dissertation, Faculté de Médecine et de Pharmacie de Lyon); E. Le François, Paris (Historique, S. 7–37).
8. Crémieux, A. (1954): Les difficultés alimentaires de l'enfant. Les anorexies mentales infantiles et juvéniles; Presses Universitaires de France, Paris (Quelques mots d'historique, S. 21–35).
9. Decourt, J. (1954): L'anorexie mentale au temps de Lasègue et de Gull, in La presse médicale 62, S. 355–358.
10. Deth, R. van (1985): Anorexia nervosa in historisch perspectief (Dissertation); Vakgroep Theoretische Psychologie, Rijksuniversiteit Leiden.
11. Eckart, W. (1981): Anorexia nervosa historica? Theoretisch-historische Anmerkungen zu einem Forschungsproblem, in R.

Meermann (Hrsg.), Anorexia nervosa: Ursachen und Behandlung; Ferdinand Enke, Stuttgart, S. 74–83.

12. Ferro, F. M. (1988): Un confronto storico sull' anoressia mentale, in Giornale storico della psicologia dinamice 12, S. 19–48.
13. Fichter, M. (1985): Magersucht und Bulimia; Springer Verlag, Berlin-Heidelberg (Historische Aspekte der Magersucht, S. 4 bis 9).
14. Habermas, T. (1988): Historische Bedingungen der Bulimia nervosa; Dissertation, Universität Heidelberg.
15. Kaufman, M. R., M. Heiman (1964): Evolution of psychosomatic concepts. Anorexia nervosa: a paradigm; International Universities Press, New York.
16. Kestemberg, E., J. Kestemberg, S. Decobert (1972): La faim et le corps. Une étude psychanalytique de l'anorexie mentale; Presses Universitaires de France, Paris (Historique, S. 13–41).
17. Lafeber, C. (1971): Anorexia nervosa; Stafleu, Leiden (De historische ontwikkeling, S. 13–20).
18. Lasserre, P. (1971): Le concept d'anorexie mentale et l'histoire de la pensée psychiatrique, in Psychologie médicale 3, S. 607 bis 640).
19. Lucas, A. R. (1981): Toward the understanding of anorexia nervosa as a disease entity, in Mayo clinic proceedings 56, S. 254 bis 264.
20. Morgan, H. G. (1977): Fasting girls and our attitudes to them, in British medical journal 2, S. 1652–1655.
21. Morgan, H. G. (1979): Fasting girls – past, present and future, in R. N. Gaind, B. L. Hudson (Hrsg.), Current themes in psychiatry. Volume 2; Macmillan, London, S. 300–314.
22. Noguès, G. (1913): L'anorexie mentale: ses rapports avec la psychophysiologie de la faim (Dissertation, Faculté de Médecine et de Pharmacie de Toulouse); Ch. Dirion, Toulouse (Historique, S. 57–69).
23. Parry-Jones, W. L. (1985): Archival exploration of anorexia nervosa, in Journal of psychiatric research 19, S. 95–100.
24. Raimbault, G., C. Eliacheff (1989): Les indomptables. Figures de l'anorexie; Odile Jacob, Paris.
25. Russell, G. F. M. (1984): Ein Überblick über die neuere Geschichte der Anorexia nervosa, in Aktuelle Ernährungsmedizin 9 (1), S. 3–7.
26. Russell, G. F. M. (1985): The changing nature of anorexia nervosa: an introduction to the conference, in Journal of psychiatric research 19, S. 101–109; auch in G. I. Szmukler, P. D. Slade, P.

Harris, D. Benton, G. F. M. Russell (Hrsg.), Anorexia nervosa and bulimic disorders; Pergamon Press, Oxford 1986, S. 101 bis 109.

27. Schadewaldt, H. (1965): Medizingeschichtliche Betrachtungen zum Anorexie-Problem, in J. E. Meyer, H. Feldmann (Hrsg.), Anorexia nervosa; Georg Thieme, Stuttgart, S. 1–14.
28. Selvini Palazzoli, M. (1974): Self-starvation. From the intrapsychic to the transpersonal approach to anorexia nervosa; Chaucer-Human Context Books, London (Historical survey, S. 3–11); Übersetzung: Magersucht (Klett-Cotta, Stuttgart 1982).
29. Shorter, E. (1987): The first great increase in anorexia nervosa, in Journal of social history 21, S. 69–96.
30. Skrabanek, P. (1983): Notes towards the history of anorexia nervosa, in Janus 70 (1–2), S. 109–128.
31. Sours, J. A. (1980): Starving to death in a sea of objects. The anorexia nervosa syndrome; Jason Aronson, New York (The history of the anorexia nervosa syndrome, S. 203–218).
32. This, B. (1983): De Lasègue à Freud, in Le coq héron 86, S. 22 bis 38.
33. Thomä, H. (1961): Anorexia nervosa: Geschichte, Klinik und Theorien der Pubertätsmagersucht; Hans Huber/Ernst Klett, Bern-Stuttgart (Historischer Überblick, S. 11–30).

B. Literatur zu Kapitel 1

34. Ackerknecht, E. H. (1982): The history of psychosomatic medicine, in Psychological medicine 12, S. 17–24.
35. Appels, A. (1986): Culture and disease, in Social science and medicine 23, S. 477–483.
36. Baeyer, W. von (1959): »Metabletica« – Bemerkungen zum gleichnamigen Werke von J. H. van den Berg, zugleich zum Problem der Pubertätsmagersucht, in Nervenarzt 30, S. 81–85.
37. Bordo, S. (1985): Anorexia nervosa: psychopathology as the crystallization of culture, in Philosophical forum 17, S. 73–104.
38. Clauser, G., J. Spranger (1957): Hinweise auf die Ätiologie der Fett- und Magersucht aus Volkstum, Kunst, Medizingeschichte und Wissenschaft, in Münchener medizinische Wochenschrift 99, S. 53–58.
39. Elias, N. (1969): Über den Prozeß der Zivilisation. Soziogenetische und psychogenetische Untersuchungen; Francke, Bern-München.

40. Ellenberger, H. (1970): The discovery of the unconscious; Basic Books, New. York (Die Entdeckung des Unbewußten; Hans Huber, Bern 1973).
41. Garfinkel, P. E., D. M. Garner (1982): Anorexia nervosa: a multidimensional perspective; Brunner/Mazel, New York.
42. Glatzel, J., Hrsg. (1973): Gestaltwandel psychiatrischer Krankheitsbilder; Schattauer, Stuttgart.
43. Haffter, C. (1979): Die Entstehung des Begriffs der Zivilisationskrankheiten, in Gesnerus 36, S. 228–237.
44. Jaspers, K. (1973): Allgemeine Psychopathologie (9. Auflage); Springer Verlag, Berlin-Heidelberg.
45. Jones, D. (1981): Structural discontinuity and the development of anorexia nervosa, in Sociological forum 14, S. 233–245.
46. Jüttemann, G., Hrsg. (1986): Die Geschichtlichkeit des Seelischen. Der historische Zugang zum Gegenstand der Psychologie; Beltz, Weinheim.
47. Lawrence, M. (1979): Anorexia nervosa – the control paradox, in Women's studies international quarterly 2, S. 93–101.
48. Mause, L. de (1975): The new psychohistory; Psychohistory Press, New York.
49. Meermann, R., Hrsg. (1981): Anorexia nervosa: Ursachen und Behandlung; Enke, Stuttgart.
50. Meermann, R., W. Vandereycken (1987): Therapie der Magersucht und Bulimia nervosa; Walter de Gruyter, Berlin.
51. Meyer, J. E., H. Feldmann, Hrsg. (1965): Anorexia nervosa; Georg Thieme, Stuttgart.
52. Prince, R. (1985): The concept of culture-bound syndromes: anorexia nervosa and brain-fag, in Social science and medicine 21, S. 197–203.
53. Ritenbaugh, C. (1982): Obesity as a culture-bound syndrome, in Culture, medicine and psychiatry 6, S. 347–361.
54. Selvini Palazzoli, M. (1985): Anorexia nervosa: a syndrome of the affluent society, in Transcultural psychiatric research review 22, S. 199–205 (Neudruck in Journal of strategic and systemic therapies 1985, 4/3, S. 12–16).
55. Sontag, S. (1978): Illness as metaphor; Farrar-Straus-Giroux, New York.
56. Swaan, A. de (1982): Historische psychopathologie en sociogenese van het moderne karakter, in M. Damen (Hrsg.), Geschiedenis, psychologie, mentaliteit; Uitgeverij Skript, Amsterdam, S. 63–76.

57. Swartz, L. (1985): Anorexia nervosa as a culture-bound syndrome, in Social science, medicine 20, S. 725–730.

58. Van den Berg, J. H. (1960): Metabletica: Über die Wandlung des Menschen. Grundlinien einer historischen Psychologie; Vandenhoeck/Ruprecht, Göttingen.

59. Vincent, L. M. (1979): Competing with the sylph: dancers and the pursuit of ideal bodyform; Andrews/McMeel, New York.

C. Literatur zu Kapitel 2

60. Arbesmann, R. (1929): Das Fasten bei den Griechen und Römern; A. Töpelmann, Gießen.

61. Arbesmann, R. (1949–51): Fasting and prophecy in pagan and christian antiquity, in Traditio 7, S. 1–71.

62. Arbesmann, R. (1969): Fasten/Fastenspeisen/Fasttage, in T. Klauser u. a. (Hrsg.), Reallexikon für Antike und Christentum. Band 7; A. Hiersemann, Stuttgart, S. 447–524.

63. Athanasius (4. Jh.): Leben des Heiligen Antonius (übersetzt von H. Mertel); Kösel, Kempten-München 1917.

64. Baumgarten, K. (1504): Grosse Legenda der hailigsten Frawen Sandt Hedwigis; Breslau (Facsimile-Ausgabe hrsg. von J. Gottschalk; Guido Pressler, Wiesbaden 1963).

65. Bell, R. M. (1985): Holy anorexia; University of Chicago Press, Chicago-London.

66. Bihlmeyer, K. (1932): Die Schwäbische Mystikerin Elsbeth Achler von Reute († 1420) und die Überlieferung ihrer Vita, in G. Baesecke, F. J. Schneider (Hrsg.), Festgabe Philipp Strauch; Max Niemeyer Verlag, Halle, S. 88–109.

67. Birlinger, A. (1881–82): Leben heiliger alemannischer Frauen des XIV.–XV. Jahrhunderts, in Alemania 9, S. 275–292; 10, S. 81–109 und 128–137.

68. Bouton, A. u. a. (1967): Jeûne, in G. Jacquemet u. a. (Hrsg.), Catholicisme: hier, aujourd'hui, demain. Band 6; Letouzey, Paris, S. 827–850.

69. Brown, J. C. (1986): Immodest acts. The life of a lesbian nun in Renaissance Italy; Oxford University Press, New York-Oxford.

70. Buchinger, O. (1961): Das heilende Fasten; Medizinisch-Literarischer Verlag, Hamburg.

71. Budge, E. A. W. (1904): The book of paradise, being the histories and sayings of the monks and ascetics of the Egyptian desert by Palladius, Hieronymus and others; W. Drugulin, Leipzig-London.

72. Bynum, C. W. (1984): Women mystics and eucharistic devotion in the 13th century, in Women's studies 11, S. 179–214.

73. Bynum, C. W. (1985): Fast, feast, and flesh: the religious significance of food to medieval women, in Representations 11, S. 1 bis 25.

74. Bynum, C. W. (1987): Holy feast and holy fast. The religious significance of food to medieval women; University of California Press, Berkeley-London-Los Angeles.

75. Bynum, C. W. (1988): Holy anorexia in modern Portugal, in Culture, medicine and psychiatry 12, S. 239–248.

76. Cabrol, F. (1927): Jeûnes, in F. Cabrol, H. Leclercq (Hrsg.), Dictionnaire d'archéologie chretienne et de liturgie, Band 7 (2); Letouzey, Paris, S. 2481–2501.

77. Delehaye, H. (1906): Les légendes hagiographiques; Vromant, Bruxelles.

78. Delumeau, J. (1983): Le péché et la peur. La culpabilisation en occident (XIIIe–XVIIIe siècles); Fayard, Paris.

79. Dévilliers (1803): D'une mort volontairement causée par abstinence, in Journal de médecine, chirurgie, pharmacie (Paris) 6, S. 517–525.

80. Ernst, C. (1979): Der Exorzismus, in Psychologie des 20. Jahrhunderts, Band 15; Kindler, Zürich, S. 717–725.

81. Farges, A. (1920): Les phénomènes mystiques, distingués de leurs contrefaçons humaines et diaboliques; Maison de la Bonne Presse, Paris.

82. Gerlich, F. (1929): Die stigmatisierte Therese Neumann von Konnersreuth; Kösel/Pustet, München.

83. Gerlitz, P. (1955): Das Fasten im religionsgeschichtlichen Vergleich, in Zeitschrift für Religions- und Geistesgeschichte 7, S. 116–126.

84. Gerlitz, P. u.a. (1983): Fasten/Fasttage, in H. R. Balz u.a. (Hrsg.), Theologische Realenzyklopädie. Band 11; Walter de Gruyter, Berlin-New York, S. 42–59.

85. Habermas, T. (1986): Friderada: a case of miraculous fasting, in International journal of eating disorders 5, S. 555–562.

86. Halmi, K. A. (1982): The diagnosis and treatment of anorexia nervosa, in M. R. Zales (Hrsg.), Eating, sleeping and sexuality; Brunner/Mazel, New York, S. 43–58.

87. Hardman, O. (1924): The ideals of ascetism: an essay in the comparative study of religion; SPCK, London.

88. Henisch, B. A. (1976): Fast and feast: food in medieval society; Pennsylvania State University Press, University Park-London.

89. Heun, E. (1973): Askese und Fasten bei den alten Christen, in Medizinische Welt 24, S. 265–270.

90. Höcht, J. M. (1951–52): Träger der Wundmale Christi. Eine Geschichte der bedeutendsten Stigmatisierten von Franziskus bis zur Gegenwart; Credo-Verlag, Wiesbaden.

91. Hook, J. (1980): St. Catherine of Siena, in History today (July), S. 28–32.

92. Hooykaas, C. E. (1905): Oud christelijke ascese; A. W. Sijthoff, Leiden.

93. Imbert-Gourbeyre, A. (1873): Les stigmatisées; V. Palmé, Paris.

94. Lacey, J. H. (1982): Anorexia nervosa and a bearded female saint, in British medical journal 285, S. 1816f.

95. Lambertini, P. (1734–38): De servorum Dei beatificatione et beatorum canonizatione; Formis Longhi Excusoris Archiepiscopalis, Bologna.

96. MacCulloch, J. A., A. J. Maclean (1912): Fasting, in J. Hastings (Hrsg.), Encyclopaedia of religion and ethics. Band 5; Clark, Edinburgh, S. 759–771.

97. Meier, J. (1923): Das Leben der Schwestern zu Töss; Rotapfel Verlag, Erlenbach-Zürich (Originalausgabe: 1454).

98. Mugnier, F. (1937): Abstinence, in M. Viller (Hrsg.), Dictionnaire de spiritualité, ascétique et mystique. Doctrine et histoire. Band 1; G. Beauchesne, Paris, S. 112–133.

99. Müller, W. (1971): Martin Gerbert und die Gute Beth von Reute, in Studien und Mitteilungen zur Geschichte des Benediktinerordens und seiner Zweige 82, S. 378–392.

100. Musurillo, H. (1956): The problem of ascetical fasting in the Greek patristic writers, in Traditio 12, S. 1–64.

101. Nigg, W. (1946): Große Heilige; Artemis Verlag, Zürich.

102. Pater, T. (1946): Miraculous abstinence. A study of one of the extraordinary mystical phenomena; Catholic University of America Press, Washington D. C.

103. Rabino, A. (1965): Digiuni miracolosi, in Minerva medica 56, S. 887–890.

104. Schmitt, C. (1960): Elisabeth (Elsbeth) de Reute, in M. Viller (Hrsg.), Dictionnaire de spiritualité, ascétique et mystique. Dochine et histoire. Band IV; Beauchesne, Paris, S. 583f.

105. Schümmer, J. (1933): Die altchristliche Fastenpraxis. Mit besonderer Berücksichtigung der Schriften Tertullians; Aschendorff, Münster.

106. Sheils, W. J., Hrsg. (1985): Monks, hermits and the ascetic tradition; Basil Blackwell, Oxford.

107. Sieben, H. J. (1974): Dossier patristique sur le jeûne, in M. Viller u. a. (Hrsg.), Dictionnaire de la spiritualité, ascétique et mystique. Doctrine et histoire. Band 8; G. Beauchesne, Paris, S. 1175–1179.

108. Stadler, J. E., F. J. Heim u. a. (1858–1882): Vollständiges Heiligen-Lexikon; B. Schmid'sche Verlagsbuchhandlung, Augsburg.

109. Strathmann, H., P. Keseling (1950): Askese, in T. Klauser u. a. (Hrsg.), Reallexikon für Antike und Christentum, Band 1; A. Hiersemann, Stuttgart, S. 749–795.

110. Summers, M. (1950): The physical phenomena of mysticism, with special reference to the stigmata, divine and diabolic; Rider, New York-London.

111. Thomas, K. V. (1971): Religion and the decline of magic. Studies in popular beliefs in sixteenth and seventeenth century England; Weidenfeld/Nicolson, London.

112. Thurston, H. (1952): The physical phenomena of mysticism (hrsg. von J. H. Crehan); Burns/Oates, London.

113. Vauchez, A. (1981): La sainteté en occident aux derniers siècles du moyen-âge d'après les proces de canonisation et les documents hagiographiques; Ecole Française de Rome, Palais Farnèse.

114. Villien, A. (1935): Abstinence, in R. Naz (Hrsg.), Dictionnaire de droit canonique. Band 1; Letouzey, Paris, S. 129–135.

115. Waddell, H. (1936): The desert fathers, translations from the latin; Constable, London.

116. Warner, M. (1981): Joan of Arc. The image of female heroism; Alfred A. Knopf, New York.

117. Weinstein, D., R. M. Bell (1982): Saints and society: the two worlds of Western christendom, 1000–1700; University of Chicago Press, Chicago-London.

118. Zöckler, O. (1897): Askese und Mönchtum; Heyder/Zimmer, Frankfurt am Main.

119. Zwingli, U. (1522): Von Freiheit der Speisen (hrsg. von O. Walther); Niemeyer, Halle 1900.

D. Literatur zu Kapitel 3

120. Anderson, R. D. (1970): The history of witchcraft: a review with some psychiatric comments, in American journal of psychiatry 126, S. 1727–1735.

121. Baschwitz, K. (1963): Hexen und Hexenprozesse. Die Geschichte eines Massenwahns und seine Bekämpfung; Rütten/Loening, München.

122. Bell, R. M. (1988): Self-portraits of holy anorexia, in D. Hardoff, E. Chigier (Hrsg.), Eating disorders in adolescence and young adults; Freund, London, S. 35–46.

123. Boer, A. W. den, J. Schouten: Oud-Oudewater; Stichting Waaggebouw, Oudewater.

124. Dam, W. C. van (1970): Dämonen und Besessene. Die Dämonen in Geschichte und Gegenwart und ihre Austreibung; Pattloch, Aschaffenburg.

125. Debongnie, P. (1948): Les confessions d'une possédée, Jeanne Fery (1584–1585), in Etudes Carmélitaines (Paris) 27, S. 386 bis 419.

126. Demos, J. P. (1982): Entertaining Satan: witchcraft and the culture of early New England; Oxford University Press, Oxford-New York.

127. Ewen, C. L. (1933): Witchcraft and demonianism. A concise account derived from sworn depositions and confessions obtained in the courts of England and Wales; Heath Cranton, London.

128. Goodman, F. D. (1980): Anneliese Michel und ihre Dämonen: der Fall Klingenberg in wissenschaftlicher Sicht; Christiana Verlag, Stein am Rhein.

129. Görres, J. J. von (1836–42): Die christliche Mystik; G. J. Manz, Regensburg-München.

130. Kerner, J. (1836): Nachricht von dem Vorkommen des Besessenseyns eines dämonisch-magnetischen Leidens und seiner schon im Alterthume bekannten Heilung durch magisch-magnetisches Einwirken; Cotta, Augsburg-Stuttgart.

131. Kirsch, I. (1978): Demonology and the rise of science, in Journal of the history of behavioral sciences 14, S. 149–157.

132. Mester, H. (1981): Besessenheit – psychodynamisch betrachtet, in Psychotherapie und medizinische Psychologie 31, S. 101 bis 112.

133. Migne, J. P., Hrsg. (1861): Sancti Prosperi Aquitani, opera omnia. Band 1: Liber de promissionibus et praedictionibus, in Patrologiae cursus completus (Patrologia Latina, Band 51); d'Amboise, Paris.

134. M. J. (1669): The Hartfordshire wonder or strange news from Ware. Being an exact and true relation of one Jane Stretton...; J. Clark, London. Neudruck (mit Einleitung von W. B. Gerish) in Hertfordshire Folklore Society 1908, 5, S. 4–15.

135. Oesterreich, T. K. (1921): Die Besessenheit; Wendt und Klauwell, Langensalza.

136. Robbins, R. H. (1959): The encyclopedia of witchcraft and demonology; Peter Nevill, London.

137. Rosen, G. (1968): Madness in society: chapters in the historical sociology of mental illness; Harper und Row, New York.

138. Spanos, N. P. (1978): Witchcraft in histories of psychiatry: a critical analysis and an alternative conceptualization, in Psychological medicine 8, S. 417–439.

139. Timerding, H. (1929): Die christliche Frühzeit Deutschlands in den Berichten über die Bekehrer; Diederichs, Jena.

140. Walker, D. P. (1981): Unclean spirits. Possession and exorcism in France and England in the late sixteenth and early seventeenth centuries; Scolar Press, London.

E. Literatur zu Kapitel 4

141. Accornero, F. (1943): L'Anoressia mentale. Una priorità italiana e l'osservazione di 4 casi, in Rivista sperimentale di freniatria 67, S. 447–489.

142. Alberdingk Thijm, J. A. (1871): Bessie van Meurs, gerehabiliteerd, in De Dietsche warande 9, S. 469–472.

143. Alberdingk Thijm, J. A. (1872): Eva Vliegen, bekend onder den naam »Bessie van Meurs«, in J. A. Alberdingk Thijm, Volksalmanak voor Nederlandsche katholieken; C. L. van Langenhuysen, Amsterdam, S. 247–251.

144. Anonymus (1607): Warhafftige Beschreibung von einer Jungfrauen die jetzt vergangen Michaelis sechs gantzer Jahr keiner Speiss noch tranck genossen auch nicht arbeit oder schaffet...; Bern.

145. Anonymus (1611): Pourtraict a vif d'Eva Vliegen de Meurs laquelle en 14 ans ny mangés ny beu, agée à present de 36 ans; André Jansen, Zutphen.

146. Anonymus (1614): Een warachtige beschrijvinge van het groot mirakel en teecken des Heeren, het welcke gheschiedt is binnen de stadt van Meurs, al waer God sijnen Enghel ghesonden heeft aen een jonghe dochter, ghenaemt Jefken Vlieghen, op dat sy de menschen dese navolgende woorden vercondighen soude...; Breughel Jansz., Amsterdam.

147. Anonymus (1810): An account of the extraordinary abstinence of Ann Moor, of Tutbury, Staffordshire, who has, since june 1807, lived entirely without food; giving the particulars of her life to the present time, an account of the investigation instituted on the occasion, and observations on the letters of some medical

men who attended it. Also other similar cases of abstinence. By a gentleman living near Tutbury; R. Richards, Uttoxeter (3. Auflage).

148. Axon, W. E. A. (1901): The fasting girl of Schmidtweiler in the sixteenth century, in The antiquary: a magazine devoted to the study of the past 37, S. 269–272 und 305–309.

149. Binz, C. (1896): Doctor Johann Weyer, ein rheinischer Arzt, der erste Bekämpfer des Hexenwahns. Ein Beitrag zur Geschichte der Aufklärung und der Heilkunde; A. Hirschwald, Berlin.

150. Bucoldianus, G. (1542): Von dem Meydlin welchs on essen unnd trincken lebt – Eyn kurtze erzelung; H. Vogtherr und H. Schiesser, Speyer.

151. Campbell, J. A. (1878): Feeding versus fasting, in British medical journal 1, S. 254f.

152. Citois, F. (1603): A true and admirable historie, of a mayden of Confolens, in the province of Poitiers: that for the space of three yeeres and more hath lived, and yet doth, without receiving either meate or drinke...; I. Roberts, London (1. lateinische und französische Auflage 1602).

153. Cule, J. (1967): Wreath on the crown: the story of Sarah Jacob the Welsh fasting girl; Gomerian Press, Llandysyl.

154. D. F. (1856): Eva Vlieghen nog eens herdacht, in De navorscher 6, S. 132f.

155. Diekmeier, L. (1959): Krankheitsbild und künstlerische Darstellungen des »Wundermädchens von Speyer« Margaretha Weiss, in Kinderärztliche Praxis 27, S. 107–115.

156. Döbeln, J. J. (1724): Historia inediae diuturnae Esthera Norre Obyensis Scanicae: vollständiger historischer Bericht von einem schwedischen Frauenzimmer namens Esther Johannen, gebürtig von Norre Oby, und ihrem langweiligen zehnjährigen Fasten; Hendel, Halle.

157. Dougal, J. (1881): A case of prolonged fasting, in British medical journal 1, S. 766.

158. Dougal, J. (1882): A fasting girl, in British medical journal 1, S. 631f.

159. Eccles, J. (1744): An extraordinary abstinence; first thirty four days, and soon after fifty four days accompanied with some remarkable symptoms, in Medical essays and observations (Edinburgh) 5(2), S. 471–477.

160. Fowler, R. (1871): A complete history of the case of the Welsh fasting-girl (Sarah Jacob) with comments thereon; and observations on death from starvation; H. Renshaw, London.

161. F. W. S. (1832): Eva Vliegen van Meurs, in Almanak voor blijgeestigen 7, S. 50–61.
162. Grant, F. (1878): The Market Harborough fasting girl, in British medical journal 1, S. 152.
163. Grünenwald, L. (1903): Margaretha Weyss, das Wundermädchen von Roth. 1542, in Pfälzisches Museum 20 (3), S. 39–41.
164. Gruner, J. (1800): Authentische aktenmässige Erzählung der Betrügerei eines angeblichen Wundermädchens im Hochstift Osnabrück, das seit zwei Jahren ohne Speisen und Getränke gelebt haben wollte; Voss'sche Buchhandlung, Berlin.
165. Halle, J. S. (1787): Magie oder die Zauberkräfte der Natur; von Trattern, Wien.
166. Hammond, W. A. (1879): Fasting girls: their physiology and pathology; G. P. Putnam's Sons, New York.
167. Holländer, E. (1921): Wunder, Wundergeburt und Wundergestalt in Einblattdrucken des 15. bis 18. Jahrhunderts. Kulturhistorische Studie; F. Enke, Stuttgart.
168. Hössle, J. G. (1780): Krankengeschichte der Anna Maria Zettlerin, welche 10 Jahre lang ohne Speis und Trank lebte; Dillingen.
169. Klimm, F. (1952): Das Wundermädchen Margaretha Weiss aus Roth bei Speyer von Hans Baldung Grien mit dem Silberstift vierfach aufgenommen, in Pfälzer Heimat 3, S. 101–104.
170. Kolb, C., A. Loelmannus, H. Smetius, J. J. Theodorus (1585): Eine warhaffte Histori welcher massen zu Schmidtweyler in dess durchleuchtigsten hochgebornen Fürsten und Herrn Herrn Johann Casimirs ... ein Mägdlin siben Jar lang weder gessen noch getruncken und doch von Gott wunderbarlicher weiss bei Leben erhalten worden; Straßburg.
171. Krul, R. (1894): Drie singulieren. Frans van Dusseldorp, Bestje van Meurs en Engeltje van der Vlies, in De tijdspiegel 3, S. 394 bis 412.
172. Lentulus, P. (1604): Historia admiranda, de prodigiosa Apolloniae Schreierae, virginis in agro Bernensi, inedia; Joannes Le Preux, Bern.
173. Lossau, C. J. (1729): Wahrhaffte und ausführliche Beschreibung eines besondern und merckwürdigen Casus Inediae, welcher sich im Jahr 1728, mit eines Gärtners Tochter aus Steinbeck im Hollsteinischen bey Hamburg, nahmens Maria Jehnfels zugetragen; C. W. Brandt, Hamburg.
174. Martin, K. (1960): Das »Wundermädchen« Margaretha Weiss aus Roth bei Speyer und die Silberstiftzeichnungen nach einem

etwa zwölfjährigen krankhaften Mädchen von Hans Baldung Grien, in Pfälzisches Museum 58, S. 262–266.

175. McNeill, D. (1882): An extraordinary fasting case, in British medical journal 1, S. 938.

176. Millingen, J. G. (1839): Curiosities of medical experience; R. Bentley, London (2. Auflage; 1. Auflage 1837).

177. Morgenthaler, W. (1915): Bernisches Irrenwesen. Von den Anfängen bis zur Eröffnung des Tollhauses 1749; G. Grunau, Bern.

178. Morgenthaler, W. (1926): Eine Hysterika zu Beginn des 17. Jahrhunderts, in Archiv für Geschichte der Medizin 18, S. 196 bis 201.

179. Philo-jatros (1774): Merkwaerdig bericht wegens het zonderling geval eener nu zevenjarige spys-onthouding, plaats hebbende, volgens geloofwaardige getuigenissen, in Maria van Dyk, huisvrouw van Jan de Groot, te Vleuten, nu in Nieuw-Roozendaal, buiten de Muiderpoort, alhier, te zien, en wegens meer andere wonderen van die natuur; briefswyze aan den heer N. N. gericht, en, door denzelven, nu, ten nutte van alle onderzoekgragen, en waarheidlievenden, openlyk medegedeeld; Nijhoff, Arnhem, etc.

180. Portio, S. (1551): De puella germanica, quae fere biennium vixerat sine cibo, potuque/Ad Paulum III, Pontificem Maximum; Laurentius Torrentinus, Florence.

181. Provanchères, S. de (1616): Histoire de l'inappétence d'un enfant de Vauprofonde près Sens, de son désistement de boire et de manger, quatre ans onze mois et de sa mort; George Niverd, Sens.

182. Reusch, J. (1542): Propositiones aliquot de fastidiosa Spyrensis puellae inedia; Speyer.

183. Reynolds, J. (1669): A discourse upon prodigious abstinence: occasioned by the twelve moneths fasting of Martha Taylor, the famed Derbyshire damosell: proving that without any miracle, the texture of humane bodies may be so altered, that life may be long continued without the supplies of meat & drink. With an account of the heart, and how far it is interessed in the business of fermentation; R. W., London.

184. Richmond, L. (1813): A statement of facts, relative to the supposed abstinence of Ann Moore, of Tutbury, Staffordshire: and a narrative of the circumstances which led to the recent detection of the imposture: to which is subjoined an appendix, containing medical and other papers, illustrative of the statement...; J. Croft, London.

185. Robin, P. (1587): Histoire admirable et veritable d' une fille champestre du pays d Anjou, laquelle a ésté quatre ans sans user d' aucune nourriture que de peu d' eau comme il a ésté veu par une infinité de personnes avec plusieurs autres discours accommodez à ceste histoire; Michel de Roigny, Paris.

186. Rollins, H. E. (1921): Notes on some English accounts of miraculous fasts, in Journal of American folklore 34 (134), S. 357–376.

187. Schafhäutl, K. E. von (1885): Ein physiologisch-medizinisches Räthsel. Die Wassertrinkerin Jungfrau Marie Furtner aus Frasdorf in Oberbayern, welche 50 Jahre hindurch ausschließlich vom Wasser lebte. Wahrhafter Bericht nach gewissenhaften Beobachtungen, welche mit derselben in Krankenhaus zu München vorgenommen wurden; L. Seitz, München.

188. Schenckius a Grafenberg, J. (1665): Observationum, medicarum rariorum; J. Beyer, Frankfurt.

189. Scheuchzer, J. J. (1733): De inedia diuturna Christinae Kratzerin, in Acta physico-medica academiae caesareae Leopoldino-Carolinae naturae curiosorum 3, S. 116–125.

190. Schmidtmann, L. J. (1800): Merkwürdige Geschichte eines jungen Mädchens im Hochstifte Osnabrück was bereits achtzehn Monate ohne Speisen und Getränke lebt, nebst physiologischen und pathologischen Betrachtungen darüber; Hahn, Hannover.

191. Schmidtmann, L. J. (1801): Über die Anna Maria Kienker zu Borgloh, in Journal der practischen Heilkunde (Berlin) 12, S. 1 bis 15.

192. Schuurman, J. B. (1837): Berigt van eenen langdurigen en volkomenen afkeer van alle spijs, in Practisch tijdschrift voor de geneeskunde in al haren omvang 16, S. 289–299.

193. Sephton, R. (1876): The fasting girl in Lancashire, in British medical journal 1, S. 329.

194. Servaas van Rooyen, A. J. (1905): Eefken Vliegen, de hongerlijdster, in Album der natuur, S. 318–320.

195. Shaw, J. A. (1906): The best thing in the world: good health, how to keep it for hundred years... A record of the most wonderful fasts in the world's history; C. C. Haskell, Norwich (Connecticut).

196. Silverman, J. A. (1986): Anorexia nervosa in seventeenth century England as viewed by physician, philosopher and pedagogue. An essay, in International journal of eating disorders 5, S. 847–853.

197. Staravasnig, G. K. (1780): Abhandlung von den ausserordentli-

chen Fasten der Maria Monika Mutschla zu Rothweil; Freiburg (Wien 1782).

198. Steill, T. (1744): An extraordinary abstinence during fifty years, in Medical essays and observations (Edinburgh) 5 (2), S. 477–480.

199. Stipriaan Luisçius, A. van, J. G. Vorstman (1827): Algemeen verslag aan de provintiale commissie van geneeskundig onderzoek en toevoorzigt, residerende te 's Gravenhage in de zaak van zekere Engeltje van der Vlies, te Pijnacker; P. de Groot, Delft.

200. Viverius, J. (1665): Wintersche avonden of Nederlandsche vertellingen; Houthaak, Amsterdam.

201. Wassenaer, N. van (1629): Historisch verhael aller ghedenckwaerdiger gheschiedenissen die in Europa, als Duytslandt, Vranckrijck etc. van den beginne des jaers 1621 voorgevallen sijn; Jan Jansz., Amsterdam.

202. White, J. E. (1812): The history of Ann Moor; with a statement of the evidence substantiating the fact of her long abstinence, who died at Tutbury in Staffordshire, England, on the 20th of July, 1811; Seymour/ Williams, Savannah.

203. Whiting, L. E. (1859): The woman who lives without eating, in The Boston medical and surgical journal 60, S. 109–111.

204. Wier, J. (1577): De lamiis liber: item de commentitiis jejuniis; Oporinus, Basel (deutsche Übersetzung von H. P. Rebenstock in 1586).

205. Wilkinson, W. M. (1870): The cases of the Welsh fasting-girl (Sarah Jacobs) & her father. On the possibility of long-continued abstinence from food; J. Burns, London.

F. Literatur zu Kapitel 5

206. Anonymus (1620): Symbolum Oenipontanum, Ynssprugger Warzaichen. Das ist der kranck oder krumme Tischler zu Ynnsprugg welcher über das fünffzehende Jahr in unerhörter Schwaichhait ligt und noch allhie lebendig zusehen ist; Daniel Baur, Innsbruck.

207. Anonymus (1825): Beschrijving en afbeelding van een levend menschelijk geraamte, thans te Londen zich bevindende, in Vaderlandsche letteroefeningen 2, S. 716–724.

208. Anonymus (1890): Biography of Emma Schiller, the greatest of all living skeletons.

209. Anonymus (1890): Lessons from the fasting mania, in Asklepiad 7, S. 236–239.

210. Binder, H. (1983): Kafka. Der Schaffensprozeß; Suhrkamp, Frankfurt.

211. Bogdan, R. (1988): Freak shows. Presenting human oddities for amusement and profit; University of Chicago Press, Chicago.

212. Bouman, P. J. (1976): Revolutie der eenzamen. Spiegel van een tijdperk (34. Auflage); van Gorcum, Assen-Amsterdam, S. 249f.

213. Brugsch, T., R. Hirsch (1906): Gesammt N- und Aminosäurenausscheidung im Hunger, in Zeitschrift für experimentelle Pathologie und Therapie 3, S. 638–644.

214. Cissé, J. de (1827): Description intéressante de Claude-Ambroise Seurat appelé l' homme anatomique ou le squelette vivant; A. Veysset, Clermont.

215. Drimmer, F. (1976): Very special people. The struggles, loves, and triumphs of human oddities; Bantam, London-Toronto-New York.

216. Fabricius Hildanus, G. (1656): Aanmerkingen rakende de genees ende heelkonst. Bestaande in zes deelen, yder deel in hondert geschiedenissen (übersetzt von Nic. van Assendelft); Arnout Leers, Rotterdam.

217. Fetzer, L., R. H. Lawson (1978): Den Tod zur Schau gestellt, Gogol und Kafkas Hungerkünstler, in Modern Austrian literature 11, S. 167–177.

218. Fiedler, L. A. (1978): Freaks: myths and images of the secret self; Simon and Schuster, New York.

219. Fonvielle, W. de: Mort de faim: étude sur les nouveaux jeûneurs; La Librairie Illustrée, Paris (vermutlich Ende 19. Jh.).

220. Geuns, H. A. van, u. a. (1977): Hongerstaking; Wereldvenster, Baarn.

221. Gould, G. M., W. L. Pyle (1896): Anomalies and curiosities of medicine; W. B. Saunders, Philadelphia.

222. Gunn, R. A. (1880): Forty days without food! A biography of Henry S. Tanner, M. D.; A. Metz, New York.

223. Henel, I. (1964): Ein Hungerkünstler, in Deutsche Vierteljahrschrift für Literaturwissenschaft und Geistesgeschichte 38, S. 230–247.

224. Huygens, C. (1672): Korenbloemen, zitiert in J. ter Gouw, De oude tijd (Band I); Kruseman, Haarlem 1871, S. 278.

225. Joannon, P. (1981): 60 years before Bobby Sands – The hunger strike of Terence MacSwiney, mayor of Cork, Ireland, in Historia 418, S. 41–48.

226. Kafka, F. (1922): Ein Hungerkünstler, in Die neue Rundschau 33 (2. Okt.), S. 983–992.

227. Kafka, F. (1958): Briefe 1902–1924; S. Fischer, Frankfurt.

228. Keyser, M. (1976): Komt dat zien! De Amsterdamse kermis in de negentiende eeuw; B. Israël/Donker, Amsterdam/Rotterdam.

229. Lassignardie, H. (1897): Essai sur l' état mental dans l' abstinence (Dissertation); Cassignol, Bordeaux.

230. Lehmann, A. (1952): Zwischen Schaubuden und Karussells. Ein Spaziergang über Jahrmärkte und Volksfeste; P. Schöps, Frankfurt am Main.

231. Luciani, L. (1890): Das Hungern. Studien und Experimente am Menschen; Leopold Voss, Hamburg-Leipzig (italienische Edition 1889, übersetzt von M. O. Fraenkel).

232. Lütt, J. (1983): Gandhis Fasten als politische Waffen, in Internationales Asien Forum 14, S. 381–397.

233. Meige, H. (1936): Claude Seurat, le squelette vivant, in Aesculape 26 (11), S. 261 ff.

234. Meislin, J. (1936): Contribution à l'étude du jeûne prolongé (Dissertation); Risold, Lausanne.

235. Monin, E., P. Maréchal (1887): Stefano Merlatti, histoire d'un jeûne célèbre; Marpon/Flammarion, Paris.

236. Moor, W. A. M. de (1982): J. van Oudshoorn, Band I; Arbeiderspers, Amsterdam, S. 445–451.

237. Morrison, J. A. (1963): Kafka as Hungerkünstler (Dissertation); Tulane University.

238. Nielen, P. M. (1775): Verhandeling over de oorzaaken van het bestaan des leevens zonder spysen, of zelfs zonder spijs en drank, en over de oorzaaken, kentekenen, onderscheid, voorzegging en geneezing van de spijswalging, of afkeer tegen het gebruik van voedzels; J. C. ten Bosch, Utrecht.

239. Oudshoorn, J. van (1927): Laatste dagen, in Verzamelde werken. Band 1, novellen en schetsen (W. A. M. de Moor, Hrsg.); Athenaeum, Polak/van Gennep, Amsterdam 1976, S. 282–351.

240. Rittman, Doctor Tanner's Hungerprobe, in Allgemeine Wiener medizinische Zeitung 25, S. 361.

241. Rogers, E. N. (1976): Fasting: the phenomenon of self-denial; Nelson, Nashville.

242. Saltarino, S. (1895): Fahrend Volk, Abnormitäten, Kuriositäten und interessante Vertreter der wandernden Künstlerwelt; J. J. Weber, Leipzig.

243. Scheugl, H. (1974): Showfreaks und Monster. Sammlung Felix Adanos; M. DuMont Schauberg, Köln.

244. Senator u. a. (1887): Bericht über die Ergebnisse des an Cetti

aufgeführten Hungerversuchs, in Berliner klinische Wochenschrift 24, S. 290ff. und 425–435.

245. Spann, M. (1959): Franz Kafka's leopard, in The germanic review 34, S. 85–104.

246. Stallman, R. W. (1958): A hunger artist, in A. Flores, H. Swander (Hrsg.), Franz Kafka today; University of Wisconsin Press, Madison S. 61–70.

247. Varennes, M. de (1814): Sur une fille qui a été près de onze ans sans prendre aucun aliment solide, in Bulletin de la faculté de Paris S. 151ff.

G. Literatur zu Kapitel 6

248. Ackerknecht, E. H. (1970): Therapie von den Primitiven bis zum 20. Jahrhundert. Mit einem Anhang: Geschichte der Diät bei Gesunden und Kranken; F. Enke, Stuttgart.

249. Allgeier, K. (1982): Die geheimen Heilrezepte des Nostradamus; Heyne, München.

250. Bauhinus, C. (1604): Disputatio possit ne homo aliquot annis absque cibo vivere; Basel.

251. Benedict, F. G. (1915): A study of prolonged fasting; Carnegie Institute of Washington Publications (Nr. 203), Washington D.C.

252. Blatchly, C. (1818): An essay on fasting and on abstinence; C. S. van Winkle, New York.

253. Bourne (1808): Further account of the case of abstinence contained in our last, with the physiological and pathological remarks, in Medical and physical journal (London) 20, S. 527 bis 531.

254. Carrington, H. (1908): Vitality, fasting and nutrition; Rebman, New York.

255. Casper (1844): Merkwürdiger Fall eines lange fortgesetzten Hungerns, in Wochenschrift für die gesamte Heilkunde 23, S. 361–367.

256. Chossat, C. (1843): Recherches expérimentales sur l'inanition; Imprimerie Royale, Paris.

257. Dustmann, M. (1935): Die Geschichte der Ernährungstherapie im Altertum (Dissertation); Robert Kleinert, Quakenbrück.

258. Granger, B. (1809): Some account of the fasting woman at Tit-bury, who has at present lived above two years without food, in Edinburgh medical and surgical journal 5, S. 319–326.

259. Granger, B. (1813): On unusual cases of anorexy, in Edinburgh medical and surgical journal 9, S. 157–159.

260. Granger, B. (1813): Account of the second watch of the reputed fasting-woman, in Edinburgh medical and surgical journal 9, S. 323–326.

261. Günther, H. (1930): Die wissenschaftlichen Grundlagen der Hunger- und Durstkuren; Hirzel, Leipzig.

262. Harvet, I. (1597): Discours par lequel est monstré contre le second paradoxe de la première decade de M. Laur. Ioubert, qu'il n' y a aucune raison que, quelques uns puissent vivre sans manger, durant plusieurs jours et années; Thomas Portau, Niort (S. 83–116 ist ein Nachdruck von einem Kapitel aus L. Joubert, La première et seconde partie des erreurs populaires, touchant la médecine et le regime de santé, Paris 1587: Qu'il y a raison que, quelques uns puissent vivre sans manger, durant plusieurs jours et années).

263. Hays, I. (1834): Abstinence, in I. Hays (Hrsg.), The American cyclopedia of practical medicine and surgery. Band I; Carey, Lea und Blanchard, Philadelphia, S. 125–134.

264. Heun, E. (1953): Das Fasten als Erlebnis und Geschehnis; Klostermann, Frankfurt.

265. Jung, C. G. (1950–51): Das Fastenwunder des Bruder Klaus, in Neue Wissenschaft 7; siehe C. G. Jung, Briefe, 1946–1955 (A. Jaffé, Hrsg.); Walter, Olten-Freiburg 1972–73, II, S. 134f.

266. Keys, A., J. Brozek, A. Henschel, O. Mickelsen, H. L. Taylor (1950): The biology of human starvation; University of Minnesota Press, Minneapolis-London.

267. Kröner, W. (1927): Das Rätsel von Konnersreuth und Wege zu seiner Lösung. Studie eines Parapsychologen; Verlag der Aerztlichen Rundschau, München.

268. Lipsius, D. (1611): Demonstratio hominem non solum per aliquot dies et menses, sed et complures annos cibo et potu vitam transigere posse; Frankfurt.

269. Lusk, G. (1906): The elements of the science of nutrition; Saunders, London-Philadelphia.

270. Mannes, M. (1977): Wissenschaftliche und soziale Aspekte der Ernährungslehre in der Mitte des vorigen Jahrhunderts; Dissertation Universität Bonn.

271. Petersen, J. (1897): Zur Geschichte der Ernährungstherapie, in E. von Leyden (Hrsg.), Handbuch der Ernährungstherapie und Diätetik, Band I; Enke, Stuttgart, S. 1–19.

272. Poggio Bracciolini (1450): Liber facetiarum, in G. Francesco

(Hrsg.), Poggius Bracciolini, opera omnia; Bottega d'Erasmo, Torino 1964.

273. Reies Franco, G. a (1661): Elysius iucundarum quaestionum campus...; F. Vivien, Bruxelles.

274. Ritter, J. J. (1737): De impossibilitate et possibilitate abstinentiae longae a cibo et potu; occasione puellae inediam longam fingentis; J. H. Decker, Basel.

275. Roquebrune, A. (1715): An diuturniori inappetentiae equitatio? Avenione.

276. Rudolph, G. (1968): Histoire mémorable d'une fille d'Anjou laquelle a été quatre ans sans user d'aucune nourriture que de peu d'eau commune. Anorexie mentale (?) au XVIe siècle, in: Comptes rendus du quatre-vingt-treizième congrès national des sociétés savantes, Tours 1968. Section des sciences, Band II: histoire des sciences – biologie animale; Bibliothèque Nationale, Paris, S. 17–29.

277. Sinclair, U. (1911): The fasting cure; Pasadena (California).

278. Stalpart van der Wiel, C. (1686): Eerste deel van het tweede hondertgetal der zeldzame aanmerkingen, soo in de genees – als heel – en snykonst, meest by eygen ondervinding van tyt tot tyt vergadert; Daniël Geselle, 's Gravenhage.

279. Voltelen, F. J. (1777): Diatribe medica aditialis memorabilem septennis apositiae historiam; S. und J. Luchtmans, Leiden.

H. Literatur zu Kapitel 7

280. Abricossoff, G. (1897): L'hystérie aux XVIIe et XVIIIe siècles (étude historique et bibliographique); G. Steinheil, Paris.

281. Alexander von Tralles/Trallianus (6. Jh.): Alexander von Tralles. Original-Text und Übersetzung nebst einer einleitenden Abhandlung (Übersetzung von T. Puschmann); Wilhelm Braumüller, Wien 1878–79.

282. Aretaeus von Kappadokien (2. Jh.): Die auf uns gekommenen Schriften des Kappadocier Aretaeus (Übersetzung A. Mann); C. E. M. Pfeffer, Halle 1858.

283. Astruc, J. (1761): Traité des maladies des femmes; P. G. Cavelier, Paris.

284. Aurelianus, Caelius (5. Jh.): On acute and on chronic diseases (Übersetzung I. E. Drabkin); University of Chicago Press, Chicago 1950.

285. Babb, L. (1965): The Elizabethan malady. A study of melancho-

lia in English literature from 1580 to 1642; Michigan State University Press, East Lansing.

286. Baglivi, G. (1723): The practice of physick; Midwinter, London (2. Auflage; 1704[1]).

287. Baumann, E. D. (1934): Über die Magenkrankheiten im klassischen Altertum, in Janus 38, S. 241–265.

288. Bergson, H. (1844): Über den Namen und das Vorkommen der Chlorosis bei Hippokrates, in Neue Zeitschrift für Geburtskunde 15, S. 97–109.

289. Bhanji, S., V. B. Newton (1985): Richard Morton's account of »nervous consumption«, in International journal of eating disorders 4, S. 589–595.

290. Birchler, U. B. (1975): Der Liebeszauber (Philtrum) und sein Zusammenhang mit der Liebeskrankheit in der Medizin, besonders des 16.–18. Jahrhunderts (Dissertation); Juris Druck/Verlag Zürich, Zürich.

291. Blache (1833): Anorexie, in Dictionnaire de médecine ou répertoire général des sciences médicales, Band III; J. Béchet, Paris, S. 190ff.

292. Boerhaave, H. (1745): De geneeskundigen onderwijzingen van de groote Herman Boerhaave (übersetzt aus lateinisch von Cornelis Love); Johannes Gysius, Amsterdam.

293. Boissier de Sauvages, F. (1768): Nosologia methodica sistens morborum classes juxta Sydenhami mentem & botanicorum ordinem; de Tournes, Amsterdam (2. Auflage; 1763[1]).

294. Bourgeois, X. (1855): De l'inanition et de ses rapports avec la thérapeutique, l'hygiène et la médecine légale, in Annales de la société médico-chirurgicale de Bruges 16, S. 181–207, 229–261 und 277–298.

295. Brammer, C. (1937): Die Geschichte der Chlorose; Dissertation Universität Düsseldorf.

296. Brumberg, J. J. (1982): Chlorotic girls (1870–1920): a historical perspective on female adolescence, in Child development 53, S. 1468–1477.

297. Burton, R. (1621): The anatomy of melancholy; Henry Cripps, Oxford (gekürzte deutsche Übersetzung: Schwermut der Liebe; Manesse Verlag, Zürich 1952).

298. Castelli, B. (1713): Lexicon medicum, graeco-latinum; Thomas Fritsch, Leipzig.

299. Celsus, A. Cornelius (1. Jh.): Über die Arzneiwissenschaft, in acht Büchern (Übersetzung von E. Scheller); Friedrich Vieweg, Braunschweig 1906.

300. Cheyne, G. (1727): Eene proeve om gezond en lang te leeven; R. und J. Wetstein/W. Smith, Amsterdam (übersetzt von J. de Witt; 1. englische Edition: An essay on health and long life; London 1724).

301. Consbruch, G. W. (1813): Pathologisches Taschenbuch für practische Ärzte und Wundärzte; J. A. Barth, Leipzig.

302. Crohns, H. (1905): Zur Geschichte der Liebe als »Krankheit«, in Archiv für Kulturgeschichte 3, S. 66–86.

303. Cullen, W. (1772): Synopsis nosologiae methodicae in usum studiosorum; van der Eyck/Vygh, Leiden (1769[1]).

304. Cullen, W. (1784–86): First lines of the practice of physic; T. Cadell/ C. Elliot, London-Edinburgh (2. und 4. Auflage; 1777[1]).

305. Daems, W. F. (1967): Boec van medicinen in Dietsche. Een middelnederlandse compilatie van medisch-farmaceutische literatuur; Brill, Leiden, S. 136.

306. Darwin, E. (1796): Zoonomia, or, the laws of organic life; J. Johnson, London (2. Auflage; deutsche Ausgabe 1795–99).

307. Diderot, D., J. D'Alembert (1751–72): Encyclopédie ou dictionnaire raisonné des sciences, des arts et des métiers; Briasson etc., Paris.

308. Encyclopaedia Britannica (1771); A. Bell/C. Macfarquhar, Edinburgh.

309. Esquirol, J. E. D. (1838): Des maladies mentales, considérées sous les rapports médicaux, hygiéniques et médico-légaux; J. B. Baillière, Paris.

310. Fischer-Homberger, E. (1970): Hypochondrie. Melancholie bis Neurose. Krankheiten und Zustandsbilder; Hans Huber, Bern-Stuttgart-Wien.

311. Fowler, W. M. (1936): Chlorosis – an obituary, in Annals of medical history 8, S. 168–177.

312. Galenus, C. (2. Jhrt): Opera omnia (griechischer Text und lateinische Übersetzung von C. G. Kühn in 22 Bänden); Cnobloch, Leipzig 1821–33.

313. Gallouin, F., J. Le Magnen (1987): Evolution historique des concepts de faim, satiété, et appétits, in Réproduction nutrition développement 27 (1B), S. 109–128.

314. Gee, S. J. (1907): Medical lectures and clinical aphorisms; Oxford Medical Publications, London (2. Auflage; 1902[1]).

315. Geist, H. (1959): Von mageren Leuten in der Antike, in Zahnärztliche Praxis 10, S. 280.

316. Giedke, A. (1983): Die Liebeskrankheit in der Geschichte der Medizin; Dissertation Universität Düsseldorf.

317. Gräfe, C. F. von, u. a. (1828): Encyclopädisches Wörterbuch der medicinischen Wissenschaften, Band 2; J. W. Boike, Berlin, S. 616–620.

318. Grigg, E. R. N. (1955): Historical and bibliographical review of tuberculosis in the mentally ill, in Journal of the history of medicine 10, S. 58–108.

319. Hajal, F. (1982): Psychological treatment of anorexia: a case from the ninth century, in Journal of the history of medicine 37, S. 325–328.

320. Haller, A. von (1757–66): Elementa physiologiae corporis humani; M. M. Bosquet etc., Lausanne-Bern.

321. Hansen, A. (1931): Die Chlorose im Altertum, in Sudhoffs Archiv für die Geschichte der Medizin 24, S. 175–184.

322. Harderus, J. R. (1703): Disputatio inauguralis medica de anorexia; Basel.

323. Heinroth, J. C. A. (1818): Lehrbuch der Störungen des Seelenlebens oder der Seelenstörungen und ihre Behandlung; F. C. W. Vogel, Leipzig.

324. Henne, M. (1955): L'hypochondrie à travers les âges, in Histoire de médecine 5, S. 5–27.

325. Hippokrates (5. Jh. v. Chr.): Oeuvres complètes d'Hippocrate (griechischer Text und französische Übersetzung von E. Littré, 10 Bände); J. B. Baillière, Paris 1839–61.

326. Hovorka, O. von, A. Kronfeld (1908–1909): Vergleichende Volksmedizin. Eine Darstellung volksmedizinischer Sitten und Gebräuche; Strecker/Schröder, Stuttgart.

327. Hudson, R. P. (1977): The biography of disease: lessons from chlorosis, in Bulletin of the history of medicine 51, S. 448–463.

328. Hufeland, C. W. (1836): Enchiridion medicum oder Anleitung zur medizinischen Praxis; Jonas, Berlin.

329. Hugen, A., J. Rolies (1985): Liebeskrankheit: een verdwenen ziekte? in Actualiteiten (Leuven) 8 (3), S. 65–69.

330. Hunter, R., I. Macalpine (1963): Three hundred years of psychiatry, 1535–1860, a history presented in selected English texts; Oxford University Press, London-Oxford-New York.

331. Jackson, S. W. (1986): Melancholia and depression. From Hippocratic times to modern times; Yale University Press, New Haven-London.

332. Londe, C. (1829): Anorexie, in Dictionnaire de médecine et de chirurgie pratiques, Band I; Lejeune, Bruxelles, S. 270.

333. Lorry, A. C. (1765): De melancholia et morbis melancholicis; P. G. Cavelier, Paris.

334. Loudon, I. S. L. (1980): Chlorosis, anaemia, and anorexia nervosa, in British medical journal 281, S. 1669–1675.

335. Loudon, I. S. L. (1984): The diseases called chlorosis, in Psychological medicine 14, S. 27–36.

336. Lowes, J. L. (1914): The loveres maladye of heroes, in Modern philology 11, S. 491–546.

337. Mercer, C. G., S. D. Wangensteen (1985): Consumption, heart-disease, or whatever: chlorosis, a heroine's illness, in ›The wings of the dove‹, in Journal of the history of medicine 40, S. 259–285.

338. Morton, R. (1689): Phthisiologia seu exercitationes de phthisi tribus libris comprehensae. Totumque opus variis historiis illustratum; Samuel Smith, London (1. deutsche Ausgabe: Helmstädt 1780).

339. Morton, R. (1694): Phthisiologia, or, a treatise of consumptions. Wherein the difference, nature, causes, signs, and cure of all sorts of consumptions are explained; Samuel Smith, Benjamin Walford, London.

340. Müller-Pychlau, I. (1940): Über das Verschwinden der Chlorose (Dissertation); Ludwig Lang, Heidelberg-Dossenheim.

341. Naudeau (1789): Observation sur une maladie nerveuse, accompagnée d'un dégoût extraordinaire pour les alimens, in Journal de médecine, chirurgie et pharmacie (Paris) 80, S. 197–200.

342. Oribasius (4. Jh.): Oeuvres d'Oribase (Übersetzung von Bussemaker und Daremberg); J. B. Baillière, Paris 1851–76.

343. Osler, W. (1904): The »Phthisiologia« of Richard Morton, M. D., in Medical library and historical journal 2, S. 1–7.

344. Paré, A. (1655): De chirurgie ende opera van alle de wercken (nach der 4. Auflage ins Holländische übersetzt von Carolus Battus); Jan Frederickszoon Stam, Amsterdam (1. lateinische Edition in 1575).

345. Paulus von Aegina (7. Jh.): Des besten Arztes, sieben Bücher (deutsche Übersetzung von I. Berendes); E. J. Brill, Leiden 1914.

346. Pinel, P. (1818): Nosographie philosophique ou la méthode de l'analyse appliquée à la médecine; J. A. Brosson, Paris (6. Auflage, deutsche Ausgabe: Tübingen 1799–1800, Kassel 1829).

347. Plutarch (1. Jh.): Vita demetrii, englische Übersetzung von B. Perrin: Plutarch's lives, Band 9; Heinemann London 1914–1926, S. 93–97.

348. Raulin, J. (1758): Traité des affections vaporeuses du sexe, avec l'exposition de leurs symptômes, de leurs différentes causes, et la méthode de les guérir; J. F. Hérissant, Paris.

349. Rein, von (1834): Casus inediae, bei einem 19jährigen Mädchen beobachtet, in D. G. Kieser (Hrsg.), Klinische Beiträge, Band 1; F. L. Herbig, Leipzig, S. 185–257.

350. Rostan, L. (1832): Abstinence, in Dictionnaire de médecine ou répertoire général des sciences médicales, Band 1; J. Béchet, Paris, S. 283–308.

351. Rufus von Ephesus (1. Jh.): Oeuvres de Rufus d'Éphèse (Übersetzung von C. Daremberg und C. E. Ruelle); J. B. Baillière, Paris 1879.

352. Schönemann (1829): Hunger, Hungerkur. Eine physiologisch-pathologisch therapeutische Skizze, in Archiv für medizinische Erfahrungen 1, S. 215–230.

353. Schurig, D. M. (1725): Chylologia historico-medica, h.e. chyli humani sive succi hominis nutritii, consideratio physico-medico-forensis, qua appetitus nimii et voracitatis, rerum...; J. C. Zimmermann/J. N. Gerlach, Dresden.

354. Schwarz, E. (1951): Chlorosis, in Acta medica belgica, Supplementum.

355. Seip, P. F. W. (1773): Dissertatio inauguralis de phthisi nervosa; Lutteris Belgicis Jo. Henr. Schulzii, Göttingen.

356. Selle, C. G. (1781): Medicina clinica oder Handbuch der medicinischen Praxis; C. F. Himburg, Berlin.

357. Shafii, M. (1972): A precedent for modern psychotherapeutic techniques: one thousand years ago, in American journal of psychiatry 128, S. 1581–1584.

358. Shorter, E. (1980): Women's diseases before 1900, in M. Albin (Hrsg.), New directions in psychohistory; Lexington Books, Lexington, S. 183–208.

359. Siddall, A. C. (1982): Chlorosis – etiology reconsidered, in Bulletin of the history of medicine 56, S. 254–260.

360. Silverman, J. A. (1983): Richard Morton, 1637–1698, limner of anorexia nervosa: his life and times. A tercentenary essay, in Journal of the American medical association 250, S. 2830–2832.

361. Silverman, J. A. (1987): Robert Whytt, 1714–1766, eighteenth century limner of anorexia nervosa and bulimia. An essay, in International journal of eating disorders 6, S. 143–146.

362. Silverman, J. A. (1987): An eighteenth century account of self starvation in a male, in International journal of eating disorders 6, S. 431ff.

363. Silverman, J. A. (1988): Richard Morton's second case of anorexia nervosa: reverend minister Steele and his son, in International journal of eating disorders 7, S. 439–441.

364. Starobinski, J. (1981): Chlorosis – the »green sickness«, in Psychological medicine 11, S. 459–468.

365. Stone, M. H. (1973): Child psychiatry before the twentieth century, in International journal of child psychotherapy 2, S. 264 bis 308.

366. Stransky, E. (1974): On the history of chlorosis, in Episteme (Mailand) 8, S. 26–45.

367. Veith, I. (1965): Hysteria. The history of a disease; University of Chicago Press, Chicago-London.

368. Whytt, R. (1765): Observations on the nature, causes, and cure of those disorders which have been commonly called nervous, hypochondriac or hysteric: to which are prefixed some remarks on the sympathy of the nerves; T. Becket etc., London-Edinburgh (2. Auflage; 1764[1]).

369. Willan, R. (1790): A remarkable case of abstinence, in Medical communications (London) 2, S. 113–121. Auch in A. Smith (Hrsg.), R. Willan: Miscellaneous works; T. Cadell, London 1821, S. 437–445.

370. Willerus, J. (1715): Disputatio medica inauguralis de anorexia; Theodoor Haak, Leiden.

371. Winslow, L. S. F. (1880): Fasting and feeding: a detailed account of recorded instances of unusual abstinence from food and of cases illustrating inordinate appetite, in Journal of psychological medicine and mental pathology 6, S. 253–299.

372. Winslow, L. S. F. (1881): Fasting and feeding psychologically considered; Baillière/Tindall/Cox, London.

373. Zedler, J. H. (1732–50): Grosses vollständiges Universal Lexikon aller Wissenschaften und Künste; Halle-Leipzig.

374. Zilboorg, G., G. W. Henry (1941): A history of medical psychology; W. W. Norton, New York.

I. Publikationen über Anorexia nervosa aus dem 19. Jahrhundert

375. Accolas (1899): Les injections d'huile d'olive stérilisée dans l'anorexie hystérique, in Normandie médicale 14, S. 130–136.

376. Adam, J. (1888): Sir William Gull on anorexia nervosa, in Lancet 1, S. 597.

377. Allbutt, T. C. (1884): On visceral neuroses; Macmillan, London, S. 53.

378. Astles, H. E. (1882): Anorexia in young girls unaccompanied with visceral disease, in Proceedings of the South Australian branch of the British medical association (Adelaide), S. 31f.

379. Axenfeld, A., H. Huchard (1883): Traité des névroses (2. ergänzte Auflage); Germer Baillière, Paris, S. 1018f.

380. Bouveret, L. (1893): Traité des maladies de l'estomac; J. B. Baillière, Paris, S. 655–661.

381. Briquet, P. (1859): Traité clinique et thérapeutique de l'hystérie, J. B. Baillière, Paris, S. 251–260.

382. Brissaud, E., A. Souques (1894): Délire de maigreur chez une hystérique, in Nouvelle iconographie de la Salpêtrière 7, S. 327 bis 337.

383. Brugnoli, G. (1875): Sull'anoressia (storie considerazioni), in Memorie della accademia delle scienze dell'instituto di Bologna 6, S. 351–361.

384. Caryophylis, G. (1892): Complexus symptomatique constitué par de l'aphagie (refus de manger), alalie (refus de parler) et astasie-abasie guéri par la suggestion forcée, in Progrès médical 2 (16), S. 241ff.

385. Charcot, J.-M. (1885): De l'isolement dans le traitement de l'hystérie, in Progrès médical 2 (1), S. 161–164; auch in Neue Vorlesungen über die Krankheiten des Nervensystems insbesondere über Hysterie; Toeplitz/Deuticke, Leipzig-Wien 1886, S. 194ff.

386. Charcot, J.-M. (1887): Leçons du mardi à la Salpêtrière. Policliniques, 1887–1888; Progrès Médical, Delahaye-Lecrosnier, Paris, S. 354ff.; übersetzt, in Poliklinische Vorträge von Prof. J.-M. Charcot, I. Band, Schuljahr 1887–1888; Deuticke, Leipzig-Wien 1892, S. 261f.

387. Chipley, W. S. (1859): Sitomania its causes and treatment, in American journal of insanity 4, S. 2–9.

388. Collins, W. J. (1894): Anorexia nervosa, in Lancet 1, S. 202f.

389. De Berdt Hovell, D. (1873): Hysteria simplified and explained, in Lancet 2, S. 872ff.

390. De Berdt Hovell, D. (1888): Sir William Gull on anorexia nervosa, in Lancet 1, S. 597.

391. De Berdt Hovell, D. (1888): Anorexia nervosa, in Lancet 1, S. 949.

392. Debove, G.-M. (1895): L'anorexie, in Progrès médical 23 (2), S. 241f.

393. Deniau, L. (1883): De l' hystérie gastrique (Dissertation); A. Parent/A. Davy, Paris, S. 12–42.

394. Dowse, T. S. (1881): Anorexia nervosa, in Medical press and circular 32 (2), S. 95–97 und 147f.

395. Drummond, D. (1896): A case of anorexia nervosa, in North-

umberland and Durham medical journal (Newcastle-upon-Tyne) 4, S. 7f.

396. Dubois, S. (1896): Traitement de l'anorexie hystérique par les injections hypodermiques de morphine, in Progrès médical 24 (4), S. 119f.

397. Edge, A. M. (1888): A case of anorexia nervosa, in Lancet 1, S. 818.

398. Fenwick, S. (1880): On atrophy of the stomach and on the nervous affections of the digestive organs; J. und A. Churchill, London, S. 98ff.

399. Féré, C. (1892): La pathologie des émotions. Etudes physiologiques et cliniques; Félix Alcan, Paris, S. 84–86.

400. Féré, C., F. Levillain (1883): Apepsie hystérique (Gull), anorexie hystérique (Lasègue), anorexie nerveuse (Gull, Charcot), in Progrès médical 11 (7), S. 127f.

401. Garry, T. G. (1888): Anorexia nervosa, in Lancet 1, S. 1002.

402. Gilles de la Tourette, G. (1895): Traité clinique et thérapeutique de l'hystérie (Band 3, Hystérie paroxystique, II); E. Plon, Nourrit et Cie, Paris, S. 282–295.

403. Gull, W. W. (1868): The address in medicine delivered before the annual meeting of the British Medical Association, at Oxford, in Lancet 2, S. 171–176.

404. (Gull, W. W.) (1873): Clinical society of London. Friday, October 24th, 1873... Anorexia hysterica (apepsia hysterica), in British medical journal 2, S. 527ff.

405. (Gull, W. W.) (1873): Clinical society, Friday, Oktober 24... Sir William Gull read a paper on anorexia hysterica (apepsia hysterica), in Medical times and gazette 2, S. 534ff.

406. Gull, W. W. (1874): Anorexia nervosa (apepsia hysterica, anorexia hysterica), in Transactions of the clinical society of London 7, S. 22–28.

407. Gull, W. W. (1888): Anorexia nervosa, in Lancet 1, S. 516f.

408. Imbert, F. (1840): Traité théorique et pratique des maladies des femmes; Germer Baillière, Paris.

409. Inches, P. R. (1895): Anorexia nervosa, in Maritime medical news (Halifax) 7, S. 73ff.

410. Janet, P. (1894): Etat mental des hystériques. Les accidents mentaux; Rueff/Bibliothèque Médicale Charcot-Debove, Paris, S. 285f.

411. Kissel, A. (1896): Ein Fall einer schweren hysterischen Anorexie (Anorexia nervosa) bei einem 11jährigen Mädchen, in Archiv für Kinderheilkunde 20, S. 382–388.

412. Kissel, A. (1898): Ein Fall von schwerer hysterischer Anorexie, die mit Genesung endete, in Archiv für Kinderheilkunde 25, S. 371–376.

413. Lasègue, E. Ch. (1873): De l'anorexie hystérique, in Archives générales de médecine 21, S. 385–403.

414. Lasègue, E. Ch. (1873): On hysterical anorexia, in Medical times and gazette 2, S. 265f. und 367ff.

415. Lasègue, E. Ch. (1881): De l'appétit en général et de l'appétit digestif en particulier, in Gazette des hôpitaux (Paris) 54 (2), S. 10f.

416. Lloyd, J. H. (1893): Hysterical tremor and hysterical anorexia (anorexia nervosa) of a severe type, in American journal of the medical sciences 106, S. 264–277.

417. Mackenzie, S. (1888): On a case of anorexia nervosa vel hysterica, in Lancet 1, S. 613f.

418. Marcé, L.-V. (1860): Note sur une forme de délire hypochondriaque consécutive aux dyspepsies et caractérisée principalement par le refus d'aliments, in Annales médico-psychologiques 6 (1), S. 15–28.

419. Marcé, L.-V. (1860): On a form of hypochondriacal delirium occurring consecutive to dyspepsia, and characterized by refusal of food, in Journal of psychological medicine and mental pathology 13, S. 264ff.

420. Marshall, C. F. (1895): A fatal case of anorexia nervosa, in Lancet 1, S. 149f.

421. Martel (1884): Anorexie hystérique et gavage, in Société médicale des hôpitaux 10 Octobre, S. 326.

422. Mitchell, S. W. (1881): Lectures on diseases of the nervous system, especially in women; Henry C. Lea's Son & Co, Philadelphia, S. 201–216.

423. Myrtle, A. S. (1888): Anorexia nervosa, in Lancet 1, S. 899.

424. Osler, W. (1892): The principles and practice of medicine; Appleton, New York, S. 360 und 973.

425. Playfair, W. S. (1888): Note on the so-called »anorexia nervosa«, in Lancet 1, S. 817f.

426. Rist (1878): Observation d'anorexie idiopathique, in Bulletin de la société médicale de Suisse Romande (Lausanne) 12, S. 59–64.

427. Rosenthal, M. (1875): Klinik der Nervenkrankheiten; Enke, Stuttgart, S. 455.

428. Rosenthal, M. (1886): Magenneurosen und Magencatarrh, sowie deren Behandlung; Urban und Schwarzenberg, Wien-Leipzig, S. 13–18.

429. Sollier, P. (1891): Anorexie hystérique (sitieirgie hystérique): formes pathogéniques – traitement moral, in Revue de médecine 11, S. 625–650.

430. Sollier, P. (1895): L'anorexie mentale, in Journal de médecine de Bordeaux 25, S. 429–432.

431. Sollier, P. (1896): L'anorexie mentale, in Comptes rendus du congrès des médecins aliénistes et neurologistes de France (Bordeaux) 2, S. 360–372.

432. Sollier, P. (1897): Genèse et nature de l'hystérie – Recherches cliniques et expérimentales de psycho-physiologie. Band I; Félix Alcan, Paris, S. 182.

433. Soltmann, O. (1894): Anorexia cerebralis und centrale Nutritionsneurosen, in Jahrbuch für Kinderheilkunde 38, S. 1–13.

434. (Stephens, L.) (1895): Emsworth cottage hospital. Case of anorexia nervosa, necropsy. (Under the care of Mr. Lockhart Stephens), in Lancet 1, S. 31f.

435. Stichl, A. (1892): Beitrag zur Behandlung nervöser Störungen des Verdauungstractes, in H. Gugl, A. Stichl, Neuropathologische Studien; Ferdinand Enke, Stuttgart, S. 41–123.

436. Stiller, B. (1884): Die nervösen Magenkrankheiten; Enke, Stuttgart, S. 68–75.

437. Tournier, C. (1897): Quelques cas de vomissements névrosiques, in Province médicale (Lyon) 12, S. 505–508 und 517f.

438. Wallet (1892): Deux cas d'anorexie hystérique, in Nouvelle iconographie de la Salpêtrière 5, S. 276–280.

439. Wilks, S. (1878): Lectures on diseases of the nervous system; J. and A. Churchill, London, S. 384f.

440. Wilks, S. (1888): Anorexia nervosa, in Lancet 1, S. 646f.

441. Worthington, L. S. (1875): De l'obésité: étiologie, thérapeutique et hygiène (Dissertation); Delahaye-Martinet, Paris, S. 176ff.

J. Literatur zu Kapitel 8 und 9 (siehe auch Liste I)

442. Bruch, H. (1973): Eating disorders. Obesity, anorexia nervosa, and the person within; Basic Books, New York.

443. Clauser, G. (1964): Das Anorexia-nervosa-Problem unter besonderer Berücksichtigung der Pubertätsmagersucht und ihrer klinischen Bedeutung, in Ergebnisse der inneren Medizin und Kinderheilkunde, Band 21; Springer-Verlag, Berlin, S. 97–164.

444. Habermas, T. (1989): The psychiatric history of anorexia nervo-

sa and bulimia nervosa: weight concerns and bulimic symptoms in early case reports, in International journal of eating disorders 8, S. 259–273.

445. Freud, S. (1895): Entwurf einer Psychologie, in Sigmund Freud – Briefe an Wilhelm Fliess 1887–1904 (hrsg. von J. M. Masson); Fischer, Frankfurt 1986.

446. Freud, S. (1905): Über Psychotherapie, in Wiener medizinische Presse S. 9–16 (in Gesammelte Werke – Band V, S. 11–26).

447. Freud, S. (1918): Aus der Geschichte einer infantilen Neurose, in Gesammelte Werke – Band XII, S. 25–157.

448. Freud, S., J. Breuer (1895): Studien über Hysterie, in Gesammelte Werke – Band I, S. 75–312.

449. Janet, P. (1903): Les obsessions et la psychasthénie; Félix Alcan, Paris.

450. Janet, P. (1907): The major symptoms of hysteria; Macmillan, New York.

451. Janet, P. (1909): Les névroses; Ernest Flammarion, Paris.

452. Knight, S. (1976): Jack the Ripper: the final solution; Harrap, London.

453. Mitchell, S. W. (1877): Fat and blood and how to make them; Lippincott, Philadelphia (übersetzt: Die Behandlung gewisser Formen von Neurasthenie und Hysterie, Berlin 1887).

454. Shorter, E. (1985): Bedside manners: the troubled history of doctors and patients; Simon/Schuster, New York.

455. Silverman, J. A. (1988): Anorexia nervosa in 1888, in Lancet 1, S. 928–930.

456. Silverman, J. A. (1989): Louis-Victor Marcé, 1828–1864: anorexia nervosa's forgotten man, in Psychological medicine 19, S. 834 ff.

457. Simmonds, M. (1914): Über Hypophysisschwund mit tödlichem Ausgang, in Deutsche medizinische Wochenschrift 40, S. 322 f.

458. Vandereycken, W., P. J. V. Beumont (1990): The first Australian case description of anorexia nervosa, in Australian and New Zealand journal of psychiatry 24, S. 109–112.

459. Vandereycken, W., E. Kog, J. Vanderlinden (1989): The family approach to eating disorders. Assessment and treatment of anorexia nervosa and bulimia; PMA Publications, New York.

460. Vandereycken, W., E. L. Lowenkopf (1990): Anorexia nervosa in 19th-century America, in Journal of nervous and mental disease (in Druck).

461. Vandereycken, W., R. van Deth (1989): Who was the first to

describe anorexia nervosa: Gull or Lasègue?, in Psychological medicine 19, S.837–845.

K. Literatur zu Kapitel 10 und 11

462. Agras, W. S., B. G. Kirkley (1986): Bulimia: theories of etiology, in K. D. Brownell, J. P. Foreyt (Hrsg.), Handbook of eating disorders; Basic Books, New York, S. 367–378.
463. Al-Issa, I. (1980): The beautiful female body: a key to mental health, in The psychopathology of women; Prentice Hall, Englewood Cliffs (New Jersey), S. 285–306.
464. Altherr, T. L., Hrsg. (1983): Procreation or pleasure? Sexual attitudes in American history; Krieger, Malabar (Florida).
465. Altick, R. D. (1973): Victorian people and ideas; W. W. Norton, New York (J. M. Dent, London 1974).
466. Ariès, P. (1960): L'enfant et la vie familiale sous l'ancien régime; Plon, Paris (Geschichte der Kindheit; dtv, München 1977).
467. Ariès, P., A. Béjin, Hrsg. (1982): Sexualités occidentales; Seuil, Paris (Die Masken des Begehrens und die Metamorphosen der Sinnlichkeit: zur Geschichte der Sexualität im Abendland; Suhrkamp, Frankfurt 1984).
468. Aron, J.-P. (1973): Le mangeur du XIX siècle. Une folie bourgeoise: la nourriture; Robert Laffont, Paris.
469. Auerbach, N. (1982): Woman and the demon: the life of a Victorian myth; Harvard University Press, Cambridge (Massachusetts).
470. Banner, L. W. (1983): American beauty; University of Chicago Press/Alfred A. Knopf, Chicago/New York.
471. Bennett, W., J. Gurin (1982): The dieter's dilemma: eating less and weighing more, Basic Books, New York.
472. Bertels, K. u. a. (1978): Vrouw man kind: lijnen van vroeger naar nu; Ambo, Baarn.
473. Blanck, B. (1984): Magersucht in der Literatur; R. G. Fischer, Frankfurt.
474. Bokelberg, W., Hrsg. (1980): Sisis Schönheitenalbum; Harenberg, Dortmund.
475. Chernin, K. (1981): The obsession: reflections on the tyranny of slenderness; Harper/Row, New York.
476. Cohen, P. M. (1985): Christina Rossetti's Goblin Market: a paradigm for 19th-century anorexia nervosa, in University of Hartford studies in literature 17(1), S. 1–18.

477. Cott, N. F. (1978): Passionlessness: an interpretation of Victorian sexual ideology, 1790–1850, in Signs, journal of women in culture and society 4, S. 219–236.

478. Delamont, S., L. Duffin, Hrsg. (1978): The nineteenth-century woman: her cultural and physical world; Croom Helm, London.

479. Demos, J., V. Demos (1969): Adolescence in historical perspective, in Journal of marriage and the family 31, S. 632–638.

480. Dennis, W. (1949): Historical beginnings of child psychology, in Psychological bulletin 46, S. 224–235.

481. Drinka, G. F. (1984): The birth of neurosis: myth, malady, and the Victorians; Simon/Schuster, New York.

482. Duffy, J. (1968): Mental strain and overpressure in the schools: a 19th century viewpoint, in Journal of the history of medicine 23, S. 63–79.

483. Dünnhaupt, G. (1978): The secondary literature to Franz Kafka's Hungerkünstler, in Modern Austrian literature 11 (3/4), S. 31–36.

484. Ehrenreich, B., D. English (1978): For her own good; Anchor Press-Doubleday, New York.

485. Fichter, M. (1987): The anorexia nervosa of Franz Kafka, in International journal of eating disorders 6, S. 367–377; ergänzte Übersetzung: Franz Kafkas Magersucht, in Fortschritte der Neurologie und Psychiatrie 1988, 56, S. 231–238.

486. Filene, P. G. (1974): Him her self: sex roles in modern America; Harcourt Brace Jovanovich, New York.

487. Fischer-Homberger, E. (1979): Krankheit Frau und andere Arbeiten zur Medizingeschichte der Frau; Hans Huber, Bern-Stuttgart-Wien.

488. Freedman, R. J. (1984): Reflections on beauty as it relates to health in adolescent females, in Women & health, the journal of women's health care 9 (2/3), S. 29–45.

489. Fried, R., W. Vandereycken (1989): The Peter Pan syndrome: was James M. Barrie anorexic?, in International journal of eating disorders 8, S. 369–376.

490. Garner, D. M., P. E. Garfinkel (1980): Cultural expectations of thinness in women, in Psychological reports 47, S. 483–491.

491. Gay, P. (1984): The bourgeois experience, Victoria to Freud. Band I: Education of the senses; Oxford University Press, Oxford-New York.

492. Gay, P. (1986): The bourgeois experience, Victoria to Freud. Band II: The tender passion; Oxford University Press, Oxford-New York.

493. Gilbert, S. M., S. Gubar (1979): The madwoman in the attic: the woman writer and the nineteenth-century literary imagination; Yale University Press, New Haven.

494. Gillis, J. R. (1974): Youth and history: tradition and change in European age relations 1770 – present; Academic Press, New York-London (Geschichte der Jugend; Beltz, Weinheim 1980).

495. Goody, J. (1982): Cooking, cuisine and class: a study of comparative sociology; Cambridge University Press, Cambridge.

496. Grauer, A., P. F. Schlottke (1987): Muß der Speck weg? Der Kampf ums Idealgewicht im Wandel der Schönheitsideale; dtv, München.

497. Green, H. (1986): Fit for America: health, fitness, sport, and American society; Pantheon Books, New York.

498. Haller, J. S. (1972): From maidenhood to menopause: sex education for women in Victorian America, in Journal of popular culture 6, S. 49–70.

499. Haller, J. S., R. M. Haller (1974): The physician and sexuality in Victorian America; University of Illinois Press, Urbana.

500. Hartmann, M., L. W. Banner, Hrsg. (1974): Clio's consciousness raised: new perspectives on the history of women; Harper/Row, New York.

501. Hawes, J. M., N. R. Hines, Hrsg. (1985): American childhood: a research guide and historical handbook; Greenwood Press, Westport (Connecticut).

502. Heer, F. (1975): Werthers Weg in den Untergrund: Geschichte der Jugendbewegung; Bertelsmann Verlag, München.

503. Himmelfarb, G. (1986): Marriage and morals among the Victorians; Alfred A. Knopf, New York.

504. Hines, N. R., J. M. Hawes, Hrsg. (1985): Growing up in America: children in historical perspective; University of Illinois Press, Urbana-Chicago.

505. Hollander, A. (1975): Seeing through clothes; Viking Press, New York.

506. Hymowitz, C., M. Weissman (1978): A history of women in America; Bantam Books, New York.

507. Kaplan, J. R., Hrsg. (1980): A woman's conflict: the special relationship between women and food; Prentice Hall, Englewood Cliffs.

508. Kern, S. (1973): Explosive intimacy: psychodynamics of the Victorian family, in History of childhood quarterly 1, S. 437–462.

509. Kern, S. (1975): Anatomy and destiny: a cultural history of the human body; Bobbs-Merrill, Indianapolis.

510. Kett, J. F. (1977): Rites of passage: adolescence in America 1790 to the present; Basic Books, New York.

511. Key, E. (1899): Das Jahrhundert des Kindes; S. Fischer, Berlin.

512. Knibiehler, Y., C. Fouquet (1983): La femme et les médecins: analyse historique; Hachette, Paris.

513. Kren, G. M., L. H. Rappoport, Hrsg. (1976): Varieties of psychohistory; Springer Publishing Co., New York.

514. Kunzle, D. (1982): Fashion and fetishism: a social history of the corset, tight-lacing and other forms of body sculpture in the West; Rowman/Littlefield, Totowa (New Jersey).

515. Lakoff, R. T., R. L. Scherr (1984): Face value: the politics of beauty; Routledge/Kegan Paul, Boston-London.

516. Laxenaire, M. (1983): La nourriture, la société et le médecin; Masson, Paris.

517. Leach, W. (1980): True love and perfect union: the feminist reform of sex and society; Basic Books, New York (Routledge/Kegan Paul, London 1981).

518. Lewis, C. R. (1982): Elizabeth Barrett Browning's »family disease«: anorexia nervosa, in Journal of marital and family therapy 8, S. 129–134.

519. Martinie, J. (1934): Notes sur l'histoire de l'obésité (Dissertation); Presses Universitaires de France, Paris.

520. Mause, L. de, Hrsg. (1974): The history of childhood; Psychohistory Press, New York (Hört ihr die Kinder weinen. Eine psychogenetische Geschichte der Kindheit; Suhrkamp, Frankfurt 1977).

521. Mazur, A. (1986): U. S. trends in feminine beauty and overadaptation, in Journal of sex research 22, S. 281–303.

522. McSherry, J. A. (1985): Was Mary, queen of Scots, anorexic?, in Scottish medical journal 30, S. 243–245.

523. Mennell, S. (1985): All manners of food: eating and taste in England and France from the middle ages to the present; Basil Blackwell, Oxford.

524. Modell, J., F. F. Furstenberg, T. Hershberg (1976): Social change and transitions to adulthood in historical perspective, in Journal of family history 1, S. 7–32.

525. Money, J. (1985): The destroying angel: sex, fitness & food in the legacy of degeneracy theory, Graham crackers, Kellogg's corn flakes & American health history; Prometheus Books, Buffalo.

526. Moulin, L. (1975): L'Europe à table. Introduction à une psychosociologie des pratiques alimentaires en occident; Elsevier-Sequioa, Paris.

527. Muchow, H. H. (1962): Jugend und Zeitgeist. Morphologie der Kulturpubertät; Rowohlt, Reinbek.
528. Musgrove, F. (1964): Youth and the social order; Indiana University Press, Bloomington.
529. Neuman, R. P. (1975): Masturbation, madness, and the modern concept of childhood and adolescence, in Journal of social history 8, S. 1–27.
530. Newton, S. M. (1974): Health, art & reason: dress reformers of the 19th century; John Murray, London.
531. O'Brien, J. (1937): The novel of adolescence in France: the study of a literary theme; Columbia University Press, New York.
532. Paterson, W. (1982): Was Byron anorexic?, in World medicine 17 (May 15), S.35–38.
533. Perrot, P. (1981): Les dessus et les dessous de la bourgeoisie: une histoire du vêtement au XIXème siècle; Fayard, Paris.
534. Perrot, P. (1984): Le travail des apparences, ou la transformation du corps feminin XVIIIème–XXème siècle; Seuil, Paris.
535. Rampling, D. (1985): Ascetic ideals and anorexia nervosa, in Journal of psychiatric research 19, S. 89–94.
536. Rutschky, K., Hrsg. (1977): Schwarze Pädagogik: Quellen zur Naturgeschichte der bürgerlichen Erziehung; Ullstein, Frankfurt am Main.
537. Ryle, J. A. (1939): Discussion on anorexia nervosa, in Proceedings of the royal society of medicine 32, S. 735–737.
538. Sabom, W. S. (1985): The gnostic world of anorexia nervosa, in Journal of psychology and theology 13, S. 243–254.
539. Schröder, H., Hrsg. (1976): Die Hörigkeit der Frau und andere Schriften zur Frauenemanzipation; Syndikat, Frankfurt.
540. Schütze, G. (1980): Anorexia nervosa; Hans Huber, Bern-Stuttgart-Wien.
541. Schwartz, H. (1986): Never satisfied: a cultural history of diets, fantasies and fat; Free Press/Collier Macmillan, New York/London.
542. Schwartz, M. A. (1984): Expansionary America tightens the belt: social scientific perspectives on obesity, in Marriage & family review 7 (1/2), S. 49–63.
543. Seid, R. Pollack (1988): Never too thin: why women are at war with their bodies; Prentice Hall Press, New York.
544. Shorter, E. (1975): The making of the modern family; Basic Books, New York.
545. Shorter, E. (1982): A history of women's bodies; Basic Books, New York.

546. Showalter, E. (1985): The female malady: women, madness and English culture, 1830–1980; Pantheon Books, New York.

547. Silverstein, B., L. Perdue, B. Peterson, L. Vogel, D. A. Fantini (1986): Possible causes of the thin standard or bodily attractiveness for women, in International journal of eating disorders 5, S. 907–916.

548. Silverstein, B., B. Peterson, L. Perdue (1986): Some correlates of the thin standard of bodily attractiveness for women, in International Journal of eating disorders 5, S. 895–905.

549. Skultans, V. (1979): English madness: ideas on insanity, 1580 bis 1890; Routledge/Kegan Paul, London-Boston.

550. Smith-Rosenberg, C. (1985): Disorderly conduct: visions and gender in Victorian America; Alfred A. Knopf, New York.

551. Sokolow, J. A. (1983): Eros and modernization: Sylvester Graham, health reform, and the origins of Victorian sexuality in America; Associated University Presses, London-Toronto.

552. Spacks, P. Meyer (1981): The adolescent idea: myths of youth and the adult imagination; Basic Books, New York.

553. Spranger, J. (1956): Aetiologische Vorstellungen zur Fett- und Magersucht im Volkstum, Kunst, Historie und Wissenschaft; Dissertation Albert-Ludwigs-Universität, Freiburg.

554. Steele, V. (1985): Fashion and eroticism: ideals of feminine beauty from the Victorian era to the jazz age; Oxford University Press, Oxford-New York.

555. Stone, L. (1977): The family, sex and marriage in England 1500–1800; Harper/Row, New York.

556. Strong, B. (1973): Toward a history of the experiential family: sex and incest in the 19th-century family, in Journal of marriage and the family 35, S. 457–466.

557. Suleiman, S. R., Hrsg. (1986): The female body in Western culture: contemporary perspectives; Harvard University Press, Cambridge (Massachusetts).

558. Tannahill, R. (1973): Food in history; Methuen, London (Kulturgeschichte des Essens; dtv, München 1979).

559. Tanner, J. M. (1981): A history of the study of human growth; Cambridge University Press, Cambridge.

560. Teuteberg, H. J., G. Wiegelman (1972): Der Wandel der Nahrungsgewohnheiten unter dem Einfluß der Industrialisierung; Vandenhoeck/Ruprecht, Göttingen.

561. Tufte, V., B. Myerhoff, Hrsg. (1979): Changing images of the family; Yale University Press, New York-London.

562. Ussel, J. M. W. Van (1968): Geschiedenis van het seksuele pro-

bleem; Boom, Meppel (Sexualunterdrückung. Geschichte der Sexualfeindschaft; Rowohlt, Reinbek 1970).

563. Verbeek, E. (1984): Loon voor duivelsdienst, over het verband tussen persoon en werk van Franz Kafka; Van Gorcum, Assen.

564. Vicinus, M., Hrsg. (1972): Suffer and be still: women in the Victorian age; Indiana University Press, Bloomington.

565. Wangen, F. L., O. F. Scheuer (1928): Das üppige Weib. Sexualleben und erotische Wirkung. Künstlerische und karikaturistische Darstellung der dicken Frau vom Urbeginn bis heute; Verlag für Kulturforschung, Wien-Leipzig.

566. Welter, B. (1966): The cult of true womanhood: 1820–1860, in American quarterly 18, S. 151–174.

567. Wettley, A. (1959): Von der Psychopathia Sexualis zur Sexualwissenschaft; Enke, Stuttgart.

568. Whorton, J. C. (1982): Crusaders for fitness: the history of American health reformers; Princeton University Press, Princeton (New Jersey).

569. Wintle, J., Hrsg. (1982): Makers of nineteenth-century culture 1800–1914; Routledge/Kegan Paul, London.

Register

Félix E. F. Larocca

Anorexie und Bulimie: die BASH Methode

Ein Ausbildungsleitfaden
für den Moderator von Selbsthilfegruppen

Deutsche Bearbeitung und Vorwort
von Rolf Meermann, Lt. Arzt der
Psychosomatischen Klinik Bad Pyrmont

1991. 94 Seiten, 14,8 x 21 cm,
kartoniert DM 9,80
ISBN 3 924469 42 3

Vor fast 10 Jahren gründete Dr. Larocca in den USA seine »Bulimia-Anorexia-Self-Help-Gruppen« (BASH), die seither mit großem Erfolg arbeiten.
Dieses Buch enthält zahlreiche für den deutschsprachigen Raum nützliche Anregungen für die Gründung und Organisation solcher Selbsthilfegruppen: es bietet anhand einer Fülle von Beispielen praktische Hilfestellungen.
Als Leitfaden für die Ausbildung und Anleitung von Gruppenmoderatoren wendet es sich in erster Linie an den engagierten Laien, der zur Gründung *und* Leitung einer Selbsthilfegruppe bereit ist.

BIERMANN

BIERMANN VERLAG ZÜLPICH